一位医学博士后的挑络疗法

四十来岁的老中医

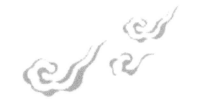

7

陈守强　左瑶瑶　李清秀　高　萌　编著

U0207555

山东城市出版传媒集团·济南出版社

图书在版编目（CIP）数据

四十来岁的老中医.7，一位医学博士后的挑络疗
法/陈守强等编著.—济南：济南出版社，2019.4
ISBN 978-7-5488-3688-9

Ⅰ.①四… Ⅱ.①陈… Ⅲ.①中医学－普及读物
Ⅳ.① R2-49

中国版本图书馆 CIP 数据核字（2019）第 083012 号

四十来岁的老中医.7
——一位医学博士后的挑络疗法

出 版 人	崔　刚
策　　划	郭　锐
责任编辑	张智慧　侯建辉
封面设计	侯文英
出版发行	济南出版社
地　　址	山东省济南市二环南路 1 号（250002）
编辑热线	0531-86131730
印　　刷	天津雅泽印刷有限公司
版　　次	2019 年 5 月第 1 版
印　　次	2024 年 1 月第 2 次印刷
成品尺寸	170 mm × 240 mm　16 开
印　　张	14.25
字　　数	265 千
定　　价	68.00 元

（济南版图书，如有印装错误，请与出版社联系调换。联系电话：0531-86131736）

目　录

第一章　挑刺疗法

挑刺疗法是用特定的针具通过在人体的腧穴、敏感点或一定部位进行挑刺，使皮肤微微出血，流出组织液，或挑出、挑断皮下白色纤维状物质（此即病根所在，其瘀塞经络，使气血不通，导致疾病丛生），以达到治疗各种疾病目的的一种简易外治疗法。它是由我国中医九刺中的"络刺"发展而来的。

第一节　挑刺的起源和发展

挑刺医学起源于我国远古时代。古代原始社会的人类，由于居住地阴暗潮湿，再加上经常与野兽搏斗，故多发生风湿和创伤痛。当他们的身体某处有了痛楚时，除祈祷鬼神外，很自然地会利用一些简单的、不加磨制的石块，去揉按、捶击痛处以减轻痛苦，或放出一些血液使疗效更为显著，从而创造出以砭石为工具的医疗方法，这就是针刺的萌芽。后来，在不断地劳动中，又逐渐能够加工制造各种不同形状的石斧、石刀和石针等工具。

砭石，就是古代的医疗用石器。《说文解字》说："砭，以石刺病也。"这是指用细洁光滑的小石块磨制而成，用于医疗的原始工具，可以看作最初的"针"。有关砭石的记载很多，如《山海经·东山经》曰"高氏之山，其上多玉，其下多箴石"。《素问·异法方宜论篇》曰："东方之域……其病皆为痈疡，其治宜砭石"。《素问·宝命全形论篇》曰"制砭石大小"。《灵枢·玉版》曰："故其已成脓血者，其唯砭石铍锋之所取也。"东汉高诱在注解《淮南子说山训》中明确地指出："石针所抵，弹人痈痤，出其恶血。"晋代郭璞云："可以为砭针，治痈肿。"南北朝时期全元起注之曰："砭石者，是古外治之法，有三名，一针石、二砭石、三镵石，其实一也。古来未能铸铁，故用石为针。"唐代王冰注曰："砭石，谓以石为针也。"这些记载都说明，"砭石"起源于远古时代，最初是用来作为划破痈肿、排脓、放血的工具，后来逐渐发展成针灸治疗的工具。为适合穿刺或切割的需要，砭石的形状亦趋多样化，或有锋，或有刃，故又称针石。

砭石的实物，近年在考古工作中有了新的发现。其形状有刀形、针形、剑形等，多出土于新石器时代到春秋战国时期。1963 年在内蒙古自治区多伦旗头道洼新石器时代遗址中出土了 1 根磨削的石针，据鉴定为挑刺的原始工具。经考古与医史工作者鉴定，这枚石针出于距今一万年至四千年前，认为它是挑刺的原始工具——砭石。与目前常用的三棱针具有同样的特征，可以刺进软组织以放血，也可以切开痈肿以排脓，这恰恰有力地证实了文献的考证，说明了砭石治病与当时人类所处的环境和历史条件是分不开的。随着人类智慧和社会生产工艺的不断发展，针具由石针、骨针逐步发展成青铜针、铁针、金针、银针，直至现代的不锈钢针。近年来，在甘肃、宁夏、河南、江苏等地，均发现了夏商时期骨制、铜制的医疗针具，反映了早期针刺医学面貌的一个侧面。

以砭石刺病的方法是挑刺疗法的前身，原始的刺法较为简单，只用于放血排脓。《灵枢·九针十二原》明确记载了九种不同形状、不同治疗作用并冠以不同名称的针具，称之为"九针"。这些针具有可刺入腧穴的毫针，有可点按压摩的员利针，又有能切割用的铍针等。挑刺疗法就是在古代刺法中的"毛刺""扬刺""浮刺""半刺"，以及"络刺"的基础上演变而来的。如《灵枢·官针》所述"毛刺者，刺浮痹皮肤也"，"扬刺者，正内一，傍内四而浮之，以治寒气博大者也""浮刺者，傍入而浮之，以治肌急而寒者也"，"半刺者，浅内而疾发针，无针伤肉，如拔毛状"，"络刺者，刺小络之血脉也"。《内经》包括《灵枢》和《素问》两部分，已总结出较为完善的针法体系，以阴阳、五行、脏腑、经络、精神、气血等为主要内容，从整体观阐述了人体生理病理、诊断要领和防治原则，重点论述了经络、腧穴、针法、灸法等。特别是《灵枢》较为完整地论述了经络腧穴理论、挑刺方法和临床治疗等，对挑刺医学做了比较系统的总结，为后世挑刺学术的发展奠定了基础。秦、汉、三国时代，经济、文化、卫生方面有了进一步的发展。大约成书于汉代的《难经》，以阐明《内经》为要旨，其中关于奇经八脉和原气的论述，更补充了《内经》的不足。同时，还提出了八会穴，并对五输穴按五行学说做了详细的解释，强调挑刺时双手协作的重要性。发明六经辨证的张仲景，在其著作《伤寒杂病论》中，不仅在方药方面给后人留下了许多光辉的典范，而且在针灸学术上也有许多卓越的贡献。仅《伤寒论·太阳篇》涉及针灸内容的就有 20 多条，主张针药结合。

以外科闻名于世的华佗亦精于针灸，创立了著名的"华佗夹脊穴"。窦汉卿在《针经指南》中创"针刺十四法"，徐凤的《金针赋》提出了一整套复式补泻法，高武的《针灸聚英》、汪机的《针灸问对》所记载的挑刺手法，都是在《金针赋》的基础上发展而来。杨继洲的《针灸大成》又集明代以前有关针灸手法的精华，提出"刺有大小"，有"大补、大泻、平补、平泻"之法，临床上较为多用。清代后期，以道光皇帝为首的封建统治者以"针刺火灸，究非奉君之所宜"的荒谬理由，悍然下令禁止太医院用针灸治病。1840 年鸦片战争后帝国主义入侵中国，加之当时的统治者极力歧视和消灭中医，针灸更加受到了摧残。民国时期政府曾下令废止中医，许多针灸医生为保存和发展针灸学术这一祖国医学文化的瑰宝，成立了针灸学社，编印针灸书刊，开展针灸函授教育等，近代著名针灸学家承淡安先生为振兴针灸学术奉献了毕生心血。中华人民共和国成立以来，十分重视继承和发扬祖国医学遗产，制定了中医政策，并采取了一系列措施发展中医事业，使针灸医学得到了前所未有的普及和提高。20 世纪 50 年代初期，率先成立了卫生部垆的针灸疗法实验所，即当今中国中医研究院针灸研究所的前身。随之，全国各地相继成立了针灸的研究、医疗、教学机构，从此以后《针灸学》列入了中医院校学生的必修课，绝大多数中医院校开设了针灸专业，针灸人才辈出。40 多年以来，国家在继承的基础上翻印、点校、注释了一大批古代针灸书籍，结合现代医家的临床经验和科研成就，出版了大量的针灸学术专著和论文，还成立了中国针灸学会，学术交流十分活跃，并在针刺镇痛的基础上创立了"挑刺麻醉"。针灸的研究工作也不单纯仅在文献的整理上，还对其治病的临床疗效进行了系统观察，并对经络理论、挑刺镇痛的机制、穴位特异性、刺法灸法的高速功能等，结合现代生理学、解剖学、组织学、生化学、免疫学、分子生物学，以及声、光、电、磁等边缘学科中的新技术进行了实验研究。临床实践证实了针灸对内、外、妇、儿、骨伤、五官等科的多种病症的治疗均有较好的效果。

第二节　挑刺的诊断特点

中医学辨证论治内容丰富，就针灸学而言，其辨证论治有明显的特点，不仅要辨病，辨证，还要辨经。将各种辨证方法结合起来，分析疾病的病因病机，归纳疾病的病位病性，确定病位所在，确定疾病的性质，然后做出正确的诊断和治疗。

一、辨病

经络内连脏腑，外连肢体关节。从经络的角度看，大体可以分为在内的脏腑病和在外的经络肢节病，在挑刺临床治疗时，要分清病邪是在脏腑还是在经络肢体，病在脏腑，用脏腑辨证的方法判断病在何脏何腑，病在经络，用经络辨证的方法判断是在哪条经脉上。

脏腑病都有一定的穴位规律，可以取其原穴、背俞穴和募穴进行治疗。《灵枢·九针十二原》记载："凡此十二原者，主治五脏六腑之有疾者也。"临床上六腑病多用募穴，五脏病多用背俞穴。此外，治疗六腑病最常用的就是下合穴。《灵枢·邪气脏腑病形》说的"合治内府"就是指下合穴而言。五脏穴首取背俞穴或原穴，也常用募穴；六腑病首取下合穴或募穴，也常用背俞穴，而五脏六腑的急性病，则多取郄穴。

如果脏腑表现为明显的实证或虚证时，还可以结合五腧穴的生克补泻法选取相应的五腧穴。此外，脏腑的阴阳、五行属性决定了它们之间在生理、病理上有千丝万缕的联系，在针灸治疗取穴时既要照顾到原病之脏腑，也要兼顾与病情相关的脏腑。

二、辨证

在临床上用挑刺治疗疾病时，不仅仅要通过辨病知其是脏腑病还是经络肢节病，还得进一步辨其阴阳、表里、寒热、虚实，从而确定具体的治疗方法和补泻手法。

1. 阴阳。《灵枢·官能》记载："针所不为，灸之所宜……阴阳皆虚，火自当之。"一般情况下，阳证多用针，阴证多用灸，阴阳两虚者，挑刺和灸法同用。

2. 表里。《素问·刺要论》记载："病有浮沉，刺有浅深，各至其理，无过其道。"病有表证和里证，挑刺有深有浅，总宜刺至患部。

3. 寒热。在临床上，寒证多用灸法，热证多用针法，此外，寒证要深刺而久留针，配合灸法的治疗，以达到温经散寒的目的；热证要浅刺疾出或点刺出血，手法轻而快，不留针，针用泻法。

4. 虚实。"虚则补之、实则泻之"是基本的原则。在临床上挑刺辨别虚实有独特的方法。一是通过观察经络穴位辨虚实，《灵枢·经脉》说"实则必见，虚则必下，视之不见，求之上下"，说明疾病的虚实可以在相应经络穴位中表现出来。二是通过脉象的虚实，《灵枢·九针十二原》记载："凡用针者，必先诊脉，视气之剧易，乃可以治也。"三是通过针下辨气辨虚实，《灵枢·终始》说的"邪气来也紧而疾，谷气来也徐而和"是针下辨气的意思。

三、辨经

在临床上挑刺是通过刺激经络穴位而起作用，故在挑刺时还得辨别病邪在哪条经脉上，应该取哪条经脉、哪个穴位进行治疗。经络证治是针刺最常见的辨证方法。

1. 症候辨经

经脉都有自己循形的部位和相关的脏腑，因此症候辨经是根据经脉的变动出现的有关症候，判断病邪在哪条经脉上，这样就可以采取此经脉的腧穴来治疗。

2. 病位辨经

人体经络遍及全身，无论脏腑还是肢体关节，都有经络循行经过，对于有明确和固定部位的病症，都可以根据患病部位判断与哪条经脉有关，治疗时就可取相关的经脉腧穴。《灵枢·卫气》说"能别阴阳十二经者，知病之所生；候虚实之所在者，能得病之高下"。

比如头痛者，因阳明经行于前额，故前额头痛就可辨为阳明经头痛；少阳经行于头侧部，故偏头痛可辨为少阳头痛；太阳经行于后项部，故后头痛可辨为太阳头痛；足厥阴肝经与督脉会于巅顶部，故巅顶头痛可辨为厥阴头痛。针灸治疗时即可取相关经脉的腧穴。

辨经即是辨经络，辨经络有两层意思，一是辨在经还是在络，二是辨何经何络。以痹证为例，《灵枢·寿夭刚柔》记载："有刺营者，有刺卫者，有刺寒痹之留经者。"寒痹既有"留经"者，也有"留络"者，对痹症"留络"者的诊断和治疗方法，《灵枢·寿夭刚柔》说："久痹不去身者，视其血络，尽出其血。"可见辨别疾病是否在络有一个重要的方法，就是看体表有无肉眼可见的血络，如果有则表明病在络脉，治疗当刺络出血。《灵枢·周痹》曰"故刺痹者，必先切循其下之六经，视其虚实，及大络之血结而不通，及虚而脉陷空者而调之"，就是辨痹证在何经络。

第三节　挑刺的治疗原则

人体是个有机整体，五脏六腑、肢体经络都不是孤立存在，而是内外相通，表里相应，彼此协调，相互为用，刺激某个部位就会引起全身性反应。

皮肤是人体最大的皮部，他的分布与人体的经络密切相关，从中医学的角度及临床实践的效果来看，皮肤的分布与经络紧密相连。《素问·皮部论》曰"皮部以经脉为纪"，"凡十二经络脉者，皮之部也"。经脉有十二条，皮部也随之分为十二部分，称为十二皮部。

《素问·五脏生成论》认为皮部是"卫气所留止"。卫气是人体正气的重要组成部分，所以有"卫外而为固"、抗外安内的作用。皮部借以"卫气"的运行和经络的传导作用，起到对外接受信息、对内传达命令的作用，是机体的"受纳器"和"效应器"。

按中医学理论，人体一切变化反应，是"卫气"通过自控调节系统作用的结果。而皮肤则是"卫气之所留止，邪气之所客也，针石缘而去之"（《素问·五脏生成论》）；"审察卫气，为百病母"（《灵枢·禁服》）。因此，皮部在人体生理病理和诊疗中有着十分重要的作用。在皮肤的特定位置给予适当的针挑刺激，是属于一种良性的治疗性刺激，可以充分发挥卫气的作用，起到疏通经络、推动血行，使阴阳调和，调动体内一切积极因素，与疾病做斗争的作用，从而达到治愈疾病的目的。

一、补虚泻实

补虚泻实即祛邪扶正。扶正，就是扶助正气，祛邪，就是去除邪气。《素问·通评虚实论》说："邪气盛则实，精气夺则虚。"其中"虚"指正气不足，"实"指邪气有余，补虚就是扶助正气，泻实就是驱除邪气，在疾病过程中，正气不足则表现为虚证，治宜补法，邪气亢盛则表现为实证，治宜泻法，疾病有虚实，挑刺分补泻，如《灵枢·九针十二原》说："凡用针者，虚则实之，满则泄之，菀陈则除之，邪盛则虚。虚实之要，九针最妙，补泻之时，以针为之。"《灵枢·经脉》言："盛则泻之，虚则补之……陷下则灸之，不盛不虚以经取之。"

补虚泻实一般分为本经补泻和异经补泻，本经补泻，在一般情况下，凡属某一经络、脏腑的病变，而未涉及其他脏腑经络者，即可在该经取穴补泻之；异经补泻，假使经络发生了彼虚此实或彼实此虚的病理变化，那么，挑刺取穴就不限于采用某一经的穴位。本经补泻和异经补泻都可以采用"五腧穴"生克补泻法。此外，补虚泻实的原则，还可以与"俞募穴""原络穴""郄穴"等配穴法有机地结合起来，发挥更好的治疗作用。

1.虚则补之

"虚则补之"就是治疗虚证用补法，适用于治疗各种虚弱性的病症，如四肢无力，心悸气短，自汗盗汗，形体消瘦，语声低微，面色苍白等。

临床上用补法应注意：一是挑刺方法的选择，一般来说挑刺是偏于泻法，灸法偏重于补，故对于虚证，应挑刺和灸法相结合。二是挑刺补泻操作的选择，若偏于阳虚、气虚，针法和灸法并用；偏重于阴虚、血虚，一般不用灸法；

阴阳两虚则灸补为上，如《灵枢·邪气藏府病形》记载："诸小者，阴阳形气俱不足，勿取以针，而调以甘药也。"《灵枢·终始》载"如此者弗灸"，指出对六部脉小，阴阳营卫气血皆严重不足的病证，针灸并非最好的治疗手段，当首先用甘味药物补益脾胃，以化生营卫气血，等到营卫气血充足时，再实施针灸。三是偏于补的穴位，常取下腹部穴位，如神阙、气海、关元、足三里、膏肓、命门、中脘等穴位，对于五脏虚证则多选取相应的背俞穴和原穴。

2. 实则泻之

"实则泻之"即是治疗实证用泻法，适用于各种实邪所致的各种实证，如胸闷、腹胀、便秘、高热、中暑、神昏等病症。

临床用泻法应注意：一是针灸方法的选择，实证多用挑刺，常用三棱针、毫针。二是挑刺补泻的操作，实证当用泻法，《灵枢·寿夭刚柔》记载："有刺营者，有刺卫者……刺营者出血，刺卫者出气。"所以，对病在卫分的实证多用毫针浅刺出气，对于病在营血的实证则必须刺后出血，以泻血分之邪。三是选用偏泻的穴位，多选用四肢末端和头面部的穴位，如十二井穴，十宣、水沟、耳尖等穴位。

3. 菀陈则除之

"菀"同"瘀"，瘀结、瘀滞的意思，"陈"引申为病邪久长。"菀陈则除之"意思就是络脉瘀阻之类的病证用去除瘀血的刺血疗法，适用于跌打损伤、丹毒等病症。

临床上运用刺血疗法应注意：一是针具的选择，一般多用三棱针或皮肤针，也可以刺血后拔罐；二是穴位的选择，一般选择络脉瘀阻的阿是穴。

二、清热温寒

寒与热是表示疾病性质的两条纲领，在疾病的演变过程中都会出现寒热的表现，外来邪气属寒或者属热，侵入人体后从热化或者从寒化，人体的功能状态或表现为亢进或表现为不足，亢进则生热，不足则生寒。

"清热"就是热证用"清"法，"温寒"就是寒证应"温"法，与治寒以热、治热以寒是一个道理。《素问·至真要大论》记载："寒者热之，热者寒之，温者清之，清者温之。"这是关于清热温寒的最早治疗原则。《灵枢·经脉》曰"热则疾之，寒则留之"。这里针对热性病和寒性病制定了清热、温寒的治疗原则。

1. 热则疾之

《灵枢·经脉》说"热则疾之"。《灵枢·九针十二原》载"刺诸热者，如以手探汤"。"疾之"和"以手探汤"是指热病宜浅刺而疾出，"热者疾之"即挑刺治疗热证的原则：浅刺疾出或点刺出血，手法要快，少留针或不留针，针用泻法。适用于各种热证的治疗，如发热、中暑等病症。

2. 寒则留之

《灵枢·经脉》说"寒则留之"。《灵枢·九针十二原》载"刺寒清者，如人不欲行"。"留之"和"如人不欲行"是指寒病宜深刺而留针，"寒则留之"即针刺治疗寒证的原则：深刺而久留针，以达到温经散寒的目的。主要适用于各种寒证的治疗。如风寒侵袭肢体关节所致的痹证或者寒邪侵犯脏腑，深刺而久留针，可以配合灸法治疗，扶正壮阳，温散寒邪。

然而在临床上热证与寒证的表现往往是错综复杂、变化多端，如表热里寒、表寒里热、上热下寒、上寒下热等，故要灵活掌握清热温寒。若寒热并重，当温清并用。

三、治标治本

标本的含义颇为广泛，在中医学中尤为丰富，内为本，外为标；正气为本，邪气为标；病因为本，症状为标。

《素问·标本病传论》记载："病有标本，刺有逆从……知标本者，万举万当，不知标本是为妄行。"强调了标本在辨证论治中的重要性，对指导临床针刺有着重要的意义。《灵枢·病本》记载："谨详察间甚，以意调之，间者并行，甚为独行。"治标治本的原则是：急则治标，缓则治本，标本同治。

1. 急则治标

急则治标，在特殊情况下，标与本往往是相互夹杂的，因此论治时，要随机应变，即根据标本的证候缓急，来确定实施的先后顺序，当标病急于本病时，采取急则治其标，目的在于抢救生命或缓解疾病患者的急迫症状，为治疗本病创造有利的条件。《灵枢·病本》记载"先病而后中满者，治其标""大小便不利，治其标"。例如由于某些疾病引起的大小便不通，则先通其大小便，然后治其本病。张景岳说："盖二便不通，乃危急之候，虽为标病，必先治之，此所谓急则治其标也。"

2. 缓则治本

缓则治本，在一般情况下，病在内者治其内，病在外者治其外，正虚者宜扶正，邪盛者宜祛邪，治其病因，症状自解，治其先病，后病自除。这就是"伏其所主，先其所因"的深刻含义。缓则治本尤其对于慢性病和急性病的恢复期有重要的指导意义。如脾胃虚弱，气血化生不足而引起的月经量少或者闭经，月经量少或闭经为标，脾胃虚弱为本，治宜补益脾胃，气血化生有源，月经自调。

3. 标本同治

标本同治，当标病和本病处于同缓或同急的情况时，均可采取标本同治的方法，例如肝病引起的脾胃不和，可在治肝的同时兼顾脾胃的治疗，肾虚腰痛，治当补肾的同时，兼顾通络止痛。

四、三因制宜

三因制宜是指因人、因地、因时制宜，即根据治疗对象、季节、地理环境的不同而制定不同的治疗方法。

1. 因人制宜

因人制宜即根据患者的性别、年龄、体质等不同而制定适宜的治疗方法。人体有性别、年龄、体质的不同，因此感受病邪后所表现的症状也不同，故确定的挑刺治疗也就不同。如小儿生机旺盛，但脏腑娇嫩，气血未充，发病则易寒易热，易虚易实，病情变化较快，因此治疗小儿疾病时应注意挑刺手法要轻，避免伤及小儿的脏腑功能；青壮年则气血旺盛，脏腑充实，病发则由于邪正相争剧烈而多表现为实证，挑刺时多以泻实为主；老年人生机减退，气血日衰，脏腑功能衰减，病多表现为虚证，或虚中夹实，在挑刺时兼顾护卫人体正气；妇女生理上以血为本，以肝为先天，病理上有经、带、胎、产诸疾及乳房、胞宫之病，在治疗妇人病时多考虑调理冲脉、任脉等。

2. 因地制宜

因地制宜是指由于地理环境、气候条件的不同，感受的病邪也有不同，因此根据病邪的性质而采用不同的治法。如在寒冷的地区，针刺时多采用灸法相结合；在温热地区，多采用挑刺泻法治疗。《素问·异法方宜论》说："北方者……其地高陵居，风寒冰冽。其民乐野处而觅食，藏寒生满病，治宜灸焫……南方者……其地下，水土弱，雾露之所聚也，其民嗜酸而食胕，故其民皆致理而赤色，其病挛痹，其治宜微针。"

3. 因时制宜

因时制宜，即四时气候的变化，对人体的生理功能、病理变化均产生一定的影响。《难经·七十难》记载："春夏者，阳气在上，人气亦在上，故当浅取之；秋冬者，阳气在下，人气亦在下，故当深取之。"春夏季节，气候由温渐热，阳气升发，人体气血趋向体表，病邪伤人多在体表，多宜浅刺；而秋冬季节，气候由凉变寒，阴盛阳衰，人体腠理致密，阳气内敛，病邪伤人多在深部，多宜深刺。所以在挑刺治疗疾病时，考虑患病的季节和时辰有一定的指导意义。

第四节　挑刺的作用机理

一、调和阴阳

阴阳失调是疾病发生、发展的根本原因，调和阴阳是挑刺治疗疾病的根本目的。《灵枢·根结》记载："用针之要，在于知调阴与阳。调阴与阳，精气乃光，合形与气，使神内藏。"《素问·至真要大论》曰："调气之方，必别阴阳。""谨察阴阳所在而调之，以平为期。"

挑刺的调和阴阳作用就是指运用针刺等方法，通过经络、腧穴和针灸手法的作用，使阴阳之偏盛偏衰得以纠正。阴阳学说是中医基本理论的重要内容，对认识人体、认识疾病、辨证论治等均具有重要的指导作用。疾病的发生机理是极其复杂的，但从总体上可归纳为阴阳失调。若因六淫七情等因素导致人体阴阳的偏盛偏衰，失去相对平衡，就会使脏腑经络功能活动失常，从而引起疾病的发生。"阴胜则阳病，阳胜则阴病。"针对人体疾病的这一主要病理变化，运用针灸方法调节阴阳的偏盛偏衰，可以使机体转归为"阴平阳秘"的状态，从而达到治愈疾病的目的。"用针之要，在于知调阴阳，调阴与阳，精气乃光，合形与气，使神内藏。"这句话阐述了针灸治病的关键在于调节阴阳的偏盛偏衰，使机体阴阳调和，精气充足，形气相合，神气内存。针灸调和阴阳的作用，主要是通过经穴配伍和挑刺手法完成的。例如：胃火炽盛引起的牙痛，属阳热偏盛，治宜清泻胃火，取足阳明胃经内庭，针用泻法。寒邪伤胃引起的胃痛，属阴邪偏盛，治宜温中散寒，取足阳明胃经穴。中风后出现的足内翻，从经络辨证上可确定为阳（经）缓而阴（经）急，治疗时采用补阳经而泻阴经的挑刺方法，平衡阴阳。阳气盛则失眠，阴气盛则多寐，根据阳跷、阴跷主眼睑开合的作用，取与阴跷相通的照海和与阳跷相通的申脉进行治疗，失眠应补阴跷（照海）泻阳跷（申脉），多寐则应补阳跷（申脉）泻阴跷（照海），使阴阳平衡。凡患病之体必是阴阳失调，人体是一个有机整体，内外相通，表里相应，彼此协调，相互为用，刺激机体某个部位（穴位），都发生相应的全身性反应，皮肤与脏腑通过经络紧密相连，对皮肤进行挑刺刺激，可以疏通经络，恢复脏腑功能，推动气血运行达到调和阴阳的效果。

二、疏通经络

经络"内属于脏腑，外络于肢体"，十二经的分布，阳经在四肢之表，属于六腑，阴经在四肢之里，属于五脏，并通过十五络脉，沟通表里，是气血运行的通道。经络功能正常，气血运行通畅，内脏、形体官窍和四肢百骸得以濡养。

若经络功能失常，阻滞不通，气血运行受阻，则会导致身体的生理功能失常，出现病理变化而引发疾病。在发生疾病时，经络就会成为病邪传播的途径，《素问·皮部论》载"邪客于皮，则腠理开，开则邪入，客于络脉，络脉满则注于经脉，经脉满则入舍于府藏也"，明确指出当外邪侵犯人体时，经络功能失常，则病邪通过经络侵袭内脏；当内脏出现疾病时就会通过经络反映在体表，如压痛点、结节等。

挑刺治病，就是根据经络与脏腑在生理和病理上的相互影响，在腧穴上经行挑刺，可以疏通经络，发挥经络的正常功能，保证气血运行通畅。正如《灵枢·经脉》所记载："经脉者，所以能决生死，处百病，调虚实，不可不通。"《灵枢·刺节真邪》记载："用针者，必先察其经络之实虚……一经上实下虚而不通者，此必有横络盛加于大经，令之不通，视而泻之，此所谓解结也。""解结"就是疏通经络的意思。

三、调和气血

气血是构成和维持人体生命活动的基本物质，病邪无不伤及气血，而经络是气血运行的通道，穴位也是邪气入侵和传变的重要途径。《灵枢·九针十二原》曰"神客在门"，《灵枢·小针解》曰："神者，正气也；客者，邪气也；在门者，邪循正气之所出入也。"挑刺相关的穴位，可以扶助正气，祛除邪气。

扶正，就是辅助抗病能力；祛邪，祛除致病因素。疾病的发生、发展及其转归的过程，都是正气与邪气相互斗争的过程。《素问·刺法论》记载："正气存内，邪不可干。"《素问·评热病论》说："邪之所凑，其气必虚。"说明疾病发生，是正气处于相对劣势，而邪气处于相对优势形成的。如果正气旺盛，邪气就不足以致病。假如正气虚弱，邪气就会乘虚而入而致病。

既病之后，机体仍不断产生抗病邪的能力，与致病因素做斗争，若正能胜邪，则邪退而病向愈，若正不敌邪，则邪进而病恶化，因此，扶正祛邪是疾病趋向良性转归的基本原则。

挑刺治病，就在于能够发挥其扶正祛邪的作用。因为疾病的发生，是由于正气相对不足，邪气相对强盛所致，所以治疗上必须坚持扶正祛邪的原则。在临床上扶正祛邪就是通过补虚泻实原则来实现的。《灵枢·刺节真邪》记载："用针之类，在于调气。"《灵枢·终始》记载："凡刺之道，气调而止。"对于邪气有余的实证，当用泻法以调气，邪去则气自调，对于正气不足的虚证，当用补法以调气，正气足则气调。

挑刺调和气血，扶正祛邪的作用也就是通过针刺穴位、疏通经络来实现的。《灵枢·九针十二原》说"经脉有十二，络脉十五，凡二十七以上下""所言节者,神气之所游行出入也",说明十二经脉、十五络脉和经穴主要是运行气的,而络脉除十五络外主要是运行血的,故有"经主气,络主血"之说,《素问·三部九候论》说:"经病者治其经,孙络病者治其孙络血,血病身有疼痛者治其经络。"若病在气,以调经脉为主;病在血,以调络脉为主;若病在气血,应经络并调。

综上所述,挑刺的治疗作用实际上就是对机体的良性双向调节作用——调节经络气血,调节脏腑阴阳,扶正祛邪。其治疗作用的发挥与疾病的性质有关,机体在不同的致病状态下,挑刺可以产生不同的治疗作用。如机体处于虚证状态时针刺可以起到补虚的作用,机体处于实证状态时挑刺可以起到泻实的作用,比如心动过速者挑刺内关、通里减慢心率,心动过缓者挑刺内关加快心率,便秘者可以挑刺天枢通便,泄泻者可以挑刺天枢止泻,这说明挑刺的治疗作用就是激发、增强机体的自我修复能力。

第五节 挑刺的操作方法

对于操作方法,书中分为术前准备、持针方法、进针方法、基本手法和综合操作手法五个部分。其中,综合操作手法之中又详细介绍了挑筋法、挑点法、挑血法、挑湿法、挑刮法、挑提法、挑摆法、挑罐法和挑灸法;另外,还简单提及了挑拉法、挑痕法、截根法和机挑法。

一、术前准备

1. 体位:按照处方所选的穴位要求,安置好病人的体位。要充分暴露针挑的部位,并便于术者操作,同时病人要舒适,能够较长时间不移动体位,以利于手术进行。

2. 定点:按处方找出挑治点,确定下针的具体位置,轻轻压出一个记号。

3. 消毒:病人的挑治部位,术者的手和针具器械均须消毒。

(1)挑治点皮肤的消毒:可用2%碘酊涂擦,稍干后再用75%的酒精擦拭干净,擦拭时应中心向外绕圈擦拭。消毒后避免再接触污染。

(2)术者的手部消毒:先剪指甲,用刷子、肥皂把指甲缝及指头充分洗刷干净,然后用2%碘酊涂擦拇、食指腹,再用75%酒精洗净,戴上消毒手套更为妥善。

(3)针具器械的消毒:用2%煤酚皂溶液浸泡2小时,或用75%酒精浸泡30分钟之后使用,或用煮沸10~15分钟的方法消毒。

二、持针方法

针具不断改进，款式多样，持针的方法也各异，现以两种常用的持针法为例，加以介绍。

（一）细针持针法

细针（以缝衣针为代表）持针法。用右手拇指、食指持针，指与针体垂直，握住针体中后部，留出约全针 2/3 长的针尖部分。

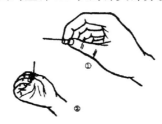

图 1　细针持针法

（二）粗针持针法

粗针（以锥形针为代表）因有较长的手柄，可以充分发挥手掌和手指的作用。一般是针柄置于右掌，四指用力自然握紧针柄，拇指顶住针身的中部。这样持针，便于用力挑提、摇摆。

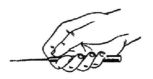

图 2　细针持针法

三、进针方法

（一）快速进针法

1. 快速穿皮法

用左手固定挑点的皮肤，右手持针用力迅速地穿过皮层。常用于粗针挑摆法和挑提法。为了防针尖穿得过深伤及大血管和内脏，最安全的方法是用左手捏起皮层做深度穿刺。

2. 浅刺速提法

这种方法进皮很浅，约 1 ~ 2 毫米，几乎是一种压进法。方法是：针尖刺入皮肤，旋即提起，把皮肤挑断，如蜻蜓点水，分多次把针口挑大、挑深。此法用于挑点法、挑筋法、挑湿（脂）法、挑血法和截根法。

（二）慢进针法

术者右手持针，针体与皮肤平行，针尖对准挑点的中心，左手食指把挑点的皮肤向针尖轻压；同时，右手把针尖向前缓缓推进，这样，针尖便会顺利地穿过皮肤，每次穿过皮肤不要过多（挑摆法例外），过多则难以穿透挑断。此法常用于挑筋。

四、基本手法

1. 刺：即把针刺入皮肤。常用于各种针挑法的进针和刺血。

2. 挑：是指针尖刺入皮肤后再向上提起的动作。挑的动作几乎贯穿于全部挑治手术之中。

3. 提：提和挑的动作差不多，其不同之处在于挑是用细针进行，而提则是用粗针以较大的力把皮肤提起来。针和挑点的皮肤呈垂直方向，做上提下放的有节奏的动作。

4. 摇摆：即提起后再做左右或前后的摇摆动作。

5. 牵拉：针体只朝一个方向拉动，用一拉一松的动作进行。

以上五种方法较为常见，此外还有旋转、震颤等动作。

五、常用操作手法

（一）挑刮法

挑刮法是一种先刮后挑的综合挑法。

1. 操作方法

先在预定的体表上压刮皮肤使之充血，透露出隐伏着的痧斑，然后改用挑法，把痧斑挑破出血。

2. 临床应用

此法多用于外感热病和隐痧症。有透痧解表、清热解毒的作用。

3. 注意事项

刮皮时要先轻后重，从上而下，顺序而刮。当痧斑已经透露时，则可停刮，改用挑法。如无痧斑显露，原因有二：一是刮力不足，二是病非热毒。前者应加大力量多刮几下，后者则不要再盲目乱刮，可改用他法。

（二）挑点法

挑点法是用针尖对准身体的某部位做快速挑提的一种方法。

1. 操作方法

挑点法纯粹是进行"挑"的动作。对准身体一个挑点的中心，做快速进针，快速挑破皮肤，不加摇摆、牵拉动作的一种挑法。又是多种挑法中用以破皮开口的常用方法。

2. 临床应用

此法常用于挑湿、挑络放血、挑痧、挑马牙、挑羊毛疗、挑痔、挑颗粒、挑小结节等。

3. 注意事项

挑点法下针不宜太重，一次穿皮不要过多，动作要少而快，把要挑的皮肤或颗粒分次挑破剔除。

（三）挑血法

此法是用针挑破脉络，有意识地放出适量血液的一种挑治方法，简称挑血法、放血法。

1. 操作方法

此法所挑的部位是体表的动脉、静脉和毛细血管。针挑的原则是：以挑为主，以摇为辅。即开始第一针穿皮要稍多一些（但又不要太多），摇摆到一定时间（约1分钟）之后，用力把皮肤挑断。再用碎针挑法挑到一定深度，让血液渗出或流出一些血液。也有不用摇摆的，如挑耳背脉络，只用挑点的方法在脉络上进行挑治放血。在挑络过程中，定点一般选在血管分叉的地方，每点距离约1横指。脉络明显充血或搏动者，应从远端挑到近端；如果脉络不显露，按摩拍打后，仍难以定出血管位置时，则应从近端挑到远端，这样血管会随着挑摆的刺激而逐渐显露出来。若是挑"红筋""蛇气"时，应先挑"蛇头"（即其发展的前端），以挫其势。

2. 临床应用

此法在临床上主要用于挑脉络上的刺激点（群）。如偏头痛挑颞浅动脉额（顶）支的刺激群；白喉在耳背的孙络放血；高血压病在耳根脉络刺激点上放血；痧胀病在四弯穴的青筋处放血等。此法有通经、活络、祛瘀排毒的作用。

3. 注意事项

①挑络必须刺中血管。

②血管有大小，小的毛细血管（孙络）可以挑断脉络放血，较大的血管只宜挑破一点，不宜全部挑断。血管挑破的大小，要视其出血程度而定。出血量的多少，又决定于病情虚实与治疗剂量的需要，要适可而止。过少起不到治疗效果，过多又会造成伤"正"，出血量以1~2毫升为宜。

③挑后要保护好伤口。

④术者的手也要注意消毒，皮肤不要有破损。如有破损时，要避免被患者的血沾染伤口，因此最好戴上手套，以防感染。

（四）挑筋法

挑筋法是以做挑提摇摆动作为主的一种综合针挑法。其最大的特点是，把皮内甚至皮下筋膜的纤维挑拔出来。这种针挑法独具一格，很有代表性，懂得挑筋法,其他挑法便容易理解了。

1. 操作方法

①选好针挑点,进行消毒。

②选用细长而有足够硬度的针(缝衣针或特制的挑针均可)。

③用细针持针法,针尖放在挑点中心处。

④以慢进针法进针。

⑤当针尖穿过皮肤后,可放松左手食指的压力,右手同时把针尖翘高一点,提高针体做左右摇摆的动作,把挑起的表皮拉断。因为开始针挑的是表皮,纤维短小,很容易断裂,只作为破皮开口之用。挑开口后,便可挑出一些稍具黏性的皮内纤维(注意:不是皮下纤维),挑一条拔出一条,一针一针地往下挑,直至把针口周围的纤维挑完为止。

进行挑筋法手术时,要注意以下几点:1.用针体旋转法把纤维缠绕在针体上,纤维随挑摆而拉长,拉出一定长度后,又随之把纤维旋缠在针体上,边摆边旋转,直至把纤维拉出为止。2.摇摆时,若感到手的抗拉力明显减弱,这时切勿大力挑提,以免纤维中断,此时可用镊子钳出。3.如果对纤维处理不当,再挑下去,纤维便会中断。中断的纤维多了,进针口就会被残存着的一大堆似棉花丝的东西堵住,所以必须把残留的纤维清除干净。清除的方法是用针分次挑拔干净,也可以用小剪刀剪掉,然后再往下挑。4.用以上的方法把挑点附近的皮内纤维挑完为止,一般只挑取皮内纤维便可以了,如遇病情需要,也可以挑探到皮下脂肪层,以至皮下筋膜层。5.纤维束的长短因各人和各个部位不同而异,一般长度为 2 ~ 4 cm,也有的长达 5 ~ 7 cm,有的甚至更长,但有些部位如掌、指和头皮等则很难挑出纤维,就不适宜用挑筋法。6.针挑接近没有纤维阻针时,应特别小心,此时针体仍要与皮肤保持平行的状态,在针口四周探找一下,如无纤维阻针了,则可结束手术。7.此法一般不需麻醉(也可局麻),因为麻醉后会使针口模糊,同时可能影响信息的传递反射。如果术中病人突然叫痛,不要着急,稍停片刻,适当抚摸针口附近的皮肤,便可缓解,缓解后再挑,这时则应改换一下针尖方向。8.术中出血的处理。术中出血分两种,一种是因为针挑过程中,术者一时用力过猛,刺破了针口周围的毛细血管,使其呈渗出性出血;另一种是针挑至皮下浅筋膜层时碰到了皮下的络脉丛,这时则呈冒珠状出血,随患者的叫痛声,针口即冒出一粒血珠。第一种情况的出血,只要稍加压迫,片刻便能止血,可以继续挑下去;遇到第二种情况的出血,则表明应该挑的纤维已经基本挑完,深度已经够了,可结束手术。9.挑筋法针口的形状与深度一般是上窄下宽,针口周围隆起一条基边,呈古井状,上口直径

0.2～0.6 cm，深 0.2～0.6 cm。10. 一般每挑一点需要 15～30 分钟。挑出的纤维 20～60 条，纤维的多少与针挑部位和个人体质有关，一般阳经（外侧面）的纤维多些，阴经的纤维少些。挑点的多少视病情而定，一般一次挑 1～2 个针挑点。纤维少的、摇摆时间短的可多挑几点。11. 挑毕，往伤口上涂碘或红汞，贴盖小纱垫固定。

2. 临床应用

挑筋法是最常用的且功效较好的一种针挑术。它的全过程都是以柔和方式进行，一般不麻醉痛感也不明显。挑筋法因为要取出纤维，抽拉范围较宽，摇摆时间也长，加上造成的小窗口和渗血等刺激，不但给机体带来一种即时效应，同时也给机体一种柔和而较持久的良性刺激信息，起到多次针刺的作用，引起机体一系列的恢复反应。在这过程中进行着调整修复工作，把那些不正常的病理状态修复过来，从而减轻和治愈疾病。

综上所述可知，由于此法动作既有即时效应又有柔和持久作用，故特别适用于体质虚弱或慢性顽固性疾病的患者。例如治疗肠胃炎、消化性溃疡、风湿痛、各种软组织的损伤后遗症、各内脏疾患、甲状腺肿、慢性淋巴腺肿、眼底病、沙眼、反复发作性偷针眼和各种皮肤病等。

挑筋法可补可泻，作用较强而持久，适应范围广，是最常用的挑法之一。

3. 注意事项

①体位必须舒适。因手术时间长，患者和术者的体位都要十分讲究，不然，中途容易发生变动，有碍手术的进行。

②做好解释工作，取得患者的充分合作。一般不主张施麻药，必要时也可在针口处涂少许麻药，或注射少许麻药。

③术者态度要庄重和蔼，切忌浮躁。特别是挑点在女性的颈胸部，更应严肃。术中要心无二用。只有一丝不苟，耐心地摇摆，把纤维挑取干净，才能保证质量，充分发挥针挑的性能。

（五）截根法

所谓截根法，是用挑的动作，在挑点上从浅到深，一层一层快速地把筋挑起，再挑断或切断，但不需拔出纤维的一种针挑法。

1. 操作方法

①选用较粗的缝衣针或特制的圆利针。

②定点，消毒。

③术者左手拇指、食指张开，固定患者要挑的部位。右手横握针柄或缝衣针的 1/3 处，针尖对准挑点的中心。

④用挑筋法从浅到深，把皮内或皮下筋膜的纤维（根）挑起，并用小刀割断或用力挑断，挑割留下的残端让它缩回去，不用拔出。如此往下挑割至无根可挑为止，针口可以大一些。

⑤挑毕，消毒针口，用纱布敷贴保护。

2. 临床应用

截根法与挑筋法相似，但动作较粗快、简单，伤口较大而摇摆动作不多。适用于腰背及躯体外侧皮肤较厚的部位。多用于治疗背痛、腰痛、痔疮、疖肿、疬毒、慢性支气管炎、皮炎以及淋巴腺结核等。挑背俞穴也常用此法。

3. 注意事项

①截根法虽然是边挑边割，最后留下一个伤口，但它并不等于用力在挑点上割一刀。因为用刀割损皮层，虽可弄断纤维，但纤维并未因此而分离，容易愈合，触动不大。截根法是把纤维挑松动后才割断，牵动的范围比较大，需较长的时间才能复原，刺激效应也就大些。因此，行截根术时必须注意要先挑离纤维，然后再隔断。

②要注意挑的深度和挑的组织，否则容易把较大的血管甚至神经干当作纤维割断。特别是在局麻的情况下，挑割浅在血管神经上面的挑点，如腓骨小头下的腓总神经点、腘窝及颈前区的针挑更要注意深度。截根法是要把纤维挑离才割断的，但又不需要把纤维拉出太长。否则，隔断后，残端不易缩回，造成针口不干净。但也可以把残端塞回针口内。

（六）挑挤法

挑挤法是指对于某些挑点，为了挤压出些许体液（包括血液、淋巴液）、脓液和其他病理分泌物，所采取的一种先挑破皮再加挤压的针挑法。

1. 操作方法

此法操作较简单，即用针挑破皮层后，再加上挤压动作。例如：挑刺四缝穴，方法是把针斜刺入挑点内1分许，出针时和出针后用左手指顺着针口方向外挤压，这样，便有一些黏性微黄色的液体排挤出来。

2. 临床应用

挑挤法常用于挑颗粒点，脉络点小结节，目的是要排除病理分泌物。对体表分布有微细血管的地方，如耳尖、指尖、鼻尖、印堂、四缝等处常用此法。

3. 注意事项

凡属挤压，其目的都是把病理性的物质排出。因此，挤压前针口不宜太小，挤压时要注意顺着针口向外按压，以祛除病邪湿毒，切勿向里挤压，否则变成迫邪入里，反而加重病情。挑挤脓点、毒斑时更需加倍注意。

在面部危险三角区上的炎性病灶，禁止使用挤压法，以免迫毒入脑。

（七）挑提法

挑提法是指在挑点上挑起一定的皮肤，垂直提高，至皮拉得很紧时，又放下来，反复进行，此法是不挑断皮肤的。

1. 操作方法

①定好挑点，消毒。

②根据挑点部位的皮肤（即粗细、厚薄情况），选取一枚长短、粗细适宜的圆利针（一般提法用力较大，所以手术针宜粗长一些）。

③用慢进针法进针，穿刺多一些皮肤，可施局麻。刺入皮下，以便挑提用力时皮层不易被拉断撕裂。

④穿皮后即可进行挑提，一提一放，从低到高，逐步加大力量，每点提3～20分钟，不用挑断皮。

⑤挑毕出针，把针口整复。

⑥消毒和保护伤口。

2. 临床应用

此法常与挑拉法、挑摆法结合使用，是一种加强刺激量的挑法。适用于需要强刺激的疾病，如腰腿痛、急腹症、肩臂病等，也可用于眼、耳、面部的挑点，不过这些部位动作要轻慢些。

3. 注意事项

①要一次性穿刺多些皮肤，否则容易挑断皮肤。

②术中挑刺频率和力量要适中。所谓适中，是以病人感觉舒服，又不挑断皮肤为度。

（八）挑摆法

挑摆法是指以做左右摇摆动作为主的针挑法。这种方法只挑皮做左右摇摆，而不挑断皮肤，也不挑出纤维。

1. 操作方法

选点消毒后，用巾钳或粗针一次多穿刺些皮肤，提起来，做有节奏的摇摆，每分钟摇摆30～60次，好像扯着皮肤按摩一样。摇摆幅度视身体各部分皮肤的松紧程度而定。皮松的部位摇摆幅度可大些，皮紧的部位摇摆幅度要小一些。每次摇摆10～30分钟。摆力分强、中、弱3种，视患者病情而施。挑完出针按常规处理伤口。

2. 临床应用

此法目前临床上最常用，它可单独使用，也可以和其他挑法结合使用，是控制刺激量的一种好方法。目前可用针挑机代做摇摆、牵拉、挑提等动作。适用于治疗各种痛症。有疏通经脉、祛瘀止痛、散结活血的作用。

3. 注意事项

同挑提法。

（九）挑湿法

挑湿法，民间称为挑脂法、挑疳积法，是挑破真皮取出皮下脂肪的一种挑治法。

1. 操作方法

①选好挑点，消毒。

②押手。因为挑湿要挑到皮下脂肪层，取出脂肪团，容易出血，所以，要充分利用押手来压取脂肪和止血。要完成这一任务，最好叫一位助手帮忙压住手指根部。

方法是：术者和助手用左手夹持住患者要挑的部位，术者以左手的拇指头分别向着自身的方向，经过挑点滑压几次，然后固定在挑点的旁边，用力压着不动。其目的是要排除局部血液，压迫止血，并使挑点皮肤张紧，皮下脂肪易被挤出。

③术者右手拿针对准挑点中心，用挑点法的动作迅速挑开皮层，进入皮下，这时，皮下的脂肪小体由于受到两个指头在旁边的压力，很快便会向针口暴露出来。然后用针尖边挑边刮，把分布在脂肪团上的稀疏纤维挑断，尽量挤出脂肪小体，最后用针体把针口残留的脂肪刮干净。

④取出脂肪小体后，针口涂上红汞，用纱布垫封压住针口，再用绷带包扎，加压 5 ~ 8 分钟，以防出血。在未封压好针口前，术者和助手的压手不要放松，否则会立即出血。

⑤术后嘱服患者（或家属）不要玷污伤口，5 日后可拆封。

2. 临床应用

挑湿法有比较明显的除痰祛湿、健脾醒胃、提高消化和吸收功能的作用。因此，这种挑湿法最常用于治疗小儿疳积、慢性消化溃疡、小儿进行性营养不良和各种寄生虫病。从针挑能够治疗虫积的效果来看，挑湿法似有引起身体内环境改变的作用，所以能使寄生物不易着床和寄居下去，迫使其逃出体外。

其次，挑湿法也常用于治疗呼吸系统的慢性疾病，如慢性支气管炎、肺气肿、哮喘等。有增强免疫力的作用。

3. 注意事项

①注意术前、术后的消毒，选点要准确。例如，不要误取四缝穴作疳积

点，把指筋腿筋也挑断。

②要十分注意压迫止血的实施，未挑完脂肪小体之前，切莫放松押手，否则中途出血影响手术进行。

③挑开针口时，要用迅速而有力的碎针法快速破皮，针口不宜过大或过小，小了脂肪难出，大了过多伤害组织。

（十）挑拉法

挑拉法与挑提法相似，挑提法是垂直用力向上提，而挑拉法则是斜着用力向一侧拉。

1. 操作方法

挑拉法在进针穿皮、提放用力方面都与挑提法一样，所不同的是挑提法是垂直上下运动；挑拉法则是向一侧牵拉，牵拉的方向与病位相反。例如：病位在第 3、4、5 腰椎时，挑拉点不是取在第 4 腰椎上面，而是取其病位的上下任意一端，逆病位牵拉，如此牵拉对病位影响更为广泛。

2. 临床应用

同挑提法。

3. 注意事项

除与"挑提法"相同部分外，还需注意不要拉力太大，否则可能会突然挑断皮肤，针失控而伤人。

（十一）挑罐法

所谓挑罐法，是指在任何一种挑法上加拔火罐的一种综合治疗方法。

1. 操作方法

①按病情需要先进行某一种挑法。

②挑后再以这一针口为中心，加拔一个火罐。

③拔火罐的方法有多种，最常用的是闪火法。方法是：选取一个口径合适的火罐杯或普通的玻璃杯，左手拿杯先试盖在需要拔罐的部位，看看杯口周围的皮肤是否妥帖，不漏气，大小适合了，然后右手用镊子镊取一个 75% 酒精棉球，点燃着火，伸进火罐杯里（切勿烧杯口），瞬间即取出棉球，迅速而准确有力地吸在预定的部位上。由于杯内空气被烧成负压，杯周的皮肤和组织（包括血液、脓水等）一齐拥向杯口，隆起一个包来，吸得紧紧的，用手试提不脱落即可。当罐口内皮肤的充血程度和针口的出血量达到要求之后，便可起罐。起罐的方法是用手指压下杯周的皮肤，让空气进入杯内，火罐便会自动脱落，不要用猛力强取。

④火罐的大小、吸拔时间长短，视病情和部位而定。

⑤起罐之后，把血迹抹净，常规消毒皮肤和针口，即可结束手术。

2. 临床应用

此法主要的作用是排脓祛瘀，通经活血，改善局部营养，清热解毒。常用于治疗血瘀脓肿、恶血不出、风热湿痹、热盛血郁、痧斑蛇毒，或气虚血凝、运行无力的背麻肢痹症。其次拔罐引起的皮下出血，因为需要重吸收，能起到与刺血疗法相似的作用。

3. 注意事项

①不要在体表有大血管经过的地方拔罐，胸部心前区不宜拔罐，或不宜拔重罐。在挑络放血的针口上，拔罐也要注意控制出血量。

②如在有毛发、皱纹多、凹凸不平的部位拔罐，容易漏气。可在皮肤上涂些凡士林，再行拔罐。

③拔罐所用的酒精棉球不宜太湿或太干。太湿容易因着火的酒精滴落烫伤皮肤；太干火力不足，拔罐无力。其次不要在杯口燃烧过久，不然也容易造成烫伤。

（十二）挑药法

挑药法又名挑贴法，是指在针挑的基础上，再在针口上敷贴药物的一种治疗方法。

1. 操作方法

①按病情确定挑点。

②挑毕，按病情取一些药物敷贴在针口上，以加强其作用。如痛症用"止痛散"，热证用"冰凉散"，寒证贴姜片等。

2. 临床应用

挑药法是一种针挑与贴药相结合的治疗方法。这种方法，既有针挑治疗作用，又有药物的功效。药物不仅可用通过针口渗入体内，而且药物本身就是一种很好的特殊刺激源。在我国经皮肤给药治病的方法，很早就广泛使用了。清代吴尚先著的《理瀹骈文》中，总结了前人丰富的外治经验。近年也有人专以药物敷贴穴位来治病的，如穴位贴药治疗哮喘等。挑药法是皮肤给药方法在针挑疗法中的具体运用。

3. 注意事项

①针口要注意消毒。

②所用药散、姜片等也要注意卫生。

③贴药后嘱患者切勿随便打开，以免污染伤口。如果针口有痒感，只能在敷料上轻抚解痒，不宜乱抓。

④定时换药，检查伤口。如有感染，应立即清洗伤口，重新涂上消炎药膏。如伤口有少许充血红肿，乃正常现象，可不加处理。

（十三）挑灸法

挑灸法是指在针挑的针口上，再加上艾灸的方法。

1. 操作方法

①先按病情需要行针。

②针挑完毕，再在针口上放置 1 粒如绿豆大小的艾柱，点燃作灸，灸至痛甚时，即可压灭其火，不必烧尽艾柱。应灸多少壮，则视病情而定，灯芯灸亦可。

③灸后可不必搽药，包扎好针口即可。

2. 临床应用

此法主要以温热的方法加强针挑的刺激作用，有温通经络、活血强壮之功。常用于治疗寒凝冷痹、肠胃虚弱病症。有些民间术者，挑疳积之后，也在针口上加灸一二小壮。认为患儿久病体弱，阳气不足，脾阳不振，运化失职，致生疳积症，故在挑湿之中加上艾灸、灯灸，以助其阳。但一般挑疳积可不加灸。

3. 注意事项

①此法一般不随便使用。

②在面部、颈部的挑点最好不加艾灸。要灸也只能用温灸法，不要灸伤皮肤，有碍美观。

③在浅表血管之处的挑点要慎灸。

④此法一般不宜灸起泡，不宜行大壮灸法。常用的艾柱似芝麻、绿豆或白豆大小便可。

⑤在四肢，或是小孩身上行挑灸法，更要注意包扎，防止感染，并要嘱患者定期来检查针口。

第二章　络病学说

络病是广泛存在于多种内伤疑难杂病和外感重症中的一种病理状态，络病学说是研究络病发生发展与诊断治疗规律的应用理论，络病学说是伴随着经络学说而发展起来的，在中医学术发展史上占有非常重要的学术地位。《内经》奠定了络病学说的理论基础，《伤寒杂病论》奠定了络病的证治基础，清代叶天士"久病入络""久痛入络"理论使络病学说成为中医重要的病机理论，这是中医络病学说发展的三座里程碑。由于种种原因，络病学说没有发展成完整系统的学术体系并被临床医生熟练掌握和广泛应用，但由于近年运用络病学说治疗心脑血管病取得成功而使其重新受到医学界的广泛关注和重视，成为近几年学术研究的焦点和热点。

第一节　络病学说相关概念

一、络

络者，络脉也。中医经络学说认为经络是运行全身气血，联络脏腑肢节，沟通上下内外的通路。经，指经脉，有路径的意思；络，指络脉，有网络的含义。经脉有一定的循行路线，而络脉则较经脉细小，纵横交错，网络全身。从经脉分出的支脉称为别络，从别络分出逐层细化的络脉称为系络、缠络和孙络，遍布全身，使循行于经脉中的气血，由线状流注扩展为面性弥散，从而发挥对整个机体的渗灌濡养作用，构成生命机体功能活动的内环境。络有广义、狭义之分，广义的络包含经络之络、脉络之络。经络之络是对经脉支横旁出的分支部分的统称，脉络之络是指血脉的分支部分。经络之络运行经气，脉络之络运行血气。狭义的络仅指经络的络脉部分。络病学说之络是指广义络脉。

二、络病

因各种因素而导致络脉痹阻、气血运行不畅的一类病证通称为络病。络病广泛存在于多种内伤疑难杂病和外感重症中。络病泛指发生于以络脉为主要病位，以络脉的功能和／或结构失常为主要病机的一类疾病。

络脉气血是构成人体内环境的物质基础，由于络脉是沟通内外的桥梁，又是气血汇聚之处，故也成为外邪入侵的通路和传变的途径。因此有学者认为络为聚血之所。络病即言病邪深入脏腑之中的血络而发生的病变，邪客络脉则容易影响络中气血的运行及津液的输布，致使络失通畅或渗灌失常，导致瘀血滞络，继而形成络病。络脉作为机体联系的最广泛的网络通道，任何疾病发展到一定程度都会在络脉上打下一定的烙印。初病也许不显现于外，但随着疾病的发展或通过经络的广泛网络而弥散扩大，终会表现出络病。换句话说，络病是疾病的重要组成部分，也是疾病的一种表现形式。

三、络病学说

络病学说是中医学术体系的独特组成部分，是研究络病发生发展与诊断治疗规律的应用理论。络病理论肇始于《内经》，临床证治奠基于《伤寒杂病论》，至清代叶天士提出"久病入络""久痛入络"之说，形成了重要的病机理论。可惜的是，自叶天士之后，络病学说并未引起充分重视，通络治疗虽屡有验案，但并未形成系统完整的络病学术体系。

近年来，随着应用中医络病学说治疗疑难病尤其是心脑血管疾病取得的显著临床疗效，特别是络病理论代表方药通心络胶囊的研制成功并广泛应用于临床，引起学术界的重视并形成近年中医学术研究的热点和焦点。创建络病学临床学科，加强络病学的研究，建立"络病证治"体系，对中医自身学术体系的发展，对现代多种难治性疾病临床疗效的提高具有重要的促进作用。

络病学说是伴随着经络学说发展起来的，在中医学术发展史上占有非常重要的学术地位，发展络病学说、建立络病学临床学科、建立完善的"络病证治"体系，既是中医学术自身发展的重大课题，也是历史的必然。络病学说是指导内伤疑难杂病临床治疗的应用理论，掌握络病发病特点、病理变化、临床特征及治疗方药将会使许多病程较长、反复发作的难治性疾病的临床治疗取得新的突破。近年来，随着人民生活水平的普遍提高，现代疾病谱发生了很大变化，各种急性传染病的发病逐渐被控制，而许多慢性疾病如心脑血管病、糖尿病等成为目前危害人类健康的重大疾病。近年运用中医络病理论探讨心脑血管病的中医病理机制和治疗取得突破性进展，证实了络病学说的重大临床应用价值。随着络病学说研究的深入及在临床各科的广泛运用，必将在提高多种难治性疾病的临床疗效方面起到巨大的推动作用。

总之，络病学说是中医学术体系的独特组成部分，络病研究也是中医学术理论自身发展的重大课题，并成为近年学术研究的焦点和热点。纵观中医发展史，莫不是中医重大学术理论的创新与发展带动着临床各科发展，没有《黄帝内经》这部划时代的理论奠基之作便谈不到中医学术体系的建立，没有《伤寒杂病论》脏腑辨证、六经辨证的创立便不能为中医临床证治奠定基础。同样，正是由于脾胃学说、肾命学说的发展带动了历经数百年的以温补为特色的易水学派的形成，成为中医学术发展史上最为辉煌的一页。络病学说是伴随着经络学说的完善而逐渐形成和发展的，但由于重经轻络的历史原因，络病学说没有像脏腑理论、脾肾学说那样发展成完整系统的学术体系并被临床医生熟练掌握和广泛应用，只是由于近年运用络病学说治疗心脑血管病取得了显著疗效才使其重新受到医学界的广泛关注和重视。深入整理、挖掘、研究、发展络病学说，建立络病学临床学科，系统研究络病的发病学、病机学、诊断学及治疗学，建立"络病证治"体系，对促进多学科相互渗透融合，创建内伤疑难杂病和外感重症的新的病机学说，提高临床各科多种难治性疾病的疗效等都将具有重大的理论意义和临床价值，对促进中医学术理论的自身发展也将具有深远的历史意义。

第二节　络病学说的发展

络病学说是伴随着经络学说的完善而创建和发展成的，探寻络病学说发展的历史轨迹有助于我们更清晰地认识络病学说的科学内涵，进一步明确络病学说的研究方向。纵观两千余年络病学说发展史，共有三次大发展，一是《黄帝内经》首次明确提出"络"的概念，并奠定了络脉与络病的理论基础；二是《伤寒杂病论》以《脏腑经络先后病脉证》作为外感热性病及内伤杂病的辨治总纲，首开辛温通络、虫药通络用药之先河，"络病证治"也微露端倪，启迪后人；三是清代名医叶天士疾呼"医不知络脉治法，所谓愈究愈穷矣"，其"久病入络""久痛入络"之千古名言及络病治法用药，将络病学说发展到了一个新的高度。三次大发展可谓络病学说形成发展史上的三座里程碑。近年由于运用中医络病学说治疗心脑血管病取得了显著疗效，使络病学说引起中西医学界的广泛关注和重视，成为研究的焦点和热点。

一、《黄帝内经》奠定了络病学说的理论基础

《黄帝内经》成书于战国与秦汉之间，是中医学的奠基之作，总结了秦汉以前中医学的成就，全面而系统地论述了中医学、针灸学基本理论，尤其对经络的概念，经络系统的组成，经络的生理功能、病理变化及其与脏腑的关系等经

络学说的重要内容做了较为详尽的论述。在《内经》之前的著作中，"经络"统称为"脉"，《内经》首次提出了"经络"的概念，并系统论述了经络学说，首次论述了络脉与络病，为络病学说奠定了理论基础。

《内经》"经络"之"络"乃指从经脉主干支横别出，逐级细化，遍布全身的络脉，即《灵枢·脉度》所言："经脉为里，支而横者为络，络之别者为孙。"《内经》把直接从经脉分出的络脉称为十五别络或大络，把最细小的络脉称为孙络，分布于体表的称为浮络。络脉把在经脉中线性运行的气血面性弥散到全身，成为布散气血津液、提供营养交换、络属脏腑百骸的网络结构。

十五别络由十二经脉和任、督二脉各分出一络，加上脾之大络，共计15条，分别以其发出处的腧穴命名。十五别络的循行和分布有一定的规律，十二经脉的别络从本经四肢肘膝关节以下的络穴分出后，多浅行四肢部，走向与其相表里的经脉，即阴经的络脉走向相表里的阳经，阳经的络脉走向相表里的阴经，如《灵枢·经脉》说："手太阴之别，名曰列缺。起于腕上分间，并太阴之经直入掌中……别走阳明也。""手少阴之别，名曰通里。去腕一寸半……别走太阳也。"从而可以加强表里两经之间的联系。任督二络及脾之大络分布于躯干，任脉的别络从络穴鸠尾分出以后散布于腹部，督脉的别络从络穴长强分出后散布于头，左右别走足太阳经，脾之大络从络穴大包分出以后散布于胸胁。

从别络分出的更细小的络脉叫作"孙络"，分布在皮肤表面的络脉叫作"浮络"。络脉之间可以相互吻合，络脉从大到小，分成无数细支遍布全身，将气血渗灌到人体各部位及组织中去，这样就使在经脉中运行的气血由线状流行扩展为面状弥散，起到营养和络属脏腑肢节的作用。

络脉作为从经脉支横别出网状分支，是经络系统中和内在脏腑与外在肌腠直接相连的部分。络脉传递着经脉运行的气血，其分支逐级细化，网络全身，实现了气血向内在脏腑和外在肌腠的渗濡灌注。因此，从广义角度讲，运行气血也是络脉的基本功能，但由于其本身独特的生理组织结构，络脉除具有经络所共有的通行气血，连接表里等作用之外，还具有下述独特功能。

渗濡灌注作用。《灵枢·本藏》曰："经脉者，所以行血气而营阴阳，濡筋骨，利关节者也。"经脉的这种作用，主要是通过络脉来实现的，特别是孙络，具有渗濡灌注作用，将经脉中运行的气血渗注到全身脏腑组织中去，以发挥"气主呴之，血主濡之"（《难经·二十二难》）的功能。《灵枢·小针解》曰："节之交三百六十五会者，络脉之渗灌诸节者也。"即指此而言。

沟通表里经脉作用。络脉中的十五别络，从本经别出后，走向相表里的经脉，有沟通表里经脉的作用。如《灵枢·经脉》曰："手太阴之别，名曰列缺。

起于腕上分间……别走阳明也。"

贯通营卫作用。营卫由于其性质不同，一行于脉外，一行于脉内，但营卫之气并不是互不相涉、各自为政的。二者通过络脉相贯通，实现"阴阳相贯，如环无端"的生理常态。如《素问·气穴论》曰"孙络三百六十五穴会，亦以应一岁……以通营卫"，指出孙络在生理上有贯通营卫的作用，张介宾《类经》注云："表里之气，由络以通，故以通营卫。"

津血互渗作用。津血同源而异流，在运行过程中二者可以通过孙络互渗互化，血液在经脉中运行，从络脉渗出脉外，与脉外的津液化合以濡润皮肤而为津液，皮肤肌腠之中的津液，亦可由孙络渗入经脉之中，与经脉中运行的血液化合，在心脏的作用下，化赤为血，所以《灵枢·血络论》曰"新饮而液渗于络"。《灵枢·痈疽》亦云"肠胃受谷……中焦出气如露，上注溪谷，而渗孙脉，津液和调，变化而赤为血"。

络脉既是气血运行的通路，也是病邪侵袭人体的通道，由于络脉细小迂曲、血流缓慢，发病也不像经脉那样快速传变，而是呈现出以络脉不通为突出表现的病变特点。《内经》对此已做了论述，据《内经》所载，络脉的病理变化主要有络脉瘀阻、络脉绌急、络邪传经和络脉损伤。

络脉是营卫气血津液贯通的通路，而且络体细小，分支多，分布广，若气虚血行不畅，或气滞血行不利，或寒凝血滞，或血热互结，或湿滞络脉，或痰阻络道等皆影响络中气血津液的输布环流，进而导致络脉瘀阻，临床常表现为疼痛、痹证、积聚、痈疽、出血等。

位于体表的络脉具有布散卫气、固护腠理的功能，是人体抵御六淫外邪侵袭的藩篱，故《内经》言其有"溢奇邪""通营卫"的作用。外邪袭人，络脉首当其冲，《灵枢·百病始生》曰："是故虚邪之中人也，始于皮肤，皮肤缓则腠理开，开则邪从毛发入，入则抵深，深则毛发立，毛发立则淅然，故皮肤痛。留而不去，则传舍于络脉，在络之时，痛于肌肉，其痛之时，息，大经乃去。留而不去，传舍于……"指出六淫外邪伤人致病，先犯络脉，由络传经的病理过程。

除了上述理论，《内经》还提出了络病的治法。《素问·调经论》提出"病在脉，调之血，病在血，调之络"，《素问·三部九候论》指出："经病者治其经，孙络病者治其孙络血，血病身有痛者治其经络。其病者在奇邪，奇邪之脉则缪刺之，留瘦不移，节而刺之。上实下虚，切而从之，索其结络脉，刺出其血，以见通之。"

《内经》也提出了具体治络方法，如刺络放血。刺络放血是针刺浅表络脉出血，使病邪得以外泄的疗法。《灵枢·经脉》说："故刺诸络脉者，必刺其结上，甚血者虽无结，急取之，以泻其邪而出其血，留之发为痹也。"《灵枢·杂病》说"腰背强，取足太阳腘中出血"，《灵枢·寿夭刚柔》说："久痹不去身者，视其血络，尽出其血。"这些都是关于刺络出血的记载。

综上可见，《内经》首次完整地建立了经络学说，并使之成为中医学术理论体系的核心理论之一。《内经》首次提出络脉的概念，初步阐述了络脉的循行分布、生理功能，记载了络病的病理变化、临床表现、治疗法则及具体治络方法等，从而为络病学说的发展奠定了理论基础。

二、《伤寒杂病论》奠定了络病证治基础

东汉张仲景所著的《伤寒杂病论》是中医学临床证治的奠基之作。该书将经络学说、脏腑理论等与临床实践相结合，首创六经辨证和脏腑辨证，并建立了较为完整的理法方药辨治体系，络病证治思想也在书中初露端倪。

仲景重视"经络"在内伤杂病发生和传变中的作用，《金匮要略·脏腑经络先后病脉证》说"经络受邪，入脏腑，为内所因也""四肢九窍，血脉相传，壅塞不通，为外皮肤所中也"，前者指出病邪通过经络传入到脏腑引起的疾病，诸如虚劳、疟母、肝着等病，后世叶天士所论"初为气结在经，久则血伤入络"的学术观点与此一脉相承；后者指出经脉自身壅塞不通而导致的病变，突出了"不通"是其病变的中心环节。毋庸讳言，仲景关于"络病证治"的论述尚不完善，但治疗络病的方药，特别是虫类入络药的应用一直受到后世医家推崇，如大黄䗪虫丸、鳖甲煎丸、抵当汤、下瘀血汤、土瓜根散等方中应用了动物药，特别是虫类活血化瘀通络药。仲景旋覆花汤被后世尊为治疗络病祖方，该方治"肝着，其人常欲蹈其胸上，先未苦时，但欲饮热"，"常欲蹈其胸上"是形容胸中窒闷难忍之状，颇类今天冠心病之胸闷、窒闷状况，乃络脉瘀滞不通所致。治以辛通络瘀的旋覆花汤，方中旋覆花苦降辛开，下气祛痰，又能温通络脉；葱辛温，通阳散寒，行气散结；新绛，活血通络。该方用药体现的辛温通络、活血通络、祛痰通络的治法理论皆为后世治疗络病所常用，合以前面所述的虫药通络，已具络病治法用药之梗概。

可见仲景络病治疗用药是针对癥积、虚劳、肝着等内伤疑难杂病，其"络病证治"与"脏腑辨证""六经辨证"同样具有重要的学术价值，尤其是对多种现代难治性疾病治疗具有极其重要的临床指导意义。

或许是由于仲景《伤寒杂病论》年代久远，内容散失，"络病证治"论述尚欠完善，加之络脉不像十二经脉那样具有明确的起止部位和循行路线，庞大繁杂，难以把握运用，故在仲景之后很长的历史时期内，络病学说未有重大发展。汉后唐宋元明千余年间虽偶有论及，但无重大突破与进展。无怪乎清初名医喻嘉言感叹："十二经脉，前贤论之详矣，而络脉则未之及，亦缺典也。"叶天士疾呼："遍阅医药，未尝说及络病。""医不知络脉治法，所谓愈究愈穷矣。"正是由于清代医家对络脉理论在中医学术发展史上重要性的深刻认识，才掀起清代络病学说研究的又一学术高潮。

三、叶天士发展了络病学说

清代名医叶天士为温病大家，亦擅长治疗内伤杂病，创建外感温热病卫气营血辨证，是继仲景《伤寒论》之后的又一重大学术发展；内伤杂病治疗则承《内经》络病之说，仲景"络病证治"用药经验，提出"久病入络""久痛入络"之千古名论，从而标志着络病学说已成为中医学重要的病机概念。叶氏在仲景虫药通络基础上，创立辛味通络、络虚通补等治法用药，使治络法药更为系统，其络病治疗常用于中风、痹证、症积等内伤疑难杂病，其温病卫气营血辨证论治显然也汲取了络病学说的学术理念，从而使络病学说成为指导内伤疑难杂病和外感重症辨证治疗的重要学术理论，使络病学说的发展取得重大突破与进展。

叶天士提出"久病入络""久痛入络"，认为邪气侵袭人体后，其传变途径为"由经脉继及络脉"，又说"大凡经主气，络主血，久病血瘀"；"初为气结在经，久则血伤入络"；"经年宿病，病必在络"。叶氏所论指出了多种内伤杂病随着病程的进展，病邪由经入络、由气及血、由功能性病变发展为器质性病变的慢性病理过程。叶氏又指出络脉的种种成因，如"血伤之络""瘀热入络""痰火阻络""内风袭络""阴邪聚络""寒邪入络"等，日久可导致疼痛、症积、痹证等多种病证。通过叶氏所论可以看出，络脉病变是广泛存在于多种内伤疑难杂病病理演变过程中的病机状态，而且随着病程的延长，络病更痼结难解，治疗更为困难，因而探析叶氏"久病入络""久痛入络"病机学说的学术思想，对认识日久不愈的多种现代难治性疾病有着重要的指导意义。

归纳叶氏所论，络病"久"和"暂"是相对概念，对病程较短的外感热性病而言，病邪在卫分气分不解，入营入血病程加长亦属"久"的概念。叶氏将其络病论治的思想延伸到外感温热病，从而创建了"卫气营血"辨证论治体系，形成《内经》《伤寒论》之后又一重大学术成就。叶天士阐述温热病的传变，大致分为卫、气、营、血四个阶段，所谓"肺主气属卫，心主血属营"，"卫之后方言气，营之后方言血"，而这正是以"初病在气，久必入血"的病机理论为基础的，即将初见的气分证和渐次出现的血分证更为精细地区分为卫、气、营、血证，这也说明温热病与杂病其病虽异，其理实同。如叶氏所说"温热时疬，上行气分，而渐及于血分"，即温热病"初病在气，久必入血"的情况，论暑热时说"暑热邪伤，初在气分，日多不解，渐入血分"，说明暑热之邪亦多由气入血；论疫疠时说"吸入疫疠，三焦皆受，久则血分渐瘀"，指出疫疠之邪久延也可由气及血。

叶天士所说的"温邪上受，首先犯肺，逆传心包"这句话阐述了外感温热病的传变途径，结合《临证指南医案·温热》病例所载可以窥见叶氏以络病理论阐述这种传变过程的论述，如"吸入温邪，鼻通肺络，逆传心包络中"等，另外，对气分热邪充斥三焦，由经入络，由气入血的传变过程，叶天士也做了阐述："夫热邪，湿邪，皆气也，由募原分布三焦，营卫不主循环，升降清浊失司，邪属无形，先着气分……但无形之邪久延必致有形，由气入血，一定理也。"

叶氏在继承仲景络病用药的基础上，发展了络病治法及用药，针对"诸家不分经络""不知络脉治法，所谓愈究愈穷"的状况，叶氏提出经络当分别论治，并创立诸多治络之法。叶氏认为，治疗络病须分寒热、虚实、浅深，如《临证指南医案》指出"络中气血，寒热虚实，稍有留邪，皆能致痛"，而通络之法，又有许多类型，临床应辨证地运用通络之法。因为络病常致瘀凝，故有医者认为活血理气为治疗络病之大法，但叶氏认为"理气逐血，总之未能讲究络病功夫"，故不能千篇一律地使用活血通络药，将通络法与单纯活血化瘀法区别开来，叶氏根据《内经》"辛甘发散为阳"利用辛味药的宣通行散作用疏通痹阻不通的络脉，提出"络以辛为泄"的著名观点，创辛味通络之大法治疗络病，对后世极具影响。具体而言，属实者宜攻之，有辛温通络、辛润通络、辛香通络、虫蚁通络的多种不同治法；属虚者，叶氏提出"大凡络虚，通补最宜"，又有辛甘通补与滋润通补的区别。

叶天士外感温热病卫气营血辨证及内伤杂病注重络病治疗的学术思想对清代医家产生了巨大影响，吴鞠通以《临证指南医案》为依据，考之《内经》，历取诸贤精妙，参以心得，于嘉庆三年（公元 1798 年）著成《温病条辨》，三焦辨证与卫气营血辨证相辅相成，经纬交错，形成完整的温病学辨证论治体系。其温病治疗亦吸取了叶天士络病治疗学术思想，重视时邪入络，治疗从病变初起即倡用清透络邪。对于风温犯肺、外感暑热注重清畅肺络，制有清络饮一方；对于温病重症，邪陷心包，治重清热凉营，芳香透络；温病迁延不愈，"邪深入脏络、腑络"，邪留阴伤，治以清络育阴；络瘀重症，则宗叶氏之法，善用虫药搜剔络邪。吴氏络病论证丰富了叶氏外感温热病注重络病治疗的学术思想，对多种外感重症特别是多种感染性疾病的治疗具有重要临床价值。

清代医家林佩琴《类证治裁》承叶氏"久病入络""久痛入络"之心法，于痛证、噎膈、久疟、痫证等病证皆重络病治疗，如其所言，积聚初起，"惟先理气，气行则脉络通""然初则气结在经，久则血伤入络"；积聚日久，则"必理血络""兼通络瘀"；"虚痛久，痛必入络，宜理营络"。可见其分析病机、通络用药皆宗叶氏经验。

清代医家张聿青对前人治络法灵活运用，融会贯通，《张聿青医案·中风》载"直者为经，横者为络，邪既入络，易入难出，势不能脱然无累"，道出了络病病结难愈的特点，同时张氏将通络法广泛应用于中风、久疟、胃脘痛、黄疸、久咳、血证、痹证、麻木、惊风、腰背四肢痛、瘰疬、乳房结核等病证，扩大了通络法的应用范围。

此后医家虽不乏善陈，屡有验案，但总的看来叶氏之后络病学说并无大的突破与发展，叶氏批评"医不知络脉治法"的状况并未得到很大的改观，使肇始于《内经》、倡用于仲景、发展于叶氏的络病学说这一重大中医学术理论并未得到历代医家的充分重视与研究，也未形成系统完整的学术理论体系，因而未能在中医学理论体系中占有其应有的学术地位。究其原因，恐与络脉未有明显的起止循行部位，且支脉庞大繁杂，难以被把握运用有关，从而使这一对内伤疑难杂病和外感重症都具有极其重要的临床指导意义的重大学术理论未能伴随着中医学的历史进程而发展起来，这不能不说是一个历史的遗憾。

四、当代的继承与发展

自叶天士之后，络病学说这一理论并未得到后世医家的足够重视，也未形成系统完整的学术理论体系，因而未能在中医学理论体系中占有其应有的学术地位。近年来，随着运用络病学说治疗心脑血管病取得的显著临床疗效，引起了学术界的重视并形成近年中医学术研究的热点和焦点。不少医家对络病学说中医文献进行了整理研究，并结合经络实质和临床研究提出一些创新的观点，促进络病理论研究向系统完整的学术理论体系发展，也促进了络病学说临床运用和实验研究的进展。

邱幸凡教授对《内经》络脉理论，从络脉的循行和分布，络脉的生理功能和病理特点等方面进行了探讨，认为络脉网络全身，无处不到，具有渗灌血气、贯通营卫、互渗津血、沟通表里经脉的生理功能，是营卫气血津液环流的枢纽和桥梁。在病理上，络脉也有着阻滞、损伤、空虚等不同病机表现。史常永教授以叶天士《临证指南医案》为依据，并结合个人临床体会，梳理阐发了络病学说及其治法精要。

雷燕、黄启福、王永炎在实验研究的基础上提出瘀毒阻络是络病形成的病理基础，指出络脉系统是维持机体内稳态的功能性网络，络病是以络脉阻滞为特征的一类疾病，邪入络脉标志着疾病的发展和深化，其基本病理变化是虚滞、瘀阻、毒损络脉。文章以血管性痴呆和糖尿病血管病变为研究络病切入点，发现不仅久病可入络，急症也存在虚、瘀、毒结、痹阻络脉等入络入血的病理变化，并推测血管内皮损伤以及血管与血液成分之间相互作用的失调可能是络病形成的病理生理基础之一。

吴以岭教授对络病学说进行了 20 余年的研究探索，就络病学说的理论框架提出了"三维立体网络系统"，从络脉的网络层次和空间位置、络脉的生理功能、络脉的运行时速和常度，多层次、多角度、立体化地反映中医络脉的运行分布和生理功能。指出"久病入络""久痛入络""久瘀入络"的络病发病特点；提出络病"三易"的病机特点，即络体细小迂曲，气血环流缓慢，病则易滞易瘀；阴络为脏腑之络，病久入深，易入难出；经主气，络主血，气病及血，伤及形质，病则易积成形。创立"络病辨证八要"及"络以通为用"的治疗原则，归纳前人辛味通络、虫药通法、藤药通络、络虚通补等治络经验，按功能重新归分治络药物，初步形成"络病证治"的学术理论体系。同时积极倡导加强对络病学说进行更广泛深入的研究，系统研究络病发病学、病机学、诊断学、治疗学，尽快建立络病学临床学科，赋予络病学说应有的学术地位。

第三节 中医络病学说研究的"三维立体网络系统"

络病学说的历史回顾告诉我们，早在中医学的奠基时期——秦汉时期便奠定了络病学说的理论与临床基础，但是络病学说在秦汉到清代一千多年的历史时期内却没能得到重视和发展。清初名医喻嘉言在《医门法律》发出"十二经脉，前贤论之详矣，而络脉则未之及，亦缺典也"之感叹，并撰《络脉论》专篇，亦未能推动这一学术理论出现突破性进展。此后叶天士也指出"遍阅医药，未尝说及络病""医不知络脉治法，所谓愈究愈穷矣"，叶氏身后 200 余年其所批评的现象并未得到改观，络病学说仍未得到充分重视和深入研究，亦未形成系统完整的学说体系。究其原因，可能与中医学术发展史上"重经轻络"的历史现象有关，经络作为一个有机的整体，其"行血气而营阴阳"的共同作用为业医者所熟知，十二经脉因具有明确的循行路线和功能描述而受到医家的重视，而经脉分支——络脉庞大繁杂，遍布全身，缺乏明确的循行路线和生理病理论述，在生理功能和病理变化上与经脉的差别及其特异性而被忽视。因此，吴以岭院士经过 20 多年对络病理论的研究，提出"三维立体网络系统"

（见图3），作为络病学说的理论框架，对建立系统完整的络病学说体系做出了重要贡献。

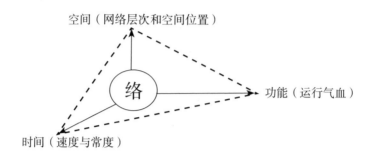

图3　中医络病学说研究的三维立体网络系统

一、络脉的网络层次和空间位置

1. 网络层次

经络是经脉和络脉的统称，经脉是人体运行气血的主干，络脉是由经脉支横别出的分支，正如《灵枢·脉度》所言："经脉为里，支而横者为络，络之别者为孙。"络脉从经脉分出后，又逐层细分，形成由别络至孙络的各级分支组成的网络系统，孙络为络脉系统的最小单位，形成络脉逐级分化的网络层次概念。

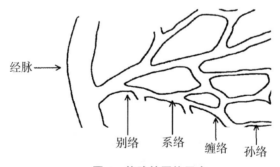

图4　络脉的网络层次

别络，又称大络，直接从经脉分出，有固定的分出部位和循行路线，为从经脉分出的络脉的一级分支。别络从四肢肘膝关节以下的体表络穴分出后，走向相表里的经脉，有加强表里阴阳两经联系的作用，《十四经发挥》曰："络脉者，本经之旁支，而别出以联络于十二经者也。"即指别络而言。

《灵枢·经脉》记载的别络共十五条，即十二正经各自从本经络穴别出一络，奇经中的任、督脉别出一络，再加上脾之大络，称为十五别络或十五大络。十五别络各以其出发处的腧穴命名，分别为手太阴肺经络脉列缺，手阳明大肠经络脉偏历，足阳明胃经络脉丰隆，足太阴脾经络脉公孙，手少阴心经络脉通里，手太阳小肠经络脉支正，足太阳膀胱经络脉飞扬，足少阴肾经络脉大钟，手厥阴心包经络脉内关，手少阳三焦经络脉外关，足少阳胆经络脉光明，足厥阴肝经络脉蠡沟，任脉鸠尾，督脉长强，脾之大络大包。

《内经》之后医家对络脉的网络层次做了进一步补充和论述，使之更为完善。金代窦汉卿《针经指南》谓："络有一十五，有横络三百余，有丝络一万八千，有孙络不知其纪。"指出络脉有别络、横络、丝络、孙络等不同层次。明代针籍《人镜经》云："十二经生十五络，十五络生一百八十系络，系络生一百八十缠络，缠络生三万四千孙络。"清代喻嘉言承《人镜经》之言，设《医门法律·络脉论》专篇对络脉系统做了进一步的描述："十二经生十二络，十二络生一百八十系络，系络分支为一百八十缠络，缠络分支连系三万四千孙络，孙络之间有缠绊。"明确指出从经脉分出的络脉分为（别）络，又逐级细化分层为系络、缠络、孙络等网络层次，所言"一百八十""三万四千"等应是概数，概言其数目之多，不可计数。喻氏提出络脉的最小单位孙络之间相互关联，此论具有重要的理论意义。十二经脉"阴阳相贯，如环无端"，成为气血运行的线性通道，而由经脉逐级细分的络脉系统在其最末端即孙络与孙络之间发生面状的相互联系，从而构成遍布周身维持机体正常功能活动的网状生命内稳系统。

2. 空间位置

络脉不像十二经脉那样有着明确的循行路线和起始部位，而是纵横交错连成网片状，其在人体内的空间位置分布是有规律可循的。《灵枢·经脉》曰："经脉十二者，伏行分肉之间，深而不见……诸脉之浮而常见者，皆络脉也。"由经脉别出的络脉循行于体表部位的是浮络、阳络，循行于体内的是阴络，阴络多分布于各个脏腑，成为脏腑之络，正如明代张景岳《类经》所说："以络脉为言，则又有大络、孙络，在内、在外之别，深而在内者，是为阴络……浅而在外者，是为阳络。"可见，络脉在体内的空间位置呈现出外（体表—浮络、阳络）—中（肌肉之间—经脉）—内（脏腑之络—阴络）的分布规律。

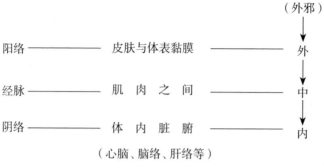

图 5　络脉的空间位置

3.络脉的结构特点

（1）支横别出，逐层细分。《灵枢·脉度》曰："经脉为里，支而横者为络，络之别为孙。"经，有路径、途径之义，经脉是经络系统的主干部分，呈线状纵直循行人体上下，沟通表里脏腑；络脉是从经脉主干支横别出、逐层细分的分支，络有网络、联络之义，横行于经脉之间，交错分布在全身各处，故明人李梴《医学入门》曰："经，径也，径直者为经，经之支派旁出者为络。"支横别出的络脉如果不能越过较大的关节部位，则循经脉之间的旁道而行，故《灵枢·经脉》曰："诸络脉皆不能经大节之间，必行绝道而出入。"所谓"绝道"，指与直行的经脉相横的小道。从经脉主干支横别出的络脉像树枝一样逐层细分，有大小粗细不同，具有明显的层次，由大的别络，分出系络、缠络，直至终末组织孙络。

（2）络体细窄，网状分布。从经脉主干支横别出的络脉像树枝样逐层细分，遍布全身，外连体表肌腠、四肢百骸，内连五脏六腑，呈网状分布。随着络脉不断分支，络体越来越细窄迂曲，故《内经》把纵行的经脉称为"大经"，把细窄的络体称为"小络"（《灵枢·官针》），张景岳《类经》说"经即大地之江河，络乃原野之百川"，形象地描述了逐级细分的络脉与主干的区别。尤其是"孙络"作为络脉网络最末端、最基础、最细小的络脉，是人体气血运行的最小功能单元，古语"孙"，为植物再生之义，如孙竹、稻孙等，正如张景岳《类经》所言："络之别者为孙，孙者言其小也。凡人遍体细脉，皆肌腠之孙络也。"

支横别出，逐层细分的络脉，形成了遍布全身无处不在的立体网络，经络系统运行气血、络属脏腑、调节平衡的功能主要是通过络脉立体网络系统来完成的。由经脉主干分支细化出来的网络系统又发生着不同层次的横向联系，特别是在网络的末端——孙络及孙络之间的"缠绊"，其血络非常类似西医学的微循环，络体细小迂曲，气血流缓、津血互换、营养代谢的功能特点也与西医学微循环功能非常类似。经络之络末端之孙络以经气环流为其主要功能，其信息传达、调节控制功能也与神经网络的功能相类似。可见，"三维立体网络系统"提出络脉的"立体网络"概念涵盖了血液循环和神经体液调节功能在内。

（3）络分阴阳，循行表里。遍布周身的络脉立体网络系统在体内具有规律性的空间分布。《素问·金匮真言论》曰"外为阳，内为阴"，循行于皮肤和体表黏膜的络脉为阳络，阳络参与皮部的组成，十二经之气血通过阳络温煦、濡养、护卫皮肤；循行于体内，布散于脏腑区域的络脉为阴络，阴络布散于脏腑区域，成为五脏六腑结构与功能的有机组成部分，布散于心脏的称为心络，布散于肝脏的称为肝络，布散于肺脏的称为肺络，又有肾络、脾络、胃肠之络等，十二经气血通过络脉络属、濡养五脏六腑，调整脏腑阴阳平衡。经脉循行于肌肉之中，从而形成了外（体表阳络）—中（肌肉经脉）—内（脏腑阴络）的络脉空间分布规律。

络脉支横别出、逐层细分、网状分布、表里循行的结构特点，形成络病学说"三维立体网络系统"的空间概念，对于解释疾病传变，提高内伤疑难杂病和外感重症的诊断治疗水平具有重要的临床意义。络脉在构成经络系统外—中—内三个层面上，占据了两个层面，即外（阳络）—中（经）—内（阴络）。因此，络病的发生既有外邪由皮毛入络，再由络及经这样的浅层次传变，又有久病入络这样的深层次传变，《灵枢·百病始生》曰："是故虚邪中于人也，始于皮肤，皮肤缓则腠理开，开则邪从皮毛入，入则抵深……留而不去，则传舍于络脉……其痛之时息，大经乃去，留而不去，传舍于经……留而不去，传舍于输……留而不去，传舍于肠胃之外，募原之间……稽留不去，息而成积，或著孙脉（络），或著络脉。"明确指出感受外邪之后，随病程的进展，病邪循阳络—经脉—阴络通路由浅入深的发展演变过程，既反映了一般疾病由络到经传变发展的普遍规律，也反映了多种迁延难愈的难治性疾病由经入络，由气及血，由功能病变发展到器质性损伤的慢性病理过程。因此病邪由经入络的病机演变过程正是络病学讨论的重点，也是在中医学术发展的很长历史时期内被忽略的薄弱环节。加强对广泛存在于内伤疑难杂病和外感重症病理演变过程中络病这一关键病理环节的研究，将非常有助于提高上述疾病的诊断治疗水平。清代名医叶天士正是有鉴于此才大声疾呼"遍阅医药，未尝说及络病""医不知络脉治法，所谓愈究愈穷矣"，提出"经主气""络主血""初为气结在经，久则血伤入络""久病入络""久痛入络"的学术观点，创建辛味通络、络虚通补等治法方药，并基于络病理论创立温病卫气营血之辨证论治体系，成为运用络病学说研究内伤疑难杂病和外感重症，推进学术发展，提高诊断治疗水平的典范和一代楷模，这对我们今天研究络病学说亦具有重要的启迪意义。

二、络脉的运行时速和常度

1. 时速与常度

时速，指气血运行的时间与速度；常度，指气血循环的状态和节律。正如叶天士所言："凡经脉直行，络脉横行，经气注络，络气还经，是其常度。"经络"行血气而营阴阳"，作为气血运行的通路，其正常的运行时速和循环状态，对维持人体正常的生命活动具有至关重要的作用。经络同时又是病邪侵犯人体并向内传变的通路，病邪侵入经络破坏其正常的气血运行时速和循环状态，则导致疾病发生。中医学非常重视气血在体内的运行时速和状态，将之称为"气化"，认为"气化"是生命的基本特征，没有"气化"就没有生命。"气化"即气机的变化，基本形式是升、降、出、入，故说"升降出入，无器不有""非出入，则无以生长壮老已；非升降，则无以生长化收藏""出入废则神机化灭，升降息则气立孤危"（《素问·六微旨大论》）。气血升降出入的通路是经络，络脉作为经络中下端的有机组成部分，其运行气血的时速和循环状态对生命机体的健康与否同样至关重要。

正因为如此，古人对经脉的长短及气血运行的时速与常度做了大量研究，现存中医文献中也有着丰富的记载。《灵枢·经水》曰："若夫八尺之士，皮肉在此，外可度量切循而得之，其死可解剖而视之……脉之长短，血之清浊……皆有大数。"通过解剖的直接观察，古人测算出经脉的长度，如《灵枢·脉度》所言"手之六阳，从手至头，长五尺，五六三丈……凡都合一十六丈二尺"。这些文献记载虽不像现代解剖这样准确，但致力于探索经脉形态及长短以助于研究气血运行的时速与常度的努力则是应当给予肯定的。

古人关于气血运行时速与常度的记载主要涉及经脉，如十二经循环说，十四经循环说，二十八脉循行说，卫气昼循阳经 25 周、夜行五脏 25 周说等。同时《内经》还对卫气的循行时速和常度进行了详细的论述，按照《内经》记载推算，卫气昼行于阳 25.2 周，夜行于阴 25.2 周。因为卫气日行 14 舍，舍即宿之谓，一舍即一宿，宿为星宿，古人认为地球之上均匀地环绕着 28 个星宿，并以地球为中心观察 28 个星宿的运行，认为每昼夜转过 28 宿周天，而同时每昼夜卫气行身 50 周，所以每转过一个星宿（即一舍），则卫气行身的周数为 50/28，约为 1.8 周，日行 14 舍为周天之本，卫气当行身 $14 \times 1.8 = 25.2$ 周（《灵枢·卫气行》）。当然，《内经》记载的卫气运行的时速尚需进一步考证，但对西医学研究"气"的本质及其在体内的运行方式和时速具有重要价值。

2. 络脉气血运行特点

络脉气血运行特点十二经循环说是指经脉"首尾相贯，如环无端"的线性运行状态，对于从经脉支横别出，逐层细分，网状分布循行周身的络脉系统，气血运行时速和状态虽有散在论述，但尚欠系统完整，遍阅历代文献，辑其大要，摄其梗概，可见络脉气血运行的时速和常度主要表现出以下特点：

（1）气血行缓

络脉从经脉主干支横别出，像树枝样逐层细分，络体细窄迂曲，分支众多，分布面广，在经脉主干快速运行的气血贯注到络脉后，随着络脉分支越趋末端，气血流速愈缓，对实现脏腑组织的灌注功能具有重要作用。《灵枢·小针解》说："节之交，三百六十五会者，络脉之渗灌诸节者也。"络脉气血流缓的特点也决定了其病久入深、易入难出、易滞易瘀的病机特点。

（2）面性弥散

络脉在体内循行表里上下，无处不在，形成遍布全身的网络系统，功能相同的络脉在体内呈现片状、面状、立体网状结构，"内属于脏腑，外络于肢节"（《灵枢·海论》），气血由经脉中线状流注状态，进入络脉后相应地转变为面性弥散，发挥温煦、濡养作用，"和调于五脏，洒陈于六腑"（《素问·痹论》），四肢百骸皆得其养。

（3）末端连通

十二经脉"首尾相贯，如环无端"，形成气血线性运行的通道，仅有十二经首尾相贯的气血通道显然不能维持复杂的生命运动及五脏六腑、四肢百骸的协调控制功能。络脉逐层细分，形成遍布全身的立体网络系统，其最末端孙络之间更有缠绊，将从不同经脉逐层细分的网络组织在其末端广泛联系在一起，使人体五脏六腑、四肢百骸形成协调统一的整体，同时络脉相互连通，使之成为闭合的网状系统，气血在这一闭合网状系统中层层渗灌，与机体进行充分的营养交换。

（4）津血互换

遍布全身的络脉气血行缓、面状弥散、末端连通的运行时速和循环状态特点，使络脉系统末端成为津血互换之处。津血同源而异流，津在脉外，血在脉内，津液入于脉内成为血液的组成部分，血液渗出脉外则成为津液，而津血互换需在络脉系统末端完成。津血皆由脾胃水谷之精变化而来，中焦脾胃摄取饮食精微，变化而赤化生血液的过程亦是在络脉末端完成的，正如《灵枢·痈疽》所言："中焦出气如露，上注溪谷，而渗孙脉，津液和调，变化而赤为血。"络脉在完成津血互换的同时也带走组织代谢的废物，因此络脉的末端同时也是营养代谢的处所。络脉发生病变，津血互换异常，血液中过多的津液渗出脉外则为水肿，津凝为痰，血滞为瘀，日久结聚成形则见症瘕积聚之变，这也形成络病易积成形的病机特点。

（5）双向流动

络脉从经脉支横别出，逐层细分，网状分布，广泛分布于内在脏腑和外在肌表肤腠，成为维持脏腑之间、脏腑与外在环境之间广泛联系、协调平衡的通路。人体之气在脏腑间互相流通，借助于不同脏腑区域的络脉进入该脏腑，成为脏腑功能的组成部分。而脏腑之气又借助于络脉，在不同脏腑间流行敷布，实现脏腑间功能的相互影响、相互协调，如肾主藏精，为先天之本，所藏之精气除与生俱来，禀受于父母的先天之精外，亦有出生后通过脾胃运化产生的后天水谷之精气，还包括五脏六腑生理活动中化生的精气通过代谢平衡后的剩余部分，故《素问·上古天真论》说"肾者主水，受五脏六腑之精而藏之"，同时，肾中所藏精气即元气又历三焦而循行五脏六腑，对其生理活动均具有推动和激发作用。经气循经入肝络，称为肝气，肝主疏泄条达，肝气循络脉外行对全身气机起到调节作用，促进脾胃消化吸收功能。《东医宝鉴》说"肝之余气，泄于胆，聚而成精"，胆汁排放于十二指肠影响消化吸收，成为肝气疏泄促进脾胃运化功能的主要形式。可见，不仅津血可通过络脉（血络）互相渗灌，气作为沟通和维持脏腑间联系和平衡的重要介质，也是通过广泛分布于脏腑之间的络脉（气络）相互流通，双向流动，实现脏腑间信息传递与功能协调，维持人体内环境的稳定。

（6）功能调节

络脉随其所循行分布的位置成为所在脏腑或肌腠的组成部分，如阴络循行于体内脏腑，布散于肝脏为肝络，布散于脑部为脑络，布散于心脏为心络等，络脉运行气血的功能也往往成为该脏腑功能的有机组成部分。阳络循行于体表成为"六经皮部"的组成部分。络脉可以根据所处脏腑的功能状态而调节其气血运行的时速和常度。在休息状态下，血藏于肝，《素问·五脏生成篇》说"人卧血归于肝"，故中医亦有"肝为血海"之称；执行某项功能活动时，络脉中的气血向处于活动状态的脏腑器官相对集中，故《素问·五脏生成篇》曰"肝受血而能视，足受血而能步，掌受血而能握，指受血而能摄"。如胃肠消化时，络中气血向中焦渗灌；聚精会神用脑思虑时，络中气血向头部偏移。络中气血这种功能调节的循行输布状态与经脉中气血线性规律运行具有明显差异，这对于维持全身脏腑百骸协调统一完成某些功能具有重要意义，也为运用中医络病学说研究生命机体气血运行、输布、渗灌状态及其规律提供了重要依据。

通过上述可见,输布于立体网络系统中的气血运行的时速和常度显然与经脉中的不同,气血流缓、面性弥散、末端连通、津血互换、双向流动、功能调节为络脉气血运行的显著特点,这为我们结合西医学认识络脉的生理功能,探讨在内伤疑难杂病和外感重症中广泛存在的络病病机状态及有效治疗方法提供了新的思路。

第四节　络病的病因病机

络病学说是探讨络病发生发展规律及辨证治疗的学术理论,络病是广泛存在于内伤疑难杂病和外感重症中的病理状态,研究络病的发病因素、发病特点及病机演变过程,对建立络病发病学及病机学具有重要意义。

一、络病的病因

病因又称致病因素,即导致人体发生疾病的原因,《医学源流论·病同因别论》说:"凡人之所苦,谓之病;所以致此病者,谓之因。"病因学说是中医学术理论的重要组成部分,以研究各种不同的病邪特点及其对人体结构、功能的影响和致病特点为主要内容,为临床辨证求因、随因施治提供客观依据。

早在中医学术理论体系形成的早期,就非常重视致病因素的研究,春秋战国时期提出引起疾病的"六气"之说,"六气,曰阴、阳、风、雨、晦、明也。分为四时,序为五节,过则为灾。阴淫寒疾,阳淫热疾,风淫末疾,雨淫腹疾,晦淫惑疾,明淫心疾。"(《左传·昭公元年》)《黄帝内经》以病邪侵犯人体部位不同作为分类依据,《素问·调经论》曰:"夫邪之生也,或生于阴,或生于阳,其生于阳者,得之风雨寒暑;其生于阴者,得之饮食居处,阴阳喜怒。"将首先侵犯人体肌表的风雨寒暑归为阳邪,首先伤及体内脏腑的饮食居处及情志因素归为阴邪,从而为六淫外袭先伤阳络、饮食情志易伤阴络提供了最早的理论依据。东汉张仲景《金匮要略·脏腑经络先后病脉证》把脏腑经络病邪传变作为审因论治的依据:"千般疢难,不越三条。一者,经络受邪入脏腑,为内所因也;二者,四肢九窍,血脉相传,壅塞不通,为外皮肤所中也;三者,房室、金刃、虫兽所伤以此详之,病由都尽。"并以六经传变论治外感热病,创建名贯千古的"六经辨证",内伤杂病则重视络脉病变,创制旋覆花汤、大黄䗪虫丸、鳖甲煎丸等治络名方,开络病证治用药之先河。宋代陈无择遥承仲景之说,把病因和发病途径结合起来,提出了著名的"三因学说":"六淫者,寒暑燥湿风热是,七情者,喜怒忧思悲恐惊是……六淫天之常气,冒之则先自经络流入,内合于脏腑，为外所因。七情人之常性，动之则先自脏腑郁发，外形于肢体，为内所因。其如饮食饥饱，叫呼伤气，尽神度量，疲极筋力，阴阳违逆，乃至虎狼毒虫，金疮踒折，疰忤附着，畏压溺等，有背常理，为不内外因"。陈氏三因学说较之仲景"千般疢难，不越三条"更为科学地进行了病因分类，多为后世所宗。随着医学的发展，后世医家不断对病因学说做出补充，如明代吴又可《温疫论》提出"异气"说。此外元代朱丹溪痰湿致病说，清代王清任瘀血致病说，提出痰瘀等体内病理产物，亦可成为继发性致病因素。近年宋鹭冰主编的《中医病因病机学》亦将其称为中医病因五大分类之一的"内生因素"，实际上痰瘀阻络亦是临床常见的络病病理状态。随着病因学研究的深入和社会环境的变化，又提出些新的致病因素，如环境致病因素（除六气之外的大气污染、农药残留等），脏腑功能失调后的致病因素（含社会心理因素）等。络病作为各种致病因素损伤络脉后广泛存在于内伤疑难杂病和外感重症中的病理状态，又可成为继发性致病因素，因此在探讨络病发病的同时也不可忽视络病作为继发性致病因素在多种现代难治性疾病发展过程中的重要作用。络病广泛存在于内伤疑难杂病和外感重症中，其病因大致分为外邪袭络、内伤七情、痰瘀阻络、久病入络以及饮食、起居、金刃伤络等5种。

1. 外邪袭络

风、寒、暑、湿、燥、火以及瘟疫之气等外来邪气在人体正气不足，卫外功能失调时，侵袭肌表，并按阳络—经脉—阴络的顺序传变，由表入里，由阳络传至经脉，再传至脏腑，最终深入脏腑之阴络，导致络病的发生。《灵枢·百病始生》对六淫伤人致病的传变过程做了具体的描述："是故虚邪之中人也，始于皮肤，皮肤缓则腠理开，开则邪从毛发入……留而不去，则传舍于络脉，在络之时，痛于肌肉。留而不去，传舍于经，在经之时，洒淅喜惊……留而不去，传舍于伏冲之脉……留而不去，传舍于肠胃……留而不去，传舍于肠胃之外，募原之间，留着于脉，稽留而不去，息而成积，或着孙脉，或着络脉……"

风为阳邪，其性轻扬，善行而数变，伤人致病最多，寒、暑、湿、燥、火诸邪常依附风而侵入人体，风邪伤及皮部阳络，影响卫气"温分肉，充皮肤，肥腠理，司开合"的功能，易使人体毛孔疏泄而张开，气液外泄，常见头昏、头痛、恶风、发热等症状。风邪中人亦可引起杂病，如张仲景《金匮要略·中风历节病脉证并治》论中风便有"风之为病，当半身不遂""邪在于络，肌肤不仁；邪在于经，即重不胜；邪入于腑，即不识人；邪入于脏，舌即难言，口吐涎"之论，成为中风经络脏腑分证的最早记载。

寒为阴邪，易伤阳气，寒性凝滞，主收引。凝滞，即凝结，阻滞不通之意。人身气血津液全赖阳气的温煦推动作用始能畅行无阻，若寒邪外袭体表，先犯阳络，卫气郁遏，营卫失调，可见发热恶寒、头项强痛、身疼腰痛等症。收引即收缩牵引。寒邪外侵，经脉气血阻滞，可引起各种疼痛。西医学雷诺综合征是由血管神经功能紊乱引起的肢端小动脉痉挛性疾病，临床常因寒冷刺激而发作，与《内经》络脉绌急之论颇为类似。此外在寒冷环境下，外周脉络收引，气血郁遏，与西医学心脑血管病在冬季容易发作、病情加重极为吻合。

湿为长夏主气，所谓长夏，即夏秋之间大暑至秋分前一段时间，此时天之阳热下降，地之湿气上腾，为一年中湿气最盛的季节，湿热熏蒸，人在其中最易感受湿邪。此外，涉水雨淋，水上作业，或久居潮湿之地，或长期在潮湿环境中工作，或汗出衣里，受湿渐渍等，均可感受湿邪而为病。湿邪侵及人体，留滞于脏腑经络，最易阻遏气机，湿胜内则困脾土而致腹胀、纳呆、恶心、呕吐、泄泻诸症，外则滞于经络而有头重如裹、周身沉重、四肢酸困诸症。湿为阴邪，其性重浊、黏滞，为病病程长，缠绵难愈或反复发作。

燥、暑、火均属阳热之邪，易耗伤阴津，损及血络。"天气通于肺"（《素问·阴阳应象大论》），肺为娇脏，开窍于鼻，外邪易从口鼻而入伤及肺络。燥邪伤肺络则干咳无痰、唇干鼻燥，甚则痰带血丝，故金元名医刘河间补病机十九条燥邪致病说："诸涩枯涸，干劲皴揭，皆属于燥。"

暑性炎热，易伤津气。《素问·刺志论》说"气虚身热，得之伤暑"，清代叶天士《临证指南医案·痉厥》指出暑邪的传变途径为"暑由上受，先入肺络"，清代程国彭《医学心悟》更进一步指出暑邪伤人的辨证要点："大抵暑证辨法，以自汗、口渴、烦心、溺赤、身热、脉虚为的。"清代王士雄《温热经纬》亦指出暑伤元气的致病特点是"暑月热伤元气，气短倦怠，口渴多汗，肺虚而咳"，并主张治以益气生津。

火属温热之邪，温为热之渐，火为热之极，系指病邪程度的差异。《素问·热论》言"先夏至日者为病温，后夏至日者为病暑"，是从发病时间加以区分。火热伤肺络则见唇干鼻燥、咽喉肿痛、发热鼻衄诸症，火热生毒侵入血络，聚而生腐发为肿疡，故《灵枢·痈疽》说："大热不止，热盛则肉腐，肉腐则为脓……故命曰痈。"

温病是指感受温热病邪所致多种外感热性病的统称。叶天士将温热病传变大致分为卫气营血四个阶段，在卫气阶段多为正邪相争的功能性病变，营血阶段则代表着温热毒邪伤及脏腑阴络，热毒滞于络脉，熏蒸脑络则见神昏谵语、痉厥动风，热毒煎熬，血凝络瘀则见广泛性脉络内血瘀，甚则血不循经，络脉损伤而致出血。叶氏邪入营血"内陷心包络""耗血动血"等病机变化，实际上是从络病角度阐明了外感温热病重症"无形之邪久延必致有形，由气入血"，即由早期功能性改变的卫气阶段发展到脏腑器质性损伤的营血阶段，从而形成了外感温热病卫气营血辨证论治体系。营血阶段伤及形质多见于伴有实质性病理损害的较为严重的传染性及感染性疾病。

疫疠之气是一类具有强烈传染性的病邪，又称疫气、疫毒、疠气、乖戾之气、异气等，由疠气所致的疾病称为"疫疠""瘟疫"或"温疫"。明代吴又可明确提出疫疠是一种从口鼻而入特殊的具有高度传染性的致病原"厉气"引起的，指出瘟疫发病有别于"感天地之常气"的伤寒与中暑，而是感染"天地之厉气"，且"邪自口鼻而入"，自鼻而入者，肺开窍于鼻，由呼吸道传染者伤及肺络，故临床常见发热、咳嗽、吐痰，甚或痰中带血、肺实变等，如传染性非典型肺炎等即属此类；由口而入者伤及胃肠之络，证见呕吐、腹泻、腹痛或便下脓血等，如霍乱、痢疾、食物中毒等。

2. 内伤七情

七情过极导致脏腑气机紊乱引起功能失常，如《素问·阴阳应象大论》说"怒伤肝""喜伤心""思伤脾""忧伤肺""恐伤肾"。《素问·举痛沦》亦说："怒则气上，喜则气缓，悲则气消，恐则气下……惊则气乱……思则气结。"此正如叶天士所说"初为气结在经"，但从经分支而出的络承载着在经中运行的经气，经气郁结，气机不畅，势必影响络脉，导致气机郁滞，而布散于体内脏腑的络气又为脏腑生理结构的有机组成部分，某一脏腑络气的功能体现着该脏腑的功能状态。七情内伤引起络气郁滞或气机逆乱，则导致脏腑功能失常，脏腑之间协调平衡状态被打破。如情志抑郁，肝络气滞，则胁痛胀满；大怒伤肝，肝络气逆，则头胀头痛，面红目赤；久思伤脾，脾络气结，则脘腹胀满，不思饮食；悲忧伤肺，肺络气滞，则胸闷憋喘等。络气不仅指气络中运行之气，亦包括脉络中与血伴行之气，气为血帅，气行则血行，络气郁滞，气机逆乱，脏腑气机紊乱亦可引起脉络血液运行失常，如肝络郁滞，日久血瘀阻络可致症积；心络气滞，胸中窒闷，久而心络瘀阻则为胸痹心痛；气机上逆，络血随之上逆，冲击脑之脉络，使之破损出血则见中风暴仆。由此可见，持久而剧烈的情志刺激亦是导致络病的重要因素，早期常表现为络气郁滞而致脏腑功能紊乱，日久气滞血瘀，瘀阻脉络可引起种种器质性病理改变。

3. 痰瘀阻络

痰湿、瘀血既是病理产物，又是继发性致病因素，痰湿由津液凝聚而成，瘀血因血液涩滞而生。痰为津凝，瘀为血滞，津血同源，痰瘀相关，故痰瘀常胶结在一起阻滞脉道，导致络脉运行气血的功能障碍甚则阻塞不通。同时脉络病变也会影响津血的运行，加快痰瘀的化生。痰、瘀、络三者常相互影响，痰、瘀作为继发性致病因素阻塞脉道，则会引起许多复杂病变的发生，故古人有"痰生百病""瘀生百病"之说。脉络作为输布渗灌津血的通道，络气郁滞导致脉络舒缩功能异常，也会引起津血运行和化生的障碍，从而促使痰瘀的产生。因此痰、瘀与络脉病变均为多种内伤疑难杂病和外感重症中的病理产物，也是继发性致病因素，三者常相兼为病，但病理性质不同，对发病的影响各异，临床辨证治疗时需要加以重视。

4. 久病入络

"久病入络"是清代名医叶天士关于络病发生发展规律的重大学术观点，包括久病入络、久痛入络、久瘀入络，阐明了内伤疑难杂病由气到血、由功能性病变到器质性病变的病理演变过程，对提示外感重症卫气营血病理演变过程亦有重大意义。病久不愈，气血耗损，脏腑之络空虚，病邪乘虚内袭，此如《素问·评热病论》所说："邪之所凑，其气必虚。"脏腑之阴络，络体细窄，气血流缓，邪气病久入深，盘踞不去，病情深痼难愈。初病在气，脏腑气机失调，气化失司，或本脏腑气机壅塞不通，功能失调，久则气病及血，气滞血瘀络阻，久病不愈，导致各种疾病。

5. 饮食、起居、金刃伤络

饮食饥饱过度，起居不节，用力过度，金刃虫兽外伤，药物中毒等均可损伤络体。脉络损伤或外见出血，或离经之血留于体内，青紫肿胀，或内脏出血。《灵枢·百病始生》说："卒然多食饮则肠满，起居不节，用力过度，则络脉伤，阳络伤则血外溢，血外溢则衄血，阴络伤则血内溢，血内溢则后血。"指出饮食不节、用力过度可致络脉损伤。体表黏膜阳络损伤可致肌衄、鼻衄等外在出血；胃肠阴络损伤可致消化道出血而见黑便或柏油样便，出血量大血也可自口呕吐而出；直肠或肛门部位出血可见便下鲜血；肺络损伤则见咳痰带血或咯血量大鲜红；遭受剧烈外力或跌仆亦可造成内脏出血，出血量大，甚则危及生命。另外金刃虫兽外伤、药物及环境污染中毒，亦能损伤气络，使经气阻滞或阻断不通，可见肢体麻木、胀痛、痿废不用、截瘫等症，严重者脑之气络损伤可致神昏危症。

综上可见，络病作为临床常见的病理状态，在多种内伤疑难杂病和外感重症的某一阶段均可出现，多种致病因素伤及络脉均可导致络病。六淫外邪伤人肌表先犯阳络，温邪、疫病从口鼻而入，伤及肺络或胃肠之络；七情过极络气郁滞，早期常表现为脏腑功能紊乱，随着病程日久则引起种种形质损伤的病理改变；痰湿瘀血阻滞络脉更为临床所常见；此外饮食起居不节，金刃虫兽外伤亦可导致络体损伤,或为各种出血,或为痿废截瘫诸症。分析络病发病原因对于清晰认识络病的病机特点、病程阶段和审因论治具有重要的临床价值。

二、络病的病机特点

络脉是气血运行的通道,也是病邪侵入的通路,各种致病因素伤及络脉最易影响其气血运行的功能而致络病。络脉作为从经脉支横别出的网络系统,具有支横别出、逐级细分、络体细窄、网状分布、络分阴阳、循行表里的独特生理结构,在此基础上形成了络脉气血行缓、面性弥散、末端连通、津血互换、功能调节的气血循行特点。因此,致病因素通过多种途径伤及络脉导致络病时,表现出与络脉生理结构和气血循行特点相适应的病机特点:易滞易瘀、易入难出、易积成形。

1. 易滞易瘀

络脉结构细小,末端直接与脏腑组织相连,是营养代谢进行的场所。随着络脉分支层次的增多,络体愈加细窄迂曲,络中气血的运行渐趋缓慢,以利于营养物质向脏腑组织的渗灌并与代谢废物充分交换。因此邪客络脉,影响络中气血的输布环流,易致络脉呈瘀滞状态。络气郁滞,或络气虚乏推运无力而滞,气化不利则津凝为痰,气失流畅则血行涩滞,痰瘀阻滞,络脉由滞到瘀,导致络脉运行气血的功能受到严重影响,甚则壅塞不通。不通则痛,久痛不已,痰瘀阻络进一步影响气的升降出入运动而加重气滞,故《灵枢·痈疽》说"营卫稽留于经脉之中,则血泣而不行,不行则卫气从之而不通",这种病机变化的恶性循环导致病情迁延难愈,故清代名医叶天士力倡"久病入络""久痛入络"之说,正是反映了络病易滞易瘀的发病特点。

2. 易入难出

阴络循行体内布散于脏腑,正如明代张景岳《类经》所说"以络脉为言,则又有大络孙络、在内在外之别,深而在内者是为阴络……浅而在外者是为阳络",清代名医叶天士亦说"阴络乃脏腑隶下之络",进一步指出了阴络随其循行部位成为所在脏腑结构及功能的有机组成部分。经气由经进入脏腑之络即成为所在脏腑之气,形成该脏腑的主要功能。病邪由经入络,偏聚某一脏腑之络,络气郁滞即该脏腑之气的郁滞,脏腑功能失调,久则气滞血凝痰结,络脉瘀阻甚则瘀塞不通,正如叶天士所说:"初为气结在经,久则血伤入络。"由于病位深,病程长,正虚邪恋,病邪盘踞脏腑之络,疾病缠绵难愈,故叶天士说:"经年累月,外邪留着,气血皆伤,其化为败瘀凝痰,混处经络……年多气衰,延至废弃沉疴。"吴鞠通则称其"久而不散",张聿青更明确指出:"横者为络,邪既入络,易人难出,势不能脱然无累。"诸家所言道出了邪入脏腑之阴络,化为败瘀凝痰混处络道，病邪易入难出，胶痼难愈的病机特点。

3. 易积成形

气无形，主功能，血有形，主形质。气在经络中运行，发挥着温煦充养、防御卫护、信息传达、调节控制的功能，维持正常生命活动。血在脉络中运行，为气的功能活动提供物质基础，并在络脉末端中完成津血互换及营养代谢。叶天士认为"经主气，络主血""初为气结在经，久则血伤入络"，指出了病邪在气分阶段主要是功能失调，病程久延，由气分延及血络，则由功能性病变发展为器质性病理损害。络脉为气血津液渗灌的场所，久病络气郁滞，气化失常，影响气血津液正常的输布渗灌，津凝为痰，血滞为瘀，痰瘀混处络中，导致络脉瘀阻，或结聚成形而为症积，形成临床客观检查可以发现，或临床诊查明显易见的有形病变，如《素问·举痛论》说："寒气客于小肠膜原之间，络血之中，血泣不得注于大经，血气稽留不得行，故宿昔而成积矣。"络病的这种易积成形的病机特点为深入研究络病的病理实质，形成建立在客观科学依据基础上的络病诊断标准提供了有利条件，也为与西医学相结合创建新的络病病机学说提供了基础。

三、络病的病理机制

络脉承载着在经脉中线性运行的气血，并以其支横别出、逐级细分、网状分布的结构特点将气血面性弥散渗灌到脏腑组织，维持着人体正常生命活动，发挥着络气温煦充养、防御卫护、信息传达、调节控制功能，并在脉络的末端与脏腑组织之间进行着供血供气、津血互换、营养代谢的生理功能，维持人体稳定的内环境。六淫外侵、七情过极、痰瘀阻络、久病久痛以及金刃跌仆等均可损伤络脉而导致络病的发生，从而产生络气郁滞、络脉瘀阻、络脉绌急、络脉瘀塞、络息成积、热毒滞络、络脉损伤和络虚不荣等主要病理变化。

1. 络气郁滞

络气郁滞是指络气输布运行障碍，升降出入之气机失常。络脉承载经脉运行的气血，经气进入络脉即为络气，络气包括运行于经络之络中的气和运行于脉络之络中与血伴行的气。由于循行于体内脏腑的"脏腑隶下之络"已成为所在区域脏腑功能的重要组成部分，络脉之气也随其分布区域而体现为所属脏腑的功能。因而络中之气机通畅，络道无阻既是维持络脉正常功能的前提，也是保持人体脏腑功能稳定的重要条件。六淫外侵、七情过极、痰瘀阻滞，均可使络脉气机升降出入变化失常而致络气郁滞，络气郁滞是络脉由功能性病变向器质性病变发展的早期阶段。络气郁滞，其温煦充养、防御卫护、信息传达、调节控制功能失常，脏腑协调平衡的功能状态被打破。若肝络气滞则胁满胀痛，脾之络气困顿则腹满纳呆，脑部气络之络气郁滞则精神抑郁，或烦躁焦虑，络属四肢的气络之络气郁滞则见肢体酸麻痛胀，久则气络瘀阻甚则瘀塞不通，则见肢体痿废之变。

2. 络脉瘀阻

络脉瘀阻往往在络气郁滞（或虚滞）久病不愈基础上发展而来，是由功能性病变发展为器质性损伤的重要病程阶段。由于气虚运血无力，或气滞血行不利，导致气血津液输布障碍，津凝为痰，血滞为瘀，痰瘀阻滞络脉，这是络脉病变程度较为严重的病理状态。络脉瘀阻可导致脏腑组织血气供应障碍，又可阻滞经气运行，引起脏腑功能失调。若心络瘀阻常见胸闷胸痛，脑络瘀阻则见头晕头痛，肝络瘀阻则见胁下积块刺痛拒按，肺络瘀阻常见咳逆倚息不得平卧，肾络瘀阻则见溲赤尿浑，胃络瘀阻则见腹部刺痛纳减食少，瘀阻肢体络脉则见关节肿痛，或四肢气络经气运行受阻而见肢体酸麻痛胀甚则痿软无力。瘀阻气血不通而痛，"通则不痛，痛则不通"，疼痛是络病突出的临床表现，久病入络，络脉瘀阻者更为常见。瘀阻络道，血不循经而为出血证。瘀阻络道，津停脉外而为水肿，络脉末端是津血互换的场所，血液渗于脉外则为津液，津液进入脉络则为血液的组成部分，当气化功能失常时，津血互换功能障碍，过多的血液渗出于脉外则为水肿，故清代唐容川《血证论》说"瘀血化水，亦发水肿"。除此之外，瘀阻络脉，影响气血环流，导致阴阳不相顺接，可致昏厥之证；瘀阻脉络，气血不能渗灌濡养肌肤，常见于虚劳肌肤甲错；瘀阻胞络，胞络不通，还可出现闭经痛经之证等。

3. 络脉绌急

络脉绌急是指感受外邪、情志过极、过劳等各种原因引起的收引、挛缩、痉挛状态。络脉是气血运行的通道，如六淫外邪、情志等各种因素导致的气滞、血凝、痰结络脉，皆可形成络脉的绌急状态，使络脉血气运行不畅，绌急挛缩而痛。如《素问·举痛论》说"寒气客于脉外则脉寒，脉寒则缩踡，缩踡则脉绌急，绌急则外引小络，故卒然而痛"，指出外界气候寒冷可导致络脉的收引挛缩痉挛状态，造成气血运行猝然不通而痛。络脉绌急可在络脉瘀阻的基础上发生，也可单独为患，络脉绌急则进一步加重络脉瘀阻，络脉瘀阻则更易引起络脉绌急，二者有时可互为因果，有时可单独为患。气络病变所致绌急常表现为肌肉、肺之气道、胃肠发生的痉挛拘急状态。肌肉痉挛常见于外感六淫之邪、热毒滞于脑之气络所致痉厥，角弓反张，肢体强直抽搐，常伴有神昏谵语。肌肉痉挛也可见于癫痫、小儿热惊风等。肺之气道绌急多见于哮喘，常伴有呼吸气急，张口抬肩。胃肠络脉绌急常因受寒引起脘腹疼痛突然发作。心络绌急气血猝然不通可致胸闷心痛突然发作，现代医学认为冠脉痉挛不仅是变异性心绞痛发生的主要原因，也在不稳定型心绞痛、急性心梗甚至猝死发病中起着重要作用。脑络绌急使脑部供血供气突然不通，可引起头痛、一过性失语、半身麻木等。四末脉络绌急则与肢端动脉痉挛症相类似，由于脉络绌急，气血猝然不通，不能温煦濡养四肢故见肢端青紫、发冷等。

4. 络脉瘀塞

络脉瘀塞是指由各种因素引起的络脉完全性阻绝或闭塞，由于络脉的主要生理功能为运行气血，络脉的完全性堵塞或闭塞导致络中气血阻绝不通，脏腑肢体失于气血的温煦濡养而见各种临床表现。经络之络运行经气，气络瘀塞则致经气阻绝不通而见肢体瘫软无力，痿废不用，甚则呼吸欲绝，危象毕现，或脊髓完全性损伤而致下肢截瘫。脉络之络运行血液，脉络瘀塞，血管堵塞或闭塞不通，可引起所在区域脏腑组织急性缺血或慢性缺血的病理改变。如心之脉络主要是指分布于心脏区域的中小血管及微血管，心络瘀塞不通可引起心脏本身血供障碍，《灵枢·厥病》所载真心痛发作时"手足青至节，心痛甚，旦发夕死"，即由心络突然堵塞不通所引起，其描述即指西医学之心肌梗死。再如消渴日久所引起的尿少水肿、视物昏花或肢体麻木疼痛即是久瘀入络，络脉瘀塞不通所致，与西医学糖尿病日久不愈，微血管闭塞所致并发症如糖尿病肾病、眼底病变和周围神经病变的病理改变基本一致。

5. 络息成积

络息成积是邪气稽留络脉，络脉瘀阻或瘀塞，瘀血与痰浊凝聚成形的病变。脉络瘀阻，血行涩滞为瘀，津液凝滞为痰，气滞、血瘀、痰饮凝结，日久而成症积。《难经·五十五难》论述了邪入五脏阴络留而成积的病变类型，即"肝之积，名曰肥气……心之积，名曰伏梁……脾之积，名曰痞气……肺之积，名曰息贲……肾之积，名曰贲豚"，这些记载包括脏器络脉瘀滞积聚成形在外扪而可及的病理性积块，其形成常先由情志郁结，饮食所伤，外受寒邪以及久病不愈等因素影响脏腑气机，导致络气郁滞，络脉功能失调，津血化生失常，瘀血痰湿凝滞而成。如情志抑郁，肝络气机郁滞，久则脉络受阻，络血不畅，瘀滞脉络而成积。长期酒食不节，饥饱失宜，损伤脾胃，脾失健运，水谷精微聚而成痰，痰阻气机，血液凝滞，壅塞脉络亦可形成本病。络息成积尚见于风湿痹证所致关节肿胀变形。风寒湿三气杂至，痹阻肢体络脉所致痹证，初起由于气血运行不畅而见肌肉、筋骨、关节发生酸痛、麻木、重着、屈伸不利等症，邪气闭阻日久，血滞为瘀，津血互换失常，络外之津液涩渗，凝聚为痰，痰瘀痹阻则为风湿顽痹、历节，即东汉张仲景《金匮要略·中风历节病脉证并治》所说

"诸肢节疼痛,身体魁羸,脚肿如脱,头眩短气,温温欲吐"之症,其病理变化包括西医学风湿、类风湿性关节炎所致关节肿大变形等。

6. 热毒滞络

滞络之热毒有内外之分,外则由感受温热火毒疫疠之邪,内则为络瘀化热,毒由内生。肺主皮毛,温邪入肺,由经外透肌表之络,故初期有短暂恶寒,但温热之邪,化热迅速,发病后很快出现气分高热症状,在经气分热邪不解,迅即"逆传心包络",正如叶天士《临证指南医案·温热》所说:"吸及温邪,鼻通肺络,逆传心包络中。"温邪内传,化热生火,火热成毒,热毒滞络,攻心冲脑,脑之气络为毒热熏蒸而有神昏谵语、痉厥抽搐之变。热毒滞于脉络损伤络体,迫血妄行而有吐衄发斑诸症,热毒煎熬津血涩少,运行不利则出现弥漫性血凝脉络。此外中医常把大头瘟、烂喉疹等出现局部红肿热痛,甚则溃烂或斑疹等临床症状的温病称为温毒,亦为热毒滞络,损伤络体,败腐组织所致。此外痈肿的发生,多由于外邪壅滞,脉络不通,瘀而蕴热化毒发为痈肿。内生热毒多由络瘀日久化热生毒,其热一般不像外感温热病那样高热烦渴热象明显,随着热毒滞络病情逐步加重甚则突然加剧,其主要病理变化为布散于脏腑的阴络功能障碍,津血化生及营养代谢功能严重受损甚则中止,脏腑组织代谢废物不能通过络脉排出体外而形成内毒,内毒积蓄于体内又进一步损伤络脉导致病情迁延难治,甚则危象迭出。如急性脑梗死,脑之脉络堵塞而致脑之气络失去血气温煦濡养,由于津血互换障碍,组织间的津液不能进入脉络,滞留络外形成水肿压迫气络。特别是代谢中止,毒性氧自由基、兴奋性神经毒等神经元毒性物质蓄积于局部脑组织中,损伤脑之气络的功能与形体,使脑之高级中枢神经思维运动功能障碍而出现中风偏瘫、语言謇涩诸症。

7. 络脉损伤

络脉损伤是指由内外各种致病因素导致的络体损伤,或破损或伤断致气血流泄或阻断不通,常由情志过极、饮食不节、用力过度、金刃虫兽、跌仆堕坠、药物损伤等导致络脉破损甚则伤断而引起。经络之络损伤,经气不能在气络中正常流通,也无法发挥充养调节作用。如脑部损伤可致神昏痴呆,腰髓损伤可致截瘫痿废,四肢损伤致肢体萎缩废用等。脉络之络损伤,或血溢脉外而见出血,或流于体内而见青紫肿痛。如《素问·缪刺论》说"有所堕坠,恶血留内";或致各种出血,气血并走于上之大厥证即脑络破损出血,《素问·调经论》云:"血之与气并走于上,则为大厥,厥则暴死,气复反则生,不反则死。"肝气郁而化火刑金所致咯血,饮食不节、用力过度损伤胃肠之络而见吐血便血诸证,如《灵枢·百病始生》说:"卒然多食饮则肠满,起居不节,用力过度,则络脉伤,阳络伤则血外溢，血外溢则衄血，阴络伤则血内溢，血内溢则后血。"失血量大者气随血脱可危及生命。若因某种原因影响气血的运行，导致瘀阻络道，血液不能循经而溢出脉外亦可造成出血。

8. 络虚不荣

络脉具有环流经气、渗灌血气、互化津血、贯通营卫等功能，气血阴阳是络脉发挥其功能的物质基础，络中气血充沛、输布渗灌正常则五脏六腑、四肢百骸皆得其养。故络虚不荣既包括络中气血阴阳不足脏腑百骸失其荣养的病理变化，也包括络中气血阴阳不足络脉自身虚而不荣的病机。若先天不足真元之气亏虚，饮食失调后天之本不固，水谷之气生化乏源，或久病耗损，损伤正气等皆可使络气不足。络中气虚不能布散于周身，温煦防御卫外功能不足，则见自汗恶风，畏寒肢冷之症。宗气不足则见声低气怯，甚则大气下陷。真元之气亏虚，脏腑之气不足则有相应见证，如心络气虚之心悸气短，动则加剧；肺络气虚之声低息微，咳声无力，动则更甚；脾胃络气不足之腹满纳少，肢体困倦，或胃脘隐隐作痛；肝络气虚之两胁隐痛，腹胀纳呆；脑络气虚之头晕耳鸣，思维迟钝。

血液在脉络中弥漫渗灌于周身，发挥濡润荣养、津血互换、营养代谢功能。若先天禀赋不足，精不化血，脾胃虚弱生化乏源，或各种慢性出血，或久病不愈、思虑过度暗耗阴血，或血瘀络中，新血不生，均可使络中血虚。血虚渗灌乏源，其濡养功能不能正常发挥而现诸多表现，如血虚肌肤失养则面唇、爪甲、舌体皆呈淡白色，血虚脑髓失养，睛目失滋则头晕眼花，心失所养则心悸失眠等。

若气虚及阳，或全身脏腑阳气不足功能减退影响络脉，可致络中阳气虚损。阳虚生寒，可有全身畏寒或局部皮温降低；阳化气，阳虚气化功能减退，络脉运行不畅则有疼痛、麻木、感觉减退、浅表处青紫或肢端苍白、冷痛、僵硬、肿胀等症。

若久病耗损阴液或火热之邪灼伤阴液累及络脉，可致络脉阴液亏虚，除可见全身性的低热、盗汗等症状，还可因阴虚络道干涩，血运不利，脏脏组织失于濡养，出现局部麻木、疼痛、肌肤干燥粗糙等症。

若发病日久，气血两亏，络体失养，络脉运行气血输布渗灌功能失常导致络脉虚滞之变，所谓"至虚之处，便是容邪之处"（《临证指南医案·产后》）。不荣则虚，不通则痛，故叶天士《临证指南医案》又说"络虚则痛"，"下焦空虚，脉络不宣，所谓络虚则痛是也"，"久泄不止，营络亦伤，古谓络虚则痛"。络虚则痛与络脉瘀阻疼痛不同，其痛常为隐隐作痛、绵绵而痛。若由虚生损，病为虚劳，络中气血虚涩不畅，而致瘀血内生，瘀血阻滞气血生化之机，故有"瘀血不去，新血不生"之说，张仲景《金匮要略·血痹虚劳病脉证并治》曰"五劳虚极羸瘦……经络营卫气伤，内生干血"，治以大黄䗪虫丸祛瘀生新而有"缓中补虚"之效，为后世叶氏治虚劳用虫药通络之渊源。

综上所述，各种致病因素伤及络脉均可导致络脉病变，由于致病因素不同和机体反应差异，表现为络气郁滞、络脉瘀阻、络脉绌急、络脉瘀塞、络息成积、热毒滞络、络脉损伤、络虚不荣等不同病机变化，既反映了络脉自身由气到血发展的病变阶段，也包括了络脉病变基础上继发产生的病理改变。络病是广泛存在于内伤疑难杂病和外感重症中的病理状态，病理状态虽各有不同，但其病理机制的共同之处在于络脉输布渗灌气血的功能受到障碍，即"不通"是络脉病变的共性，不通的病因则有虚、实、外邪、内伤、痰湿、瘀血等不同，不通的病变状况也各有差异，把握其病机共性有助于加深对络病实质的理解，审因论治，掌握不同病理机制的差异性则使辨证治疗更能切中病机。

第五节　络病的治疗

一、治疗原则——以通为用

络脉是从经脉支横别出、逐级细分、广泛分布于人体上下内外的网络系统，承载经脉中运行的气血并将其敷布渗灌到脏腑组织，其络属脏腑肢节、津血互换、营养代谢、温煦充养、调节控制诸功能都与其"行血气"这一基本功能密切相关，因此络脉通畅无滞、气血流行正常是络脉系统维持人体正常生命活动的基础。由于络脉支横别出、逐级细分、络体细窄、网状分布的结构特点而决定的气血流缓、面性弥散的运行特点，导致各种内外病因伤及络脉而导致络病，其病机特点为易滞易瘀、易入难出、易积成形，而其病理实质则为"不通"。络脉是气血运行的通路，络病治疗的根本目的在于保持络脉通畅，故"络以通为用"的治疗原则正是针对络脉生理特点及络病的病理实质而提出的。

由于络病的发病因素、病理类型及临床表现各异，虽"络以通为用"的治则普遍适用于络病治疗，但通络之治法却各有不同，正如高士宗《医学真经》所云："通络之法各有不同，调气以和血，调血以和气，通也；下逆者使之上行，中结者使之旁达，亦通也；虚者助之使通，无非通之之法也。"祛除络病之因以利络脉通畅，采取入络药物疏通络脉，针对络脉病变引起的继发性病理改变采取有效治疗方药，皆可调整络病病理状态，有利于络脉运行气血的功能恢复,达到"通"之目的。络病成因不同,外有六淫、瘟疫之邪,内有痰湿阻滞、血瘀阻络、五志过极、气机郁滞或气虚留滞、久病久痛入络,故有理气、益气、祛风、散寒、化痰、利湿、解毒通络等络病审因论治的方法,及时祛除络病病因即可达到通畅络脉的目的。在祛除病因的同时采用直接通络治法药物,如辛味通络、虫药通络、藤药通络、荣养络脉等常会使络病治疗临床疗效更为明显,这些药物是从张仲景到叶天士通络治疗的宝贵经验总结,对络脉具有直接的疏通作用,故通常所说通络药物常为这一类药物。络病作为继发性致病因素也会引起脏腑以及骨、筋、肉、皮等组织的继发性病理改变,因此在祛因通络、直接通络的同时应配合修复继发性病理改变的治疗药物。络病作为各种致病因素引起的病理状态,处于其发生发展的不同病理阶段,临床表现出不同的证候类型,如络气郁滞、络脉瘀阻、络脉绌急、络脉瘀塞、热毒滞络、络息成积、络脉损伤、络虚不荣等,临床应综合考虑不同证型的发病因素、病程阶段、病理类型,把祛除病因、直接通络、修复继发性病理改变等治疗有机结合,才能形成切中病机、丝丝入扣、若合符节的络病治疗方药。

二、通络药物特点

通络治疗用药是指从东汉张仲景到清代叶天士等医家总结归纳出的具有直接通络治疗效果的药物,包括辛味通络、虫类通络、藤类通络及络虚通补类药物,是前人长期通络治疗经验的总结。特别是叶天士对直接通络药物的功能特点做了较为深入的阐述,"络以辛为泄""酸苦甘腻不能入络",指出了以药性五味分类而言辛味药对疏通络脉具有重要作用。叶天士对虫类药的通络作用也极为推崇,指出虫类药物对络病治疗具有独特价值。同时叶天士倡用"络虚通补"治法,提出"大凡络虚,通补最宜"之说,血肉有情之品通灵含秀,能培植人身之生气,是叶天士络虚通补治疗的常用药物。以藤类入络则是根据取象比类的思维方法确定的,因藤类缠绕蔓延,纵横交错,形如络脉,故用于络病治疗。这些通络药物应用的宝贵经验对络病治疗具有重要的学术价值,借助现代实验科学技术手段深入探讨其通络治疗的作用机制,阐明其科学内涵,对揭示络病的本质并提高治疗效果具有重要的理论及临床意义。

1. 辛味通络

辛味药辛香走窜,能散能行,行气通络,辛味药为叶天士治疗络病常用药,"络以辛为泄""攻坚垒,佐以辛香,是络病大旨",其络病治疗常以辛味为主,或佐以辛味药。邪结络中隐曲之处,一般的补益活血之药不能入络,而辛药走窜,无处不到,不但可以走窜通络,还可引其他药物达于络中以发挥作用,又能透达络邪使之外出,故络气郁闭,络脉失畅,常用辛香通络之降香、麝香、檀香、薤白、乳香、冰片等，若络气郁滞、寒凝脉络，常用辛温通络药桂枝、细辛等，若络气滞闭，渐致络瘀，可用辛润通络药当归、桃仁等。

2. 虫药通络

虫类通络药性善走窜，剔邪搜络，是中医治疗络病功能独特的一类药物。络病之初，络气郁闭，辛香草木之品疏畅络气奏效尚速，而久病久痛久瘀入络，凝痰败瘀混处络中，非草木药物之攻逐可以奏效，虫类通络药则独擅良能。清代叶天士对仲景治络病用虫药进行了高度评价："考仲景于劳伤血痹诸法，其通络方法，每取虫蚁迅速飞走诸灵，俾飞者升，走者降，血无凝着，气可宣通，与攻积除坚，徒入脏腑者有间。"指出虫类药搜剔疏拔，有"追拔沉混气血之邪"的独特疗效，并将虫类药物广泛应用于疼痛、中风、痹证、症积等病证治疗。从功能特性区分，虫类通络药物基本分为两大类：一类为化瘀通络药，主要适用于久病久痛络脉瘀阻，闷痛刺痛，部位固定，或结为症积，或风湿痹痛，或中风偏枯，或虚劳干血，肌肤甲错，常用药物有水蛭、土鳖虫、虻虫、鼠妇、蛴螬等；一类为搜风通络药，主要用于络脉绌急，猝然不通而痛，或一过性头晕肢麻，言语謇涩，或肢端遇寒青紫麻木疼痛，常用药物有全蝎、蜈蚣、地龙、蝉蜕、露蜂房、乌梢蛇、白花蛇等。

3. 藤药通络

取象比类是中医临床用药的常用原则，藤类缠绕蔓延，犹如网络，纵横交错，无所不至，其形如络脉。对于久病不愈，邪气入络者，可以用藤类药物通络散结，正如《本草便读》所说："凡藤类之属，皆可通经入络。"常用藤类药物有雷公藤、络石藤、忍冬藤、青风藤、鸡血藤等。藤类药物常用于风湿痹证之邪入络脉所致疼痛、麻木、关节屈伸不利等症。急性风湿性关节炎见关节红肿热痛者也可用忍冬藤、青风藤。《药性切用》谓忍冬藤为"清经活络良药，痹症兼热者宜之"。络石藤抗风湿、蠲痹证、通络脉而有强利筋骨作用，长于治风湿痹证，肌肉酸痛伴有四肢拘挛、屈伸不利者，《本草汇言》言其"能使血脉流畅，经络调达，筋骨强利"，张山雷《本草正义》也指其"功能通经络……通达肢节"。

4. 络虚通补

络病日久，营卫失常，气血阴阳不足，气虚不能充养，阳虚络失温运，血衰不能滋荣，阴虚络道涩滞，络脉失于荣养，阳气精血不能温煦渗灌脏腑组织，临床常见肢体麻木、痿软无力、神疲困顿等症，虚而留滞亦可见胃脘隐隐作痛、腰膝酸痛无力。《素问·阴阳应象大论》说："形不足者，温之以气，精不足者，补之以味。"叶天士《临证指南医案》说"大凡络虚，通补最宜"，常予益气补血，养阴填精，荣养络脉之品，以补药之体作通药之用，或适当配伍通络祛滞之品。益气药常用人参，取其能大补元气，气旺而行，鹿茸温理奇阳，温通督脉，元气旺盛，奇阳充沛，自可流经充络。阴血涩少，络道失荣，常用麦冬滋阴生津，当归养血活血，滋荣络脉。此外络失荣养日久不复，叶天士常用血肉有情之品滋填络道，常用药物如鹿角胶、紫河车、猪羊脊髓、牛胫骨髓等，大概血肉有情之物通灵含秀，以髓填髓，以脏补脏，阳气生发之物以壮阳气，至阴聚秀之物以滋阴精，滋填络道，独擅其能，正如叶天士所说："余以柔济阳药，通奇经不滞，且血肉有情，栽培身内之精血，但王道无近功，多用自有益。"

三、络病辨证论治

络病辨证论治是针对络病发生发展过程中某一阶段病理变化所表现出的证候特点而进行的辨证治疗，络病八种基本病理变化临床表现为八种证候特征，反映了络病某一病程阶段的综合病理改变，包括引起该证候的致病因素、络脉病变的病理特征和临床特点以及该类型络病病理改变继发性致病作用而引起的临床表现。针对某一证候的治法及用药是综合考虑上述因素而制定的，包括了祛除病因、直接通络、修复络病继发性致病作用引起的病理损害等。络病辨证治疗旨在通过调整该阶段的病理损害改善临床症状，打破络病连续发展的恶性病理链。同时由于络病病理类型的交叉性，使络病的临床表现更为复杂，也给辨证论治带来了困难，临床应注意不同证候治疗用药的灵活配伍，以提高出现络病证候的现代难治性疾病的治疗效果。

1.络气郁滞

证候表现：胸胁、脘腹、肢体等处的胀闷或疼痛，疼痛性质为胀痛、窜痛、攻痛，部位不固定，症状时轻时重，按之无形，痛胀常随嗳气、肠鸣、矢气等减轻，或症状随情绪变化而增减，情志抑郁或烦躁易怒，舌淡，苔薄白，脉弦。

治法：辛香行气，疏畅络脉。

基础方：旋覆花、降香、制乳香、郁金。

加减：若肝络气滞，胸胁胀痛者加柴胡、香附、川楝子疏肝行气；心络气滞，胸中窒闷者加桂枝、薤白；肺络气滞，咳痰胸闷者加桔梗、杏仁、苏梗；脾（胃）络气滞，脘腹胀满者加厚朴、木香。

2.络脉瘀阻

证候表现：胸胁、脘腹、肢体疼痛，痛如针刺，固定不移，拒按，昼轻夜重，皮下紫斑，肌肤甲错，或肢体酸麻痛胀甚则痿软无力，或见关节肿痛，或见有形症积，或见水肿、鼓胀、腹壁青筋显露、皮肤出现丝状红缕，或见出血、血色紫黯、舌下青筋、舌紫黯或有瘀点瘀斑，脉细涩或结代。

治法：化瘀通络。

基础方：水蛭、土鳖虫、当归、桃仁、降香。

加减：疼痛兼有胀满等络气郁滞者，加降香、乳香；伴身倦乏力、少气懒言等络气亏虚者加人参、黄芪；若兼见出血，加三七粉、血余炭；兼见肢体浮肿者加泽兰、车前子；兼见症积者加三棱、莪术。

3. 络脉绌急

证候表现：气络绌急常见高热痉厥、角弓反张、肢体强直抽搐，或癫痫抽搐、口吐涎沫，也可见肺之气道绌急，喉中哮鸣有声，或胃肠痉挛脘腹疼痛突然发作。脉络绌急常见胸闷心痛突然发作，或头晕头痛、一过性失语、半身麻木，或四肢末端皮色苍白、青紫甚则紫绀，伴局部冷、麻、针刺样疼痛，常由气候变冷或情绪激动而引起，休息后可自行缓解，舌质或淡或红或暗紫，苔薄白或黄腻，脉沉细或沉涩。

治法：搜风通络，解痉缓急。

基础方：全蝎、蜈蚣、白芍、甘草。

加减：若高热痉厥者加羚羊角、钩藤、生石膏，伴神昏谵语者合用安宫牛黄丸；若遇寒哮喘发作加干姜、细辛、五味子、麻黄，热哮合麻杏石甘汤加地龙；若遇寒胃脘疼痛突然发作加高良姜、香附、吴茱萸。若心络绌急而致胸闷胸痛者加桂枝、薤白，合用通心络胶囊；若脑络绌急猝然头晕发作，或伴一过性失语、半身麻木者加葛根、天麻、僵蚕、鸡血藤，合用通心络胶囊；若四末遇寒苍白、青紫甚或紫绀者，加桂枝、炮附子、乌梢蛇，通心络胶囊亦有良效。

4. 络脉瘀塞

证候表现：气络瘀塞常见肢体痿软无力或痿废不用，甚则呼吸欲绝，危象毕现，或下肢截瘫，痛温觉消失，二便失司，或心之气络瘀塞而致心气阻绝脉若屋漏，常见于严重心律失常的Ⅲ度房室传导阻滞。心之脉络瘀塞常见胸闷疼痛突然发作剧烈，牵引肩背，伴汗出肢冷，手足青至节，甚至晕厥；脑络瘀塞常见猝然仆倒、半身不遂、语言謇涩；肺络瘀塞可突然出现胸痛气急、咯血；消渴病日久，眼底络脉闭塞出现视力下降，甚至失明等；肾络瘀塞可见周身浮肿，尿少甚至无尿等；四肢脉络闭塞而致气络经气运行不畅者可见麻木胀痛，重者可致痿软无力。

治法：搜剔疏拔，化瘀通络。

基础方：通心络。

加减：气络瘀塞见肢体痿软无力或痿废不用者，加用人参、鹿茸、淫羊藿、麻黄等通补络脉，若伴有呼吸欲绝、脉如屋漏等危重证候应中西医结合抢救。

中风偏瘫若见半身不遂、肢软无力、少气懒言、头晕自汗、舌质淡紫或有瘀点瘀斑、脉弦细涩，属气虚血瘀者，加党参、黄芪、川芎、地龙；若兼见肝肾阴亏，舌红口干、头晕胀痛者，加龟板、生地、首乌、天麻、石决明；若兼痰湿偏盛，形体肥胖者，加半夏、胆南星、菖蒲；若兼肾虚腰膝酸软无力者加杜仲、牛膝、桑寄生。络脉瘀塞见于真心痛者宜中西医结合抢救。若伴痰浊阻滞，恶风呕吐者，加半夏、瓜蒌、枳实；若伴心悸怔忡、短气神疲、脉律不齐者，加西洋参、麦冬、五味子；若伴大汗淋漓、四肢不温者，加用独参汤或参附汤。中药通心络胶囊口服对保护梗死区血运重建后的微血管完整性和心肌具有独特作用。络脉瘀塞见于消渴日久者，根据不同表现适当配伍，气阴两虚，口干乏力者，加黄芪、山药、苍术、元参；肢体麻木胀痛者，加用鸡血藤、天麻、全蝎、僵蚕；视力下降者，加女贞子、旱莲草、决明子、密蒙花；水肿尿少者，加黄芪、泽泻、泽兰、仙灵脾。

5. 络息成积

证候表现：脏腑扩大或质地改变引起的脏腑功能衰减，心积伏梁常见各种心脏病晚期心脏扩大所致心慌气短、动辄加剧、尿少水肿等；肝积肥气常见肝硬化、肝癌所致腹大如鼓、胁肋疼痛、腹胀纳呆等症；肺积息贲常见肺纤维化、肺气肿而致胸闷咳嗽甚则呼吸困难等症；肾积贲豚常见肾硬化、肾部肿瘤所致腰痛乏力、水肿，或尿血等症；脾积痞气常见脾肿大、胰腺及胃部肿瘤所致腹部肿块疼痛拒按、黄疸、纳减食少、形体消瘦等症。络息成积也包括生长于身体其他部位的良性或恶性肿瘤。

治法：祛瘀化痰，通络消积。

基础方：土鳖虫、蜈蚣、穿山甲、莪术、乳香。

加减：心悸、喘促不能平卧，动则加剧者，减穿山甲、莪术，加人参、黄芪、葶苈子、泽泻，合用芪苈强心胶囊；腹水量多，腹大如鼓者，加泽兰、马鞭草、车前子，甚者加芫花，或合用鳖甲煎丸；咳痰带血或伴低热者，加鱼腥草、山慈菇、半枝莲、浙贝母、大小蓟；腰部疼痛者，加黄精、鹿角霜、土茯苓、三七粉；尿血者，加大小蓟、黄柏炭；单纯脾肿大者，可用鳖甲煎丸。恶性肿瘤者，加用半枝莲、白花蛇舌草、白英、龙葵等，合用养正消积胶囊。正虚明显者，可用八珍汤同服；疼痛严重者，加元胡、麝香。

6. 热毒滞络

证候表现：外感温热病热毒滞于脑之气络常见高热、烦热躁扰、神昏谵语、痉厥抽搐；滞于脉络则为斑疹隐现或透露，色紫或黑、吐衄便血、尿血等；滞于肺络则见咳痰黄稠或咯血，甚则呼吸困难；疫毒滞络常呈流行性发病。内生热毒滞络可见中风偏瘫、语言謇涩，严重者可有神志昏迷，或身目小便俱黄，甚则高热神昏，或尿少尿闭，神志昏蒙，或有便血，或头面红肿，或为痈肿。

治法：清热凉血，解毒通络。

基础方：羚羊角、赤芍、生地、连翘。

加减：由外感温热病引起，气分高热明显者，合用人参白虎汤；高热，舌红者，加紫雪丹；热毒甚者，加大青叶、板蓝根、野菊花；神昏谵语者，加服安宫牛黄丸或至宝丹；痰涎壅盛者，加天竺黄、竹沥；抽搐频繁者，加全蝎、钩藤、地龙、僵蚕；若见肌衄，加元参、紫草；吐血、便血、鼻衄出血者，加鲜茅根、茜草、醋炒大黄、侧柏叶；身目小便俱黄者，合茵陈蒿汤；热毒滞于肺络，咳痰黄稠甚则咯血者，加用苇茎汤、海蛤粉、黄芩、鱼腥草；头面红肿者，合用普济消毒饮；发为痈肿者，加蒲公英、野菊花、败酱草、金银花等解毒消痈；内因瘀而化热成毒，滞于脑之气络，而致中风偏瘫、语言謇涩者，去连翘，加黄芪、川芎、地龙、当归，神昏者，加服安宫牛黄丸；肝病日久身目黄染，形体消瘦，甚则神昏者，加茵陈、栀子、大黄、郁金、菖蒲；尿毒滞于肾络，寒热虚实夹杂者，减羚羊角、连翘，加黄芪、大黄、仙灵脾、泽泻。

7. 络脉损伤

证候表现：若脑之气络损伤可见神志昏迷、思维减退、痴呆等；肢体气络损伤可见麻木酸胀，甚则络体断绝、络气阻塞不通而为肢体肌肉萎缩、痿软无力；脊髓损伤可见截瘫、二便失禁等；脉络损伤而致各种出血，如脑络出血而致中风暴仆，胃肠之络出血而为吐血便血，肺络损伤而致咯血，体表黏膜阳络出血而致鼻衄、齿衄等。

治法：急性络脉损伤病情严重者应中西医结合抢救；恢复期气络损伤者重在益气通络，脉络损伤者则血止后化瘀宁络。

基础方：气络损伤者恢复期选益气通络方，人参、桂枝、炙麻黄、穿山甲、土鳖虫，肌力低下、痿软无力者加炙马钱子。血络损伤急性期用补络补管汤加味，山萸肉、生龙牡、三七粉、侧柏叶。脑络出血者急性期可合用安宫牛黄丸，加怀牛膝、代赭石、胆南星、大黄、羚羊角。血止后用化瘀宁络方，西洋参、生地、当归、阿胶、三七粉。

8. 络虚不荣

（1）络气虚

证候表现：少气懒言，神疲乏力，头晕目眩，自汗，活动时诸症加剧，麻木、疼痛、感觉减退，伴心悸气短，咳声无力，腹满纳少，肢体困倦，健忘，舌淡苔白，脉虚弱无力或细涩。

治法：益气养络。

基础方：人参、黄芪、白术、炙甘草。

加减：肺气亏虚，咳而短气、声低气怯者，加紫菀、五味子；脾气亏虚，纳食减少、四肢乏力者，加山药、茯苓；肾气亏虚，短气咳逆、呼多吸少者，减黄芪，加山萸肉、蛤蚧、胡桃；心气亏虚，心悸气短者，加柏子仁、五味子、龙骨、牡蛎；气虚下陷者，加桔梗、升麻、柴胡。

（2）络血虚

证候表现：面色萎黄或淡白无华，眼睑、口唇、爪甲淡白，伴眩晕，心悸，多梦，手足发麻，妇女月经量少，色淡，延期或经闭，舌淡苔白，脉细无力或细涩。

治法：养血荣络。

基础方：当归、白芍、川芎、熟地、阿胶。

加减：心血不足，心悸少寐者，加龙眼肉、酸枣仁；肝血不足，视物昏花、爪甲无华者，加木瓜，伴手足麻木者，加鸡血藤；妇女月经量少色淡者，加仙灵脾、白术。

（3）络阴虚

证候表现：五心烦热，口燥咽干，午后颧红，盗汗，局部麻木、疼痛，肌肤干燥粗糙，伴心烦失眠，头痛眩晕，两目干涩，或腰膝酸软等症，舌红少苔或无苔，脉细数。

治法：滋阴润络。

基础方：熟地、天冬、龟板、知母。

加减：五心烦热明显者，加地骨皮、黄柏；盗汗明显者，加山萸肉、麻黄根，或五倍子研末，醋调敷肚脐；温热病后期，阴津耗伤，余热未尽者，加竹叶、石膏、麦冬；阴虚生风，肢体抽搐者，合大定风珠；心阴虚内热，心烦失眠者，合黄连阿胶汤；肝阴虚，视物昏花者，合二至丸；胁肋隐痛者，合一贯煎；肾阴虚火旺明显者，加黄柏、元参，或合用知柏地黄丸；肺阴虚，干咳少痰者，加沙参、麦冬、桑白皮、浙贝母；脾胃阴虚，知饥不食，胃脘隐痛者，合养胃汤。

（4）络阳虚

证候表现：面色㿠白，畏寒肢冷，少气懒言，喘咳身肿，便溏，局部麻木、青紫冷痛，舌质淡或暗，脉弱。

治法：温阳煦络。

基础方：人参、淫羊藿、肉桂、鹿角霜。

加减：阳虚寒盛，四肢逆冷者，加附子；脾胃阳虚，便溏腹泻者，加炮姜、肉豆蔻，黎明腹泻者，合四神丸；心阳虚，心慌气短者，加附子，肉桂改为桂枝；伴水肿者，合真武汤；心阳暴脱者，合用参附汤、四逆汤；肾阳虚，腰膝酸冷、阳痿早泄者加巴戟天、菟丝子，或合用八子补肾胶囊。

上述八类络病基本证候的辨证治疗虽独立论述，但临床常有两种证候或两种以上证候相兼出现的情况，贵在临证谨察病机，灵活运用，圆机活法，精当配伍，才能使处方用药与络病病机丝丝入扣，效果更为确切。同时应把络病基本病机证候与不同脏腑部位综合分析，才能制定更有针对性的治疗方案。

第六节　挑络疗法与络病学的联系

挑络疗法是在中国传统医学的针挑疗法基础上改良而来，其最早可以追溯到中医学中的砭刺术，通过历代医家不断改进与发展，最终成形，具有悠久的传承与发展历史。挑络疗法是在络病理论指导下，在挑刺疗法的基础上发展而来的，是一种从临床实践中总结出来的物理刺激疗法，通过挑断疾病体表反应点的皮下白色纤维组织，从而疏通经络以治疗络脉不通的疾病，属中医特色外治方法之一。其操作特点是通过挑提、挑摆等手法，对反应区特定的冠状面及矢状面进行治疗，较传统挑刺疗法更简洁、更高效。该方法基于中医络病理论，对于络脉不通所致疾病具有较好的疗效，尤其是对于络脉痹阻所致的颈肩腰腿痛有立竿见影的效果。方法具有简单安全、适应证广、疗效较高、易学易用等特点，值得临床进一步推广与应用。

一、挑络疗法用于阳络病变的治疗

络脉不像十二经脉那样有着明确的循行路线和起始部位，而是纵横交错连成网片状，其在人体内的空间位置分布是有规律可循的。《灵枢·经脉》曰："经脉十二者，伏行分肉之间，深而不见……诸脉之浮而常见者，皆络脉也。"由经脉别出的络脉循行于体表部位的是浮络、阳络，循行于体内的是阴络，阴络多分布于各个脏腑，成为脏腑之络，正如明代张景岳《类经》所说："以络脉为言，则又有大络、孙络，在内、在外之别，深而在内者，是为阴络……浅而在外者，是为阳络。"可见，络脉在体内的空间位置呈现出外（体表—浮络、阳络）—中（肌肉之间—经脉）—内（脏腑之络—阴络）的分布规律。

阳络是分布于体表部位的络脉，正如《灵枢·经脉》所说："诸脉之浮而常见者，皆络脉也。""脉之见者，皆络脉也。"《素问·皮部论》依据十二经脉在体表的循行范围将人体皮肤划分为十二皮部，为十二经脉之气分注于体表的区域，故曰"皮有分部"。十二皮部分别隶属十二经脉，六经皮部隶属于手足同名经，同经皮部布满由该经脉支横别出、浮于体表的络脉，如阳明皮部为害蜚，该区域布满阳明经分支细化的络脉，正如《素问·皮部论》所说："阳明之阳，名曰害蜚，上下同法，视其部中有浮络者，皆阳明之络也。"十二经之浮行于体表的阳络参与皮部的组成，十二经之气血通过络脉温煦、濡养、护卫皮肤，故《素问·皮部论》又曰："凡十二经络脉者，皮之部也。"

阴络循行于体内，布散于脏腑，故叶天士《临证指南医案·便血》谓"阴络即脏腑隶下之络"，由十二经脉逐级细分而出的络脉随其分布区域不同而称为心络、肝络、肾络、肺络、脾络、胃络、脑络等，其敷布气血的功能也往往成为所在脏腑功能的组成部分，如《灵枢·经脉》曰"手少阴之别，名曰通里，去腕一寸半，别而上行，循经入于心中"，逐级细分循行布散于心中的络脉即成为心络，成为心脏结构及功能的有机组成部分。十二经气血通过络脉濡养、络属五脏六腑，调整脏腑阴阳的平衡，由饮食入胃化生的气血通过经脉，进入络脉，输布于五脏六腑，正如《灵枢·玉版》所言"胃之所出气血者，经隧也。经隧者，五脏六腑之大络也"。

从络病学的发展历程来看，仲景善用活血化瘀之法进行通络，叶氏提出辛温通络、辛润通络、辛香通络、虫蚁通络、辛甘通补、滋润通补等通络之法，吴以岭教授总结前人的经验创立了一系列的通络处方，并形成了"络病证治"的学术体系。但这些通络之法大多数通的是脏腑之络即阴络，如仲景用旋覆花汤治"肝着，其人常欲蹈其胸上，先未苦时，但欲饮热"，"常欲蹈其胸上"是形容胸中窒闷难忍之状，颇类今天冠心病之胸闷、窒闷状况，乃心肝之络瘀滞不通所致；吴以岭教授进行心脑血管病治疗研究，以络病学术创新带动络病治疗的新药研发，研制出治疗心脑血管病的一系列中成药，这些中成药也都是针对心络、脑络等阴络的治疗，未涉及体表之阳络。而挑络疗法通过挑断疾病体表反应点皮下白色纤维组织，从而疏通体表的络脉以达到治疗疾病的目的。因此，挑络疗法是通阳络之法，对络病治法起到了补充完善作用。

二、挑络疗法补充了络病的外治法

人体是一个完整的有机体，五脏六腑、四肢百骸无不内外相通，彼此协调，相互为用。刺激机体任何部位，或机体任何部位发生变化时，都会引起相应的全身反应。皮肤与内里经络、脏腑有着非常密切的联系，内部有病可以在相应的体表上出现皮肤异常，如颗粒、结节、颜色变化、疼痛等，这是内外相应的结果，因而皮肤异常在临床上可作辅助诊断之用。从皮肤异点的形状、颜色可知病邪的轻重缓急。在相应的皮肤异常上进行挑络刺激，可以治疗相应经络、脏腑的疾病。

络脉作为从经脉支横别出的网状分支，是经络系统中与内在脏腑、外在肌腠直接相连的部分。络脉承递着经脉运行的气血，借助其逐级细化、网络全身的独特组织结构，实现气血向内在脏腑和外在肌腠的渗濡灌注。皮部是经络分支到最后时散布在体表的部分，是从经络延伸而来，与内在的经络密不可分。皮肤是最大的皮部，与经络密切相连，因此，内部经络的病变可以通过皮肤的异常表现出来。

前面已经说过，各种致病因素伤及络脉均可导致络脉病变表现为络气郁滞、络脉瘀阻、络脉绌急、络脉瘀塞、络息成积、热毒滞络、络脉损伤、络虚不荣等不同病机变化，临床上总结归纳出的具有直接通络治疗效果的药物包括辛味通络、虫类通络、藤类通络及络虚通补类药物，这些治疗方法只是内治法，并未提及外治法。对于各种疼痛、麻木、眩晕等诸症，运用药物治疗，其效果并不是立竿见影，而用挑络疗法往往即刻见效，大大缓解了病人的痛苦。"外治之理，即内治之理，外治之药，亦即内治之药，所异者，法耳。"络病治疗原则是以通为用，叶天士等人是以内治法来通络，挑络疗法是用外治疗法挑开络脉的瘀阻来通络，二者的原理是一样的，所不同的只是方法而已。

三、形成了系统的挑络理论

《内经》时期提出了一些治络方法，如刺络放血、缪刺等，《灵枢·经脉》说："故刺诸络脉者，必刺其结上，甚血者虽无结，急取之，以泻其邪而出其血，留之发为痹也。"都是关于刺络出血的记载。但这些方法只是简单提及，未进行系统的论述。挑络疗法在总结《内经》经验的基础上，对治疗方法进行了详细的阐述。

总之，挑络疗法基于中医络病理论的指导，该疗法通过挑断疾病体表反应点的皮下白色纤维组织进行通络，并对挑络的具体方法进行了系统的论述，是对络病学说的补充和发展。该方法简单安全，适应证广，疗效较高，易学易用，值得临床进一步推广与应用，也值得进一步的发展与完善。

第三章　挑络疗法

挑络疗法是在中国传统医学的针挑疗法基础上改良而来，其最早可以追溯到中医学中的砭刺术，经过历代医家不断改进与发展，最终成形，具有悠久的传承与发展历史。该疗法通过挑断疾病体表反应点的皮下白色纤维组织，从而达到疏通经络以治疗络脉不通疾病的目的，属中医特色外治方法之一。其操作特点是通过挑提、挑摆等手法，对反应区特定的冠状面及矢状面进行治疗，较传统挑刺疗法更简洁、更高效。该方法基于中医络病理论，对于络脉不通所致疾病具有较好的疗效，尤其对于络脉痹阻所致的颈肩腰腿痛有立竿见影的效果。该方法具有简单安全，适应证广，疗效较高，易学易用等特点，值得临床进一步推广与应用。

第一节　常用工具

一、针具

1. 三棱针

该种针型三面有棱，适用于针刺放血，而在挑络时由于其针体过于粗钝，阻力较大，且针柄较细，故不适用。

2. 注射器针头

注射器针头坚硬不易变形，针体圆滑，阻力相对较小，且针柄易于夹持，便于调整掌控力量，一次性使用，无须消毒，经济而实用。

① 20 ml 注射器针头

经过长期临床运用，20ml 注射器针头更适合于挑络疗法，其规格

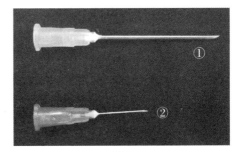

图6

为 1.2 × 38 TWSB，即直径为 1.2 mm，长度为 38 mm；前两位字母表示管壁类型，正常壁以 RW 表示，薄壁以 TW 表示；后两位字母表示刃口角度，长斜面角以 LB 表示，短斜面角以 SB 表示。此型号针头适用于腠理致密、较厚的部位，头面部及皮肤较薄部位慎用。

② 1 ml 注射器针头

规格为 0.45 × 16 RWLB，即直径为 0.45 mm，长度为 16 mm，管壁为正常壁，刃口角度为长斜面角。此型号针头适用于头面部及皮肤较薄部位。

二、辅助器材

1. 医用器械盒。

2. 纱布、棉签、棉球。

3. 75% 酒精，2% 碘酊。

4. 医用胶带。

第二节　术前准备

一、体位

术前按照所选穴位要求，安置好患者。

安置体位的原则是：①能充分暴露挑络的部位。②便于术者操作。③病人体位要舒服，能较长时间不移动，以利手术进行。

挑络的体位要求与其他疗法有些不同，因为它不但是用针挑破皮肤，而且还用用力牵拉摇摆，如果病人体位不固定，摇摆不定，就容易引起晕针。

常用体位：头后、颈后和上背部，取俯伏坐位；下背、腰和腿后部，取俯卧位；身前取平卧位；身侧取侧卧位；挑颈前时，头要后仰。

二、定点

挑区：即以挑点为圆心，以进针方向和出针方向为切线的圆形区域。

挑点：也称进针点，在挑区附近选取的任意一点，由操作者的进针习惯决定挑点的位置。

把病人体位安置好以后，按处方寻找挑点，确定下针的具体位置，用记号笔在挑区标记一下，注意标出挑络范围。

三、消毒

消毒包括挑络部位消毒、术者手消毒和器具消毒三部分。

1. 挑络部位消毒

针挑点即进针部位，为消毒的中心点，可先用碘酊涂擦，待碘酊干后，再用75%的酒精擦拭干净，擦拭时应从中心向外绕圈进行。

2. 术者手消毒

术者应先剪指甲，用刷子、肥皂水把指甲缝及手指充分洗刷干净，然后以2%的碘酊涂擦拇指和食指的指腹，再用75%的酒精洗净或戴上一次性无菌手套。

3. 器具消毒

可用2%煤酚皂溶液浸泡2小时，或用75%酒精浸泡30分钟之后使用。如果需要急用，可用2%碘酊先擦下，再用75%酒精洗净，或用明火烧红消毒即可使用。凡是生锈的针具均不可用，以免引起破伤风。

针具器械也可用开水煮沸15～30分钟来消毒。消毒后的针具要放在已经消毒过的有盖盘子里保存待用。

第三节　挑区选择

挑区，又称挑治区，是挑络疗法的具体实施部位，如同针灸取穴一样，它是挑络疗法的重要组成部分，取穴的正确与否和治疗疾病有密切的关系，因此必须掌握好挑区知识。

根据穴位选择方法的不同，大致分为两类：一类是根据经络选择穴位；另一类是根据异常反映点选择穴位，即阿是穴。

一、经穴挑治区

经穴挑区即按照针灸学配穴的方法进行处方配伍，在内科疾病中，常结合经络进行选穴。

二、异常挑治区

这类反应区种类很多，大致可分为皮肤异点、异感点、颗粒点、结节点和脉络点5种。在这些点上进行挑络治疗，往往可得到较好的效果，而且可以作为辅助诊断之用。其中"皮肤异点"又是各种挑点的中心点，是下针的具体位置。所以挑络疗法对这类病理反应点是十分重视的。

（一）皮肤异点

所谓皮肤异点。是指在皮表上有一种与周围皮肤不同形状、色泽的点。

1. 特征

①斑点

其形如斑，抚之不碍手，形状不一，有如针帽、芝麻，颜色以红、褐、白多见，多无光泽，压之多不退色，且无压痛。

②疹点

其形如斑，与皮表相平，抚之不碍手，形状大小不一，有如针帽、芝麻，有的连接成片，颜色有红色、黄色、蓝色、白色、黑色、褐色、紫色等，以红色、褐色、白色为常见，多无光泽，抚之多不褪色，本身无压痛。

③毛孔点

是以毛孔为中心发生异常现象的反应点，按其形色又可分为3种：鸡皮样点、羊毛疔点、虫痧点。

2. 好发部位

①一切热性病、流感、痧症，在手、胸、背、颈前后、肘窝、腋窝等部位都有痧疹点或羊毛疔点出现。如果血分热毒炽盛，可出现瘀黑斑块，且四弯有青筋，五心（即心窝、两手心与两足心）有红斑，二甲（指甲，趾甲）有痧点。

②肺病患者，如属温热者遍身可见白痧，属肺痨（肺结核）者，可见胸留下背部一至数点的白斑。

③心脏有郁热瘀滞者，在胸背部和肘臂内侧有红紫色痧点，舌尖区有瘀痧。

④肝脏有湿热血瘀者，在胸、背和颈前区可见有羊毛疔点或虫痧点，掌部有红斑如朱砂，压之褪色，又名"朱砂掌"。

⑤肾脏湿热内困，或湿热下注膀胱时，在腰骶部、腘窝附近、腹股沟和外阴部可见红色梅痧疹点。

⑥脾胃湿热者，可在下肢胫前胫内部位出现红疹；脾虚不能统血，兼夹湿毒者，可在全身，特别是在下肢内侧或前侧的皮肤，出现紫红色或紫黑色瘀斑。

⑦痔疮患者，急性期在腰骶部位可有红色痧疹点；慢性期则有褐色、紫色或白色斑点。

⑧脑膜炎患者，热毒在皮部时，口腔黏膜、头面、胸、背和四肢内侧面可见红疹痧点；热毒入营进里时，毒气郁留于血分，可见黑痧斑疹，钳刮之后更为明显。

⑨颈椎病、风湿关节炎、皮肤病患者，在颈背脊柱之上及脊两旁可找到像梅花或党参横切面样的皮肤异点。

3. 寻找方法

①先按病情轻重，并结合其好发部位去寻找，再根据病情所拟定的挑点范围去寻找，这样可以有目的地缩小寻找范围。

②皮肤异点作为挑点的中心点,其寻找的方法是先找到大致的针挑点位置,然后在这个针挑位置的范围(1 cm×1 cm)内去寻找皮肤异点作为下针的具体点就方便了。

③寻找时要注意以下几点:a 光线要充足,最好在自然光线下进行观察;b 皮肤要清洁干净,避免因皮肤污染造成误差;c 如果在预定的范围内找不到异点时,应该扩大其寻找范围,因为预定的部位是凭经验决定的,而病情千变万化,其反应点不一定在预测之中;d 皮肤异点应与疤痕和痣点有区别。

④如果异点特征显露不清楚,可用下面的方法促其显露:a 用手指在预定范围的皮肤上按摩几下使挑点局部充血;b 把局部的皮肤张开、拉紧,一紧一松;c 在挑点上用指尖作一压一放动作,使皮肤在一瞬间变苍白复又充血;d 对于皮疹、痧点的隐伏者,可用钳法、刮法促其显露。这样皮肤异点便会被显示出来,前三种方法对寻找斑点,尤其属浅褐色和白色斑点更为有效。

4. 临床意义

由于人体是一个有机的整体,皮肤与内脏有着非常密切的联系,内部有病可以在相应的体表上出现皮肤异点,这是内外相应的结果,因而皮肤异点在临床上可作辅助诊断之用。从皮肤异点的形状、颜色可知病邪的轻重缓急。例如:红痧为热,瘀色为营分有瘀毒,白斑或色淡者主虚主表,褐色沉着的多为慢性病变或病后遗留下来的印记,急病色鲜,慢病色黯。在相应的皮肤异点上进行挑络刺激,可以治疗相应内脏的疾病。

(二)异感点

1. 特征

异感点全称为皮肤异常感觉点,是指病人体表某个部位,对外来刺激表现得特别敏感(痛),或者过于迟钝(麻木)的现象。

异感点有两种:一种是自发性异感点,多是近病灶的阿是穴或对应处(不用压);另一种是加压后才发觉异常的压痛点或麻木区、点,多是远距离病灶的反应点(区)。

异感点与皮肤异点有所不同。前者是一种自身的感觉异常,后者是一种颜色、形态上的改变。前者别看不见和感觉不到的,而后者则有形迹可见。异感点的出现,往往同时、同位出现皮肤异点,而有皮肤异点的地方则不一定存在异感点。

2. 好发部位

异感点的好发部位除了发生在病变局部之外,还有种一远离病灶的放射性痛点和压痛点，它们的好发部位是：

①心病者，多在背部的心俞、身柱，心前区的虚里（心尖搏动处）、鸠尾、巨阙、乳根、膻中等穴附近出现。如果是急性的心绞痛者，常诉左手肘臂的内侧有放射性疼痛和压痛。

②肝胆病者，常在背的肝俞、胆俞，胸胁的不容、期门穴附近有压痛。如果是肝阳上亢者，在百会、太阳穴和颈后有压痛感。另外，胆囊炎在膝外下的阳陵泉附近，肝炎在太冲附近均可有敏感点。

③脾胃病者，常在背部的胃俞、脾俞，腹部的中脘、章门、巨阙，膝上的梁丘、血海，膝下的足三里、阴陵泉等处有痛点。

④肺病者，常在肩颈区、肩胛区有放射性抽痛，在风门、肺俞、膏肓、膈俞附近，胸部的中府、膻中处出现痛点，有时在肘窝外侧上下也会有痛点出现。

⑤肾与膀胱病者，常在腰骶部的肾俞、三焦俞、膀胱俞、八髎和脐下、腹股沟两侧及足底有痛点。

⑥喉痛发炎者，常在颈后有困痛感，在喉间有异物感，在肘窝外侧也有异感。

⑦腰痛患者，在腰区的腰阳关上下、骶髂关节、腰眼和腘窝有明显的压痛点。

⑧坐骨神经痛患者，在第3腰棘上下及旁开1～1.5寸处有明显的压痛，并在环跳、殷门、委中、承山等处有放射性刺痛感，在肩胛冈下凹陷中央处亦会有压痛点。

总之，很多疾病都会在体表上有异常感觉的反应。一般内脏病的反应点，多在背俞穴和腹部的募穴出现，有时也会出现在合穴；属气分、阳分病的异感点，多出现在背部和肢体的外侧；属阴分、血分的病变，多在胸腹或肢体的内侧位置有异感点。

3. 寻找方法

①指压法

即在可能出现压痛点的区域或挑点上，先用指头来回推压寻找，找出痛麻中心之所在。如果是自发性痛的阿是穴，则可由患者指出大概的位置，再寻找中心痛点。

②棒头按压法

即用弹丸棒头探针或火柴头之类的棒头物，对准要测试的区、点，进行测试，也可先用指压法把测试的范围尽量缩小之后，再用棒头进行细探，以求探压出其中最敏感、最痛的一点，以便确定下针的位置。

使用指压法或棒头按压法时，应注意压力要适中均匀，还要按压周围正常的皮肤，以便比较鉴别，对感觉迟钝者尤其要这样。测麻木区（点），若不先测试正常的皮肤，再试病理反应点（区），就很难辨别出来。同时要争取患者的充分合作，态度要和蔼严肃，测试之前先要给患者说明用意和方法，请患者随时告知受检部位的感觉情况，以确定最痛或最麻木的地方。

③仪器探测法

目前利用仪器进行体表测痛法越来越多。这里只介绍一种简单易行的方法——利用探穴仪或电针机。其方法是：

a.先检查所用的仪器是否完好，所测范围皮肤是否清洁，干湿度是否正常等，符合要求后才开始探测。皮肤积垢有碍电流的通过，湿度过大会使电阻减少，电流通过增大，皮肤过于干燥，也会影响测试的结果。

b.事前应做充分的解释，使患者安静合作。

c.令患者握住手电筒（如果是电针机则握住一条阳极电线夹子），检查者拿着另一极的小棒（用电针机时，则在金属夹子上再夹上一支弹头探针或大头针），用探棒圆头或大头针帽放在应检部位的皮肤上，进行循按。当循按到穴位时，受检者会感觉到灼痛感或麻痹感，这时探测仪的信号系统便会发出光亮或声音的信号，用电针机的则由患者报告情况，这样便可测到皮肤异感点。

d.循按寻找异感点时，要注意调好电流量的大小，所用的压力一定要适中、均匀和一致，其次还要防止急躁情绪，要与正常皮肤多做比较，这样测得的结果才准确。

4.临床意义

异感点和其他病理阳性反应点的临床意义一样，通过它可以达到见外知内，知内求外的目的，帮助诊断和治疗。临床上如能熟练掌握，选点准确，挑法得宜，效果特别显著。

（三）颗粒点

1.特点

颗粒点是指患者皮肤或黏膜上的一种颗粒状的病理反应点。它的形状多为圆形，顶稍平，皮色微红或白色，大小如芝麻、绿豆。颗粒内含有少许白色如黏液或如米饭状的分泌物，挑破可取出像半粒米饭大小或水钻液的黏胶物。

2. 好发部位

①腰脊挫伤后在上唇里面正中的系带（龈交）处可有白色颗粒存在，日久变为小结节。

②青春期分泌过盛，肺燥脾湿者，面、背、胸部有多发性颗粒。

③青壮年肝脾湿热者，眼旁可出现多个白色扁平的颗粒，内有白色分泌物。

3. 寻找方法

根据病情和处方的需要，在患者颗粒点好发的地方进行直观检查，按颗粒点的特征进行寻找，注意光线要充足，检查部位要暴露清楚，尤其是在肛周、唇内和腋下的地方，要注意与原发性皮肤脓疱疹、疖肿或热痱等鉴别。

4. 临床意义

颗粒点也是机体病理反应的一种表现，其临床意义同其他皮肤异点。颗粒的出现多属于燥热有湿的缘故。

（四）结节点

1. 特征

结节点是指在患者某个区域或点线上的皮肤或皮下出现的结节状病理反应物。形状不一，多数是圆形、椭圆形的，也有条索状的，大小不一，有绿豆大的，也有花生米或指头肚大的，推之稍移动或不移动，质韧硬，压之有痛感或不痛，在其上正中即为结节挑点

2. 好发部位

①外伤性腰痛，日久在上唇系带可有小结节，腰区阿是穴处可有中结节或条索状物。

②风湿热痹者，其病变周围的皮下或腱鞘起止处，四肢肘膝以下的内侧皮下均可扣及有如米粒、白豆大小的结节。急性风湿、热炽毒盛者，其结节可凸露皮面，色红。

③属血脉痹者，其浅在的静脉可见血管结节。

④痔疮患者，在下唇系带、舌下系带或下眼睑的睑巩结膜交界处可出现小结节。

⑤一切腰背脊椎组织的劳伤，痰湿久羁不散，内有瘀者，常在脊柱两旁可找到形状不一的结节。

3. 寻找方法

结节点多数隐藏在皮下组织或更深的肌腱、筋膜之间，外观不易看见，必须用手去触摸、探索方能发现。病理结节大都伴有压痛。其寻找的具体方法

是，在患者的合作下，用拇指的指腹向着预定的区域或针挑点的部位，上、下、左、右进行推、按、捏、摸，遇有压痛者或有碍手的地方，即再细心按压体会，找出结节所在，并明确其结节的大小、深浅、性质、形状等情况，拟定下针的具体位置和方法。还要与小肿瘤和疤痕之类鉴别开来。

4.临床意义

结节点是一种病程日久，隐患不愈，痰湿瘀滞，积聚而成的一种病理现象。有结节阳性征出现的病人，大多数是病程迁延日久的。通过结节的消长可以测知病情的进退，以作为处方选点的依据。例如，见患者上唇系带有小结节，可知其人曾经有过腰部扭伤的病史，如果小结节是淡白色呈退行性萎缩的，表明现在症状已不明显了，如果结节点胀红晶莹，呈进行性征象者，说明其人腰痛未愈，近来仍有症状出现。总之，通过观察结节点的出现部位和形质的不同，可以帮助我们从外知内地诊断疾病和判断治疗是否有效。在治疗上，可以触外及内，使针挑起到通经散结、调整机体功能的作用。

（五）脉络点

1.特征

脉络点是指人体因为病理变化而引起体表浅在血管形态、色泽变异的一种病理反应现象。确切地说它不单是点，而是一条线。所谓脉络点是指在这条脉络线上或点而言。其特征是：

①孙络（可见的、最小的微细血管）如果发生变异时，微细血管即比正常的特别显露充盈，曲挛可见，如子孓状，有红色、紫色、黑色之分。红色的称"红丝"；紫色的称"紫根"；黑色的称"黑丝"或"毒丝"。还有一种以毛孔为中心，有多条向四周放射延伸的微细血管，如蜘蛛虫爪一样，俗称"脚痧""虫痧"，相当于现代医学所称的"蜘蛛痣"。

②小脉络（体表可见的小血管）如果发生异常，脉络显露充盈。如是动脉者，则有搏动感。有时血管经络变细凹陷，形成一条凹坑。在色泽上，小脉络多呈青蓝色或黑色，俗称"青筋""黑毒筋"，在痧症中便是"痧筋"。

③血管结节，表现在较大的浅在脉管出现结节，循按血管时有不平滑感，多伴见血管充盈，周围皮肤稍显红肿或有瘀色，民间称之为"节节蛇"，与闭塞性静脉炎的血管结节相似。

④另有一种现象是在体表上出现一条红线，俗称"蛇气""红丝"。此条红线向上伸张，发展迅猛，局部多有红肿压痛，起点多在原发性染病灶处，其走向不按脉络的经路而行，但与经脉行径相似。临床所见与现代医学的继发性淋巴管炎相似。如果按现代医学解剖病理学分类本属淋巴系统受累，但中医学无

此名，仍认为是毒气入血，循经脉向上攻心，故仍把它归于脉络点类。

2. 好发部位

脉络的变异不限于某个局部位置，多为全身性的，但根据经络与内脏联系的特点，在皮肤上的反应也有相应位置的特异性。例如：

①头痛者多在两颧和前额出现脉络异常现象。

②眼病、喉病、皮肤病等除局部的孙络显露之外，常见耳背脉络变异。

③心血管病者，常见心区前后、四肢内侧面的皮表和舌下有明显的微细血管充血征与瘀络。

④久病体虚者，多见额前脉络和四肢远端的浅在血管有凹陷征。

⑤瘰毒热证，多见四弯处有青筋暴露，胸、背、颈有"虫丝瘀点"，舌下有"黑筋"。

⑥肝病迁延，瘀郁血滞者，常在胸、背、颈有"虫丝""蜘蛛痣"出现。

⑦指疔、外伤感染，在病灶附近向心部位有"红丝"，多发于四肢。

3. 寻找方法

根据病情和脉络点的特征，在其好发部位或处方的要求位置进行寻找。

主要是用直观的方法进行寻找。注意把要寻找部位暴露清楚，光线要充足。如果脉络不显露的，可以用手按摩，拍打局部使其充血，在耳部可以扭拧其耳郭，使其充分显示。

4. 临床意义

中医学认为"心主血脉"，凡百病如涉及心血者，均可出现脉络的异常。因此临床上凡属心火过盛、血热、血瘀、血毒、血虚，或是经脉本身有病不通畅者，都可以出现脉络异常。

从其形态来说，充盈、搏动者属实；凹陷、空虚者属虚。

从其色泽来说，红色属火属热，紫红属风热、热毒，青黑属寒极或热毒炽盛，或瘀郁血滞，色泽鲜者为新病，为实证，有色无泽而暗淡者，属久病虚证。

三、挑区阳性指数评分表

为了便于疗效观察，我们制作了挑区阳性指数评分表，对照此表格，可以很方便地进行阳性指数评分。本评分量表总分为 15 分，总评分 ≥ 1 分即可评定为阳性挑区。一般来讲，阳性指数越大，挑络治疗后的效果越好。

表 1　挑区阳性指数评分表（Positive Index, PI）

挑区查找方法	性质	赋分	实际得分
患者自查	酸	0.5	
	麻	1	
	胀	0.5	
	轻度疼痛	0.5	
	疼痛	1	
	重度疼痛	2	
目测	疹点	0.5	
	斑点	0.5	
	脉络点	0.5	
	颗粒点	0.5	
	结节点	0.5	
手触	沙砾状	0.5	
	结节状	1	
	条索状	1	
	质硬	1	
压痛	轻微压痛	0.5	
	压痛	1	
	明显压痛	2	

第四节　操作要领

挑络的操作主要包括挑区选择、持针方法、进针方法、基本手法等步骤。

一、挑区选取

挑区的选择有以下步骤（如图 7 所示）：

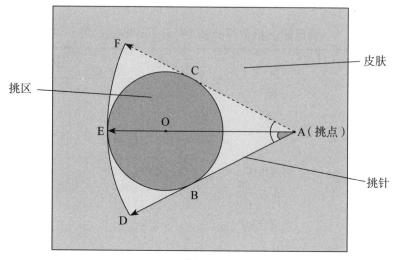

图7

①应根据挑区阳性指数评分表选取适当的挑区，并进行标记。如图7中的圆O即为挑区。

②选好挑区后，应根据挑区位置和医者习惯确定挑点A。

持针方法、进针方法、基本手法与挑刺疗法相同，不再赘述。

二、挑络的六个"度"

在挑络过程中要注意进针角度、进针长度、进针深度、挑摆弧度、挑摆速度和挑提力度。

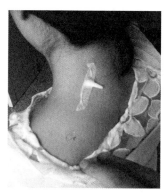

图8 挑区选取

（一）进针角度

指挑点与挑区圆心的连线和挑针之间夹角的角度。如图7中的∠BAO即为进针角度。

（二）进针长度

指挑针的进针长度。选择进针长度时须注意：进针须覆盖全部挑区。如图7中的AD、AE、AF均为进针的长度。

（三）进针深度

指挑针进入皮下的深度。一般来讲，挑针要能斜向挑断病灶中部，如图9所示。

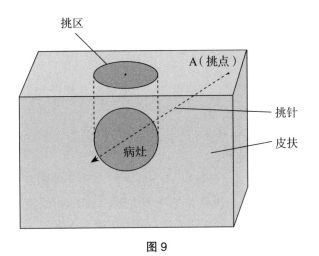

图 9

（四）挑摆弧度

指进针后挑针挑摆的最大角度。一般来讲是进针角度的 2 倍。如图 7 中的弧 DAF 即为挑摆弧度。

（五）挑摆速度

指挑针进针后挑摆时的速度。有些患者络脉阻塞的时间较长，挑摆时难以摆动，还有部分患者阻塞的时间较短，挑摆则比较容易，因此要注意挑摆时的速度。若难以挑摆，应放慢速度，加大力度，保证将纤维挑断，同时注意避免折断挑针；若挑摆比较容易，则加快速度，减轻患者疼痛。

（六）挑提力度

指挑针出针时挑断纤维时的力度。挑提的力度既要保证将纤维挑断，同时又要避免挑破皮肉。

第五节　注意事项

在挑络疗法时，需要在术前、术中及术后小心谨慎，出现意外情况时要及时处理。

一、术前注意事项

1. 准备合适的挑针及各项用品，并检查针体有无缺损弯曲，针尖是否带钩，检查完毕后，消毒备用。

2. 对血友病等有出血倾向的患者，不宜挑络；对身体虚弱、过敏体质的患者和孕妇慎用挑络疗法。

3. 指导患者选好体位，并注意患者挑点皮肤，针具，手指的消毒。

4. 嘱咐患者在挑络中保持原有的体位，切勿乱动，以防影响挑络的进行。

二、术中注意事项

1. 语气态度要庄重严肃、和蔼可亲，切忌有举止轻浮和不负责任的表现，以便取得患者的信任和充分合作。

2. 手术要胆大心细，一丝不苟，认真负责，特别是行挑筋法时更要耐心行事，集中精神，切勿着急乱挑。

3. 术中如遇疼痛、出血、晕针时，不必惊慌，不要手忙脚乱，只要根据情况做出恰当的处理便可以了。挑络只是挑刺皮层，针口又小，没有大血管，一般不会有太大的危险。若出血如珠或如注，可用压迫法止血。

三、术后注意事项

1. 术后的伤口要消好毒。涂药（红汞或碘酊）后用敷贴保护，一般不要用胶布直接封贴针口，否则容易造成渗液难干引起感染，最好垫以消毒小棉，再贴胶布，或贴立得贴也可以。

2. 出现血肿、瘀斑等皮下出血情况，应该做好解释，一般不用作特殊处理。

3. 挑面、颈部位，挑后不宜过早吃乌鳢鱼（广东称生鱼）和酱油，以免针口疤痕增生或色素沉着。

第六节 意外处理方法

在遇到意外情况时应镇定果断地处理。

一、晕针

（一）表现

挑络和针灸一样都会发生晕针，但较少见。晕针的表现是头晕、心慌、胸闷、眼睛发黑、出冷汗，严重者面青唇白，不省人事，脉沉细。

（二）原因

晕针的原因甚多，主要可见如下患者：①过敏性体质者；②初次接受挑络，有心理恐惧者；③体位不舒适，勉强坚持者；④过饥过劳，体质虚弱者；⑤挑络过程中疼痛难受者；⑥挑络点数过多，挑治牵拉时间过长，超过患者的耐受力者。

晕针的机制，简单地说，是因为给予的刺激（包括视觉、听觉信息的刺激）超过患者的耐受量（这种耐受量因人因时而异），大脑皮层的反应系统，认为这些刺激是有害的，于是实行保护性抑制的措施，把外来的一切刺激给予暂时性地拒绝，大脑从兴奋状态瞬即转入抑制状态，患者便不省人事，这种抑制状态如果不向延脑的生命中枢扩散，一般不会有生命危险。

（三）处理方法

停止挑络刺激。体位不适者，应立即改变体位，以平卧最合适。轻者饮些热茶，休息片刻，即可恢复。严重者，针刺人中、少商、指尖、鼻尖，醒后喝点糖水，休息片刻便可恢复。

二、出血过多

（一）原因

挑得太深，针口太大，或挑破较大的浅在血管，造成皮下血斑、血肿、流血过多。

（二）处理方法

挑络疗法的手术多数是有出血的，出点血是正常的现象。如果针口出血或皮下瘀肿，一般也不用作特殊处理，皮下积血，可重吸收，但如果挑破，甚至挑断较大的血管，引起流血过多时，可用干棉签压迫针口3~5分钟止血。挑络皮部一般是不会损伤大血管的。

三、针口疼痛

（一）原因

1.因挑中了血管或痛觉神经纤维，造成边挑边痛。这种痛的特点是痛的轻重与针挑力度的大小有关。

2.施局麻进行挑络时，当麻药作用消失后针口便会作痛，痛的时间较长，但可慢慢缓解。

（二）处理方法

前一种可减慢挑络的频率和强度，或改换针尖方向，必要时可注射少量麻药作局麻来解决。后一种痛，一般不会很严重，当麻药失效时，可嘱患者忍耐一下，局部按摩片刻，慢慢便可缓解，不必作特殊处理。

四、针口感染

（一）原因

这种现象多属术前消毒不严，术后保护不好所致。特别是与外界接触多的部位。或天热汗多，浸渍伤口，也易引起感染发炎。

（二）处理方法

如感染化脓，清洁伤口后，涂消炎膏或红汞便可。若因挑破后拔罐烧伤皮肤引起水泡，小的可刺破排水，涂紫药水，烧伤面积大的，则要用棉垫保护好，以防感染。

第七节　挑络疗法疗效评价

一、自评分量表评价

我们将患者的每个症状根据其严重程度进行评分，将患者治疗前的严重程度定为 10 分，待挑络治疗完成后，让患者根据自我感觉再次进行评分，比如一位腰疼的患者，我们将他挑络前的疼痛程度定为 10 分，经治疗后患者自我感觉疼痛程度变成了 3 分，可以看出，挑络疗法的效果显著。此评价方法简单易行，可以在临床上广泛推广。

二、红外热成像疗效评价

用自评分量表虽然可以简单快速地进行效果评价，但只能定性地进行分析，如果想要定量地分析疗效，就需要红外热成像技术。

红外热成像技术是运用光电技术检测物体热辐射的红外线特定波段的信号，然后将该信号转换成可供人类视觉分辨的图像和图形，在成像基础上，进一步量化计算出温度值。红外热成像技术使人类超越了视觉障碍，由此我们可以"看到"物体表面的温度分布状况。

正常人体的温度分布具有一定的稳定性和特征性，当经络发生异常时，该处血流量会相应发生变化，人体的局部温度也就会随之发生改变。此时可以利用红外热成像技术，采集人体红外辐射，并转换为数字信号，形成伪色彩热图，然后经由专业医师利用分析软件对热图进行分析，判断出经络病灶的部位、疾病的性质和病变的程度，为络病的临床诊断提供可靠依据。

我们一般利用红外热像仪来进行疗效评价。红外热像仪就是将物体发出的不可见红外能量转变为可见的热图像，热图像上的不同颜色代表被测物体的不同温度。测试时受试者脱去受测部位衣物，休息 10～20 min 后拍摄，并由计算机输出红外热图像，再在热图像上找到对应的观察点，记录各点温度，然后按照同样的方法记录治疗后相应各点的温度，比较治疗前后的温度变化。通过这种方法，我们就可以定量地对挑络疗法的疗效进行评价。

第八节　挑络疗法相比于挑刺疗法的优势

挑络疗法是在挑刺疗法的基础上发展而来的，它与挑刺疗法有着相同之处，但是经过改良与发展，挑络疗法与挑刺疗法相比，有了一定的优势。

挑刺疗法是在人体的腧穴、敏感点上挑刺，使皮肤微微出血，它只是在冠状面或矢状面上进行治疗，其作用范围相对比较局限，作用力也较小；而挑络疗法的作用部位是一个区域（挑区），它在冠状面及矢状面上都能进行治疗，因此，其作用范围比较广，作用力也较大。

挑刺疗法作用的载体是筋，它的目的是把筋挑断，因此，需要多次进针，操作时间比较长，患者的痛苦较大，有时还需要进行麻醉；挑络疗法作用的载体是络，目的是把络脉挑通，不一定要挑断，一般来说只需要进针一次，少数病灶比较深的患者需要进针两次，因此，操作时间短，一般只有几秒到几十秒的时间，患者的痛苦也比较小，不需要麻醉。

挑络疗法 VS 挑刺疗法

	区域	截面	载体	目的	时间	进针次数	麻醉
挑络疗法	挑区	冠状面及矢状面	络	挑通	短	1～2次	不用
挑刺疗法	挑点	冠状面或矢状面	筋	挑断	长	多次	用/不用

第四章 挑络穴位

十二经脉和奇经八脉都有一定的循行路线，而每一个经脉和每一个腧穴都有其主治特点，腧穴是治疗疾病的特殊部位，也是挑络疗法的刺激点，是挑络疗法的重要组成部分。经络腧穴理论贯穿于中医的生理、病理、诊断和治疗各个方面，对挑络疗法的临床实践有重要的指导意义。

第一节 穴位选择

挑络处方是在分析病因病机、辨证立法的基础上，选择适当的腧穴，因此挑络处方必须在中医学基本理论基础和针刺治疗的原则指导下，根据各种挑络手法的特点和腧穴的功能，严密组合，做到配穴精炼，用法得当，以便更好地发挥挑络的治疗作用。

腧穴是挑络的重要要素，选择适当的腧穴是配穴的先决条件，人体的腧穴都有相对的特异性，其主治功能不尽相同，只要根据经络的循行、穴位的理论，结合临床具体的实践，掌握取穴的一般原则，才能合理的选取适当的腧穴，为挑络疗法打下基础。穴位的选择应遵循选穴原则和配穴方法。

一、选穴原则

选穴原则是临证选穴应遵循的基本原则，包括近部选穴、远部选穴、辨证选穴和对症选穴。近部、远部选穴是主要针对病变的部位而确定的选穴原则，辨证、对症选穴是针对疾病表现出的证候而确定的选穴原则。

近部选穴是指选取病变所在部位或邻近腧穴的方法。这一选穴的原则是根据腧穴具有近治作用的特点而来的，体现了"腧穴所在，主治所在"的治疗规律。例如眼病取睛明、膝痛取膝眼、胃痛取中脘等。

近部取穴适用于所有的病证，尤以筋骨疼痛的疾病为重，《素问·调经论》载："病在筋，调之筋；病在骨，调之骨；燔针劫刺其下及与急者。"这说明经筋病和筋骨病皆应以局部取穴为主，如颈椎病、腰椎经盘突出、关节炎等筋骨病都以局部取穴为主。

远部取穴是指选取距离病痛较远处部位的腧穴的方法。这一取穴原则是根据腧穴具有远治的特点而来的，体现了"经脉所通，主治所及"的治疗规律。例如胃痛选足三里，手麻选臑俞等。

远部选穴在临床上应用十分广泛，尤以在四肢肘膝关节以下选穴为多，用于治疗头面、五官、热病等。《灵枢·终始》载："病在上者下取之，病在下者高取之，病在头者取之足，病在腰者取之腘。"这些都属于远部取穴。

辨证取穴是根据疾病的证候特点，分析病因病机而辨证选取穴位的方法。临床上有些病证，如昏厥、高热、癫狂、中风、不寐等疾病，无法辨位，不能根据病变的部位而选取穴位，可以根据病证的性质进行辨证分析，将病证归属于哪个脏腑或哪条经脉，如不寐，属心肾不交者，归心、肾两经，应在心、肾两经上选取相应的穴位；属肝火扰心者，归心、肝两经，应在心、肝两经上选取相应的穴位；属心胆气虚者，归心、胆两经，应在心、胆两经上选取相应的穴位。

对症取穴是根据疾病的特殊症状而选取穴位的方法，是根据腧穴的特殊治疗作用而定的，如哮喘选定喘穴、痰多选丰隆穴、发热选大椎穴、腰痛选腰痛点等。

二、配穴方法

配穴方法是在选穴原则的基础上，针对疾病的病位、病性、病机等，选取主治相同或者相近的穴位配伍应用，起协同治疗的作用，相辅相成，提高治疗效果。具体的配穴方法有按部配穴和按经配穴两大类。

按部配穴是结合人体腧穴分布的部位进行腧穴配伍的方法，主要包括上下配穴法、前后配穴法、左右配穴法。

上下配穴方法是指腰部以上或上肢腧穴和腰部以下或下肢腧穴配合应用的方法，在临床上应用广泛。例如风火牙痛，上取合谷，下取内庭；胸腹满闷，上取内关，下取公孙；咽喉疼痛，上取列缺，下取照海；脱肛，上取百会，下取长强。

前后配穴方法是指将人体前部或后部的腧穴配合应用的方法，主要是将胸腹部和背腰部的腧穴配合应用，多治疗脏腑疾病，如胃痛，前取中脘，后取胃俞；便秘，前取天枢，后取大肠俞；咳嗽、气喘，前取天突、膻中，后取肺俞、定喘等。

左右配穴法是指将人体左侧和右侧的腧穴配合应用的方法，本方法是根据人体十二经脉左右对称分布和部分经脉左右交叉的特点总结而成的。一般左右同时取用，以加强协同治疗的作用，如胃痛可取双侧的足三里、内关。

按经配穴是指按经脉的理论和经脉之间的联系进行腧穴配伍的方法，临床上常用的有本经配穴法、表里经配穴法、同名经配穴法。

本经配穴法是指某一脏腑、经脉发生病变时，即选某一脏腑经脉的腧穴配成处方，如足阳明胃经的病变近取颊车，远取内庭。

表里经配穴法是根据脏腑、经脉的阴阳表里关系来配穴的方法，即某一脏腑有病，取其相表里经的腧穴施治，例如腰痛取足太阳膀胱经的肾俞、委中配足少阴肾经的大钟。

同名经配穴法是指在同名经"同气相通"的理论指导下，以手足同名经腧穴相配，如牙痛、面瘫、阳明头痛，取手、足阳明经的腧穴配合治疗；失眠、多梦，取手、足少阴经的腧穴治疗。

第二节　特定穴的临床应用

一、五腧穴的临床应用

十二经脉在四肢肘膝关节以下各有井、荥、输、经、合五个腧穴，在腧穴的治疗作用中起极其重要的作用，临床应用十分广泛。五腧穴除了有经脉的归属外，还有自身的五行属性，并按照"井阴属木""井阳属金"的规律进行配属，如下表所示。

1. 阴经五腧穴表

经脉名称	井（木）	荥（火）	输（土）	经（金）	合（水）
手太阴肺经	少商	鱼际	太渊	经渠	尺泽
手厥阴心包经	中冲	劳宫	大陵	间使	曲泽
手少阴心经	少冲	少府	神门	灵道	少海
足太阴脾经	隐白	大都	太白	商丘	阴陵泉
足厥阴肝经	大敦	行间	太冲	中封	曲泉
足少阴肾经	涌泉	然谷	太溪	复溜	阴谷

2. 阳经的五腧穴

经脉名称	井（金）	荥（水）	输（木）	经（火）	合（土）
手阳明大肠经	商阳	二间	三间	阳溪	曲池
手少阳三焦经	关冲	液门	中渚	支沟	天井
手太阳小肠经	少泽	前谷	后溪	阳谷	小海
足阳明胃经	厉兑	内庭	陷谷	解溪	足三里
足少阳胆经	足窍阴	侠溪	足临泣	阳辅	阳陵泉
足太阳膀胱经	至阴	足通谷	束骨	昆仑	委中

3. 按五腧穴主病特点选用

《灵枢·邪气脏腑病形》载"荥输治外经",《灵枢·寿夭刚柔》载"病在阴之阴者,刺阴之荥输",指出了阳经的荥穴、输穴主要治疗经脉循行所过的外经病证,阴经的荥穴、输穴可以治疗五脏病。《灵枢·顺气一日分为四时》曰"病在藏者,取之井;病变于色者,取之荥;病时间时甚者,取之输;病变于音者,取之经;经满而血者,病在胃,及以饮食不节得病者,取之于合"。《难经·六十八难》记载:"井主心下满,荥主身热,俞主体重节痛,经主喘咳寒热,合主逆气而泄。"

近代对五腧穴的临床应用,井穴多用于各种急救,如点刺十二井穴可以抢救昏迷;荥穴多用于治疗各种热病,如胃火牙痛选内庭以清热泻火;阳经的输穴多用于治疗肢节疼痛,如肩周炎可以选取三间穴治疗,阴经输穴多用于治疗五脏病证(阴经以输代原),如肺病可取太渊穴治疗。

4. 按五行生克关系选用

《难经·六十九难》提出"虚则补其母、实则泻其子"的理论,五腧穴按五行属性以"生我者为母,我生者为子"的原则进行选穴,即虚证选择母穴,实证选择子穴。临床上称之为子母补泻取穴。

在具体应用时,子母补泻法又分本经子母补泻法和他经子母补泻法两种方法。如肺经的实证应该"泻其子",肺在五行中属"金",因"金生水","水"为"金"之子,故选本经五腧穴中属"水"的穴位,即合穴尺泽;肺经的虚证应"补其母",肺在五行中属"金",因"土生金","土"为"金"之母,故选本经五腧穴中属"土"的穴位,即输穴太渊,以上即是本经子母补泻法。他经子母补泻法的原理与本经子母补泻法相同,如肺属"金",肾属"水",肾经为肺经的子经,根据补泻原则,应在肾经上选取"金"之"子",即属"水"的五腧穴,故可取肾经的合穴阴谷穴;若肺经的虚证,肺属"金",脾属"土",脾经为肺经之母,选取脾经属"土"的穴位,即输穴太白,此为他经子母补泻法。

经脉	虚实	本经取穴	他经取穴
肺经	虚	太渊	太白
	实	尺泽	阴谷
肾经	虚	复溜	经渠
	实	涌泉	大敦
肝经	虚	曲泉	阴谷
	实	行间	少府

（续表）

经脉	虚实	本经取穴	他经取穴
心经	虚	少冲	大敦
	实	神门	太白
心包经	虚	中冲	大敦
	实	大陵	太白
脾经	虚	大都	少府
	实	商丘	经渠
大肠经	虚	曲池	足三里
	实	二间	足通谷
膀胱经	虚	至阴	商阳
	实	束骨	足临泣
胆经	虚	侠溪	足通谷
	实	阳辅	阳谷
小肠经	虚	后溪	足临泣
	实	小海	足三里
三焦经	虚	中渚	足临泣
	实	天井	足三里
胃经	虚	解溪	阳谷
	实	厉兑	商阳

二、原穴、络穴的临床应用

原穴是十二经脉在腕踝关节附近的重要腧穴。十二经脉各有一原穴，故又名十二原。原穴与脏腑的原气有着密切的联系，如《难经·六十六难》记载："三焦者，原气之别使也，主通行三气，历经于五脏六腑。原者，三焦之尊号也，故所止辄为原。"原气借三焦之道，流注于全身。原穴的临床应用主要表现在诊断和治疗两个方面。《灵枢·九针十二原》记载："五藏有疾，当取之十二原。十二原者，五藏之所以禀三百六十五节气味也。五藏有疾也，应出十二原，十二原各有所出，明知其原，睹其应，而知五藏之害矣……凡此十二原者，主治五藏六府之有疾者也。"故五脏病，皆可取其原穴。

络穴是络脉从本经别出的部位，络穴除了可以治疗各自络脉的病证外，由于十二络穴能沟通表里两经，因此，络穴不仅能治疗本经的病证，还能治疗表里两经的病证。

在临床上原穴、络穴既可以单独使用，也可配合使用，病变脏腑的原穴和相表里经脉的络穴相配，称之为原络配穴法。

十二经脉原穴和络穴表

经脉	原穴	络穴
手太阴肺经	太渊	列缺
手厥阴心包经	大陵	内关
手少阴心经	神门	通里
足太阴脾经	太白	公孙
足厥阴肝经	太冲	蠡沟
足少阴肾经	太溪	大钟
手阳明大肠经	合谷	偏历
手少阳三焦经	阳池	外关
手太阳小肠	腕骨	支正
足阳明胃经	冲阳	丰隆
足少阳胆经	丘墟	光明
足太阳膀胱经	京骨	飞扬

三、俞穴、募穴的临床引用

背俞穴位于背腰部足太阳膀胱经的第一侧线上，募穴则位于胸腹部，都是脏腑之气直接注输的部位。《灵枢·背腧》载"按其处，应在中而痛解，乃其腧也"。《灵枢·邪气脏腑病形》载："大肠病者……当脐而痛（大肠募穴天枢）……胃病者……胃脘当心而痛（胃募穴中脘）……小肠病者，小腹痛（小肠募穴关元）……"说明脏腑发生疾病时，可在相应的背俞穴，募穴反映出来，表现为疼痛，因此，当某一脏腑发生疾病时，就可以应用背俞穴、募穴来治疗。在临床上，同一脏腑的背俞穴和募穴常常配合使用，称之为俞募配穴法。

脏腑背俞穴和募穴表

脏腑	背俞穴	募穴
肺	肺俞	中府
心包	厥阴俞	膻中
心	心俞	巨阙
脾	脾俞	章门
肝	肝俞	期门

（续表）

脏腑	背俞穴	募穴
肾	肾俞	京门
大肠	大肠俞	天枢
三焦	三焦俞	石门
小肠	小肠俞	关元
胃	胃俞	中脘
胆	胆俞	日月
膀胱	膀胱俞	中极

四、八脉交会穴的临床应用

八脉交会穴与相应的奇经八脉相同，故在临床上此八穴即可以治疗本经的病证，也可以治疗所相通奇经的病证。八脉交会穴在临床上可作为远道取穴单独应用，若再配合上头身部的近邻穴，成为远近配穴，又可上下配合应用。

八脉交会穴及主治表

穴位	主治病证	相配合主病
公孙	冲脉病证	胃、心、胸部疾病
内关	阴维脉病证	
外关	阳维脉病证	目外眦、颊、颈、耳后、肩部疾病
足临泣	带脉病证	
后溪	督脉病证	目内眦、项、耳、肩胛部疾病
申脉	阳跷脉病证	
列缺	任脉病证	胸、肺、膈、咽喉部疾病
照海	阴跷脉病证	

五、八会穴的临床应用

八会穴与其所属的八种脏器组织的生理功能有着密切的联系，对各自所会的脏、腑、气、血、筋、脉、骨、髓的相关病证有特殊的治疗作用，常作为治疗相关病证的主要穴位。如血病取膈俞，气病取膻中，筋病取阳陵泉，脉病取太渊。

八会穴表

八会	脏会	腑会	气会	血会	筋会	脉会	骨会	髓会
穴位	章门	中脘	膻中	膈俞	阳陵泉	太渊	大杼	绝骨

六、郄穴的临床应用

郄穴在临床上一半多用来治疗本经循行部位及所属脏腑的急性病症,在治疗急症方面有其独特的疗效。阴经的郄穴常用来治疗出血性疾病,如孔最治咯血,中都治崩漏等。阳经的郄穴多用来治疗急性疼痛,如梁丘治急性胃脘痛,当脏腑发生病变时,也可以在郄穴中出现疼痛点。

十六经脉郄穴表

经脉	郄穴
手太阴肺经	孔最
手厥阴心包经	郄门
手少阴心经	阴郄
足太阴脾经	地机
足厥阴肝经	中都
足少阴肾经	水泉
阴维脉	筑宾
阴跷脉	交信
手阳明大肠经	温溜
手少阳三焦经	会宗
手太阳小肠经	养老
足阳明胃经	梁丘
足少阳胆经	外丘
足太阳膀胱经	金门
阳维脉	阳交
阳跷脉	跗阳

七、下合穴的临床应用

下合穴主要用于治疗六腑疾病。《灵枢·邪气脏腑病形》中"合治内府"和《素问·咳论篇》载"治府者,治其合",都是指下合穴而言,下合穴是治疗六腑病证的主要穴位,如足三里治疗胃痛,上巨虚治疗肠痛,阳陵泉治疗胆痛等。

下合穴表

六腑	胃	大肠	小肠	三焦	膀胱	胆
下合穴	足三里	上巨虚	下巨虚	委阳	委中	阳陵泉

八、交会穴的临床应用

交会穴具有治疗所交会经脉疾病的作用，以大椎穴为例，大椎是督脉穴，又与三条阳经相交会，即可治疗督脉的疾患，又可治疗全身阳经的疾患；三阴交即是足太阴脾经的穴位，又是另外两条足阴经的交会，三阴交既可以治疗脾经病证，又可以治疗肾经和肝经的病证。

第三节　常用穴位

一、手太阴肺经

1. 中府

【部位】在锁骨外端下 1 寸，正中线旁开 6 寸处。

【解剖】其下有胸大肌、胸小肌，第 1 肋间内肌、肋间外肌；上外有腋动脉、腋静脉和胸肩峰动脉、胸肩峰静脉；布有锁骨上神经分支，胸前神经分支及第 1 肋间神经外侧皮支。

【经络】属手太阴肺经，为本经募穴，又是手太阴肺经、足太阴脾经之会。

【主治】肺系病证，如肺结核等，在中府穴常有压痛敏感的现象。

【挑法】挑提法、挑摆法、挑筋法或挑药法。

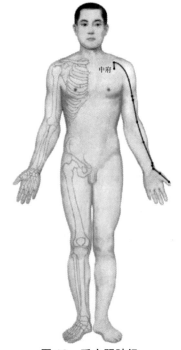

图 10　手太阴肺经

二、手阳明大肠

1. 曲池

【部位】屈肘成直角，在肘窝桡侧横纹头与肱骨外上髁之中点处。

【解剖】在桡侧腕伸长肌起始部，肱桡肌的桡侧；有桡返动脉的分支；布有前臂背侧皮神经，内侧深层为桡神经干。

【经络】属手阳明大肠经，为合穴。

【主治】上肢关节痛，麻痹，偏瘫，高血压，高热，过敏性疾患及各种皮肤病。

【挑法】挑提法、挑筋法、挑摆法、挑药法或挑血法

2. 臂臑

【部位】垂臂屈肘，当三角肌下点稍后处，曲池上7寸。

【解剖】在肱骨桡侧，三角肌下端后缘，肱三头肌外侧头的前缘；有旋肱后动脉的分支及肱深动脉；浅层布有臂外侧上、下皮神经，深层有桡神经和肱动脉的肌支。

【经络】属手阳明大肠经。

【主治】眼病，颈淋巴腺结核，颈肩痛病，瘰疬，甲状腺肿等。

【挑法】挑提法、挑摆法、截根法、挑筋法或挑药法。

3. 肩髃

【部位】在三角肌上部的中点，肩峰与脆骨大结节之间。肩平举时，当肩前呈现凹陷处。

【解剖】有旋肱后动脉、静脉；布有锁骨上神经和腋神经。

【经络】属手阳明大肠经，是阳跷之会。

【主治】肩关节和周围软组织病变，半身不遂，甲状腺肿大等。

【挑法】挑提法、挑摆法、挑筋法、挑罐法或截根法。

4. 扶突

【部位】在喉结旁开3寸，胸锁乳突肌前、后缘之间。

【解剖】在胸锁乳突肌后缘；深层内侧有颈总动脉；布有耳大神经、颈横神经、枕小神经和副神经。

【经络】属手阳明大肠经。

【主治】喘咳，痰多，声嘶，咽喉肿痛和吞咽困难等。

【挑法】挑提法、挑摆法或挑筋法。

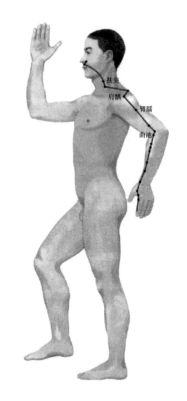
扶突
肩髃
臑臑
曲池

图 11　手阳明大肠经

三、足阳明胃经

1. 四白

【部位】眼平视，以瞳孔为中点，在下睑缘直下 1 寸处。

【解剖】在眶下孔处，眼轮匝肌和上唇方肌之间；有面动、静脉分支，眶下动、静脉；并布有面神经分支和眶下神经。

【经络】属足阳明胃经。

【主治】面神经麻痹，面神经痉挛，三叉神经痛，结膜炎，角膜炎，睑缘炎，鼻旁窦炎和胆道蛔虫等。

【挑法】以挑提法、挑摆法为主，不宜挑破。

2. 地仓

【部位】在口角外侧，鼻唇沟内。

【解剖】在口轮匝肌中，深层为颊肌；有面动、静脉；并布有面神经分支和眶下神经分支，深层为颊肌神经的末支。

【经络】属足阳明胃经，是手阳明大肠经、足阳明胃经、阳跷之会。

【主治】面神经麻痹，三叉神经痛等。

【挑法】挑提法、挑摆法。

3. 颊车

【部位】在下颌角前上方1横指，用力咬牙时，咬肌隆起最高点处。

【解剖】在下颌角前方，咬肌处；有咬肌动、静脉；并布有耳大神经、面神经和咬肌神经。

【经络】属足阳明胃经。

【主治】下牙痛，面瘫，三叉神经痛，腮腺炎和面痉挛等。

【挑法】挑提法、挑摆法、挑筋法。

4. 下关

【部位】闭口，在颧弓与下颌切迹所形成的凹陷处。张口有孔，合口孔闭。

【解剖】当颧弓下缘，颞关节正中；有面横动、静脉在其下经过；并布有面神经颧支分支和耳颞神经分支，深层有下颌神经通过，并皮下有腮腺。

【经络】属足阳明胃经，是足阳明胃经、足少阳胆经之会。

【主治】下颌关节炎，牙痛，面神经麻痹和三叉神经痛等。

【挑法】挑提法、挑摆法。

5. 头维

【部位】在额角发际入5分。距前发际正中旁开4.5寸处。

【解剖】在颞肌上缘，帽状腱膜中；有颞浅动、静脉的额支；并布有耳颞神经的分支、上颌神经和面神经的分支。

【经络】属足阳明胃经，是足阳明、足少阳之会。

【主治】头痛，头晕，面瘫，精神分裂症等。

【挑法】挑提法、挑摆法或挑血法，虚者可加灸法。

6. 天枢

【部位】在脐中旁开2寸处。

【解剖】当腹直肌及其鞘处；有第10肋间动、静脉及腹壁下动、静脉的分支；并布有第10肋间神经的分支脉。

【经络】属足阳明胃经，是手阳明大肠经之募穴。

【主治】急、慢性胃肠炎，肠麻痹，肠痉挛，腹膜炎，术后肠粘连，慢性结肠炎和菌痢等。

【挑法】挑提法、挑摆法、挑筋法、挑药法或挑罐法。

7. 足三里

【部位】外膝眼下3寸，胫骨外侧约1横指处。

【解剖】在胫骨前肌、趾长伸肌之间；其下有胫前动、静脉；是腓肠外侧皮神经和隐神经的皮支分布处，深层布有腓深神经。

【经络】属足阳明胃经，为合穴。

【主治】急、慢性胃肠炎，消化不良，痢疾，贫血，偏瘫，各种皮肤病，湿疹，神经衰弱，精神病，痫证和高血压等。

【挑法】挑筋法、挑提法、挑摆法或挑药法，亦是割治埋线常用穴。

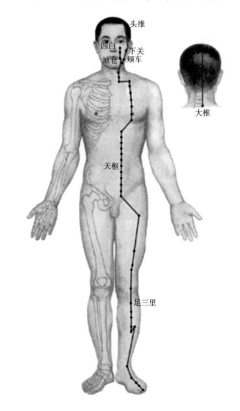

图 12　足阳明胃经

四、足太阴脾经

1. 三阴交

【部位】在小腿内侧，足内踝尖上 3 寸，胫骨内侧缘后方。

【解剖】浅层布有隐神经的小腿内侧皮支，大隐静脉的属支，深层有胫神经；其下有胫后动、静脉。

【经络】足太阴脾经，是足太阴、少阴、厥阴经的交会穴。

【主治】月经不调、带下等妇科疾病，肠鸣腹胀、泄泻、便秘，下肢痿痹、脚气。

【挑法】挑提法、挑摆法、挑筋法或挑药法。

2. 血海

【部位】屈膝，在髌骨内侧端上 2 寸，当股四头肌内侧头的隆起处。

【解剖】其下有股内侧肌，浅层有股神经前皮支，大隐静脉的属支，深层有股动、静脉的肌支和股神经的肌支。

【经络】属足太阴脾经。

【主治】月经不调、经闭、崩漏，湿疹、丹毒等病。

【挑法】挑提法、挑摆法、挑筋法或挑药法。

3. 大包

【部位】在腋下 6 寸，第 6 肋间。

【解剖】在第 6 肋间，其下有肋间动脉、静脉，并布有第 6 肋间神经和胸长神经，内容肺脏，右侧与肝脏接近。

【经络】属足太阴脾经，为脾之大络。

【主治】胸胁痛，喘息，全身骨节痛等病。

【挑法】挑提法、挑摆法、挑筋法或挑药法。

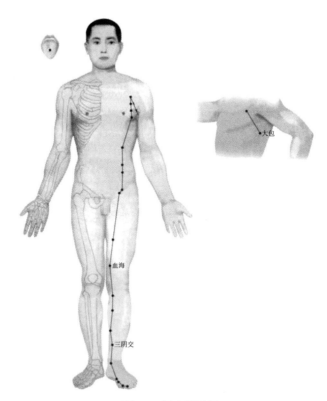

图 13 足太阴脾经

五、手少阴心经

1. 少海

【部位】屈肘举臂，在肘横纹内侧端与肱骨内上髁连线的中点。

【解剖】有旋前圆肌，肱肌，浅层有前臂内侧皮神经，贵要静脉，深层有正中神经，尺侧返动静脉和尺侧上下副动脉。

【经络】属手少阴心经，为合穴。

【主治】心痛，肘臂挛痛麻木，手颤，瘰疬。

【挑法】挑提法、挑摆法、挑药法、挑筋法或截根法。

2. 神门

【部位】在腕部，腕掌侧横纹肌尺侧端，尺侧腕屈肌腱的桡侧凹陷处。

【解剖】尺侧腕屈肌腱的桡侧缘，浅层有前臂内侧皮神经，贵要静脉属支和尺神经掌支，深层有尺动脉和尺神经。

【经络】属手少阴心经，为原穴。

【主治】失眠、健忘、痴呆、癫狂痫、心痛等病。

【挑法】挑提法、挑摆法、挑药法、挑筋法。注意避开尺动、静脉。

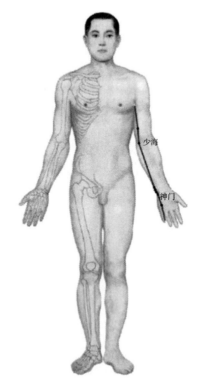

图 14　手少阴心经

六、手太阳小肠经

1.肩贞

【部位】在肩关节后下方,臂内收时,腋后纹头上1寸。

【解剖】有肱三头肌长头,大圆肌,背阔肌腱;有旋肩胛动、静脉;浅层有腋神经分支,深层有桡神经。

【经络】属手太阳小肠经。

【主治】肩背疼痛,手臂麻痛,瘰疬,耳鸣等。

【挑法】挑提法、挑摆法、挑罐法、挑药法、挑筋法或截根法。

2.天宗

【部位】在肩胛冈下窝的中央。

【解剖】在冈下窝的中央,其下有冈下肌;有旋肩胛动脉、静脉肌支;布有肩胛上神经。

【经络】属手太阳小肠经。

【主治】肩胛区痹痛,腰腿痛,胸痹,乳腺炎,乳汁分泌不足等。

【挑法】挑提法、挑摆法、挑罐法、挑药法、挑筋法或截根法。

3.肩外俞

【部位】在背部,当第1胸椎棘突下,旁开3寸。

【解剖】其下有斜方肌和菱形肌,浅层有第1胸神经后支的皮支和伴行的动、静脉,深层有颈横动、静脉的分支和肩胛背神经的肌支。

【经络】属手太阳小肠经。

【主治】肩背疼痛,颈项强急等。

【挑法】挑提法、挑摆法、挑罐法、挑药法、挑筋法或截根法。

4.肩中俞

【部位】在背部,当第7颈椎棘突下,旁开2寸。

【解剖】其下有斜方肌和菱形肌。浅层有第8颈神经后支,第1胸神经的后支的皮支分布,深层有副神经、肩胛背神经的分布和颈横动、静脉。

【主治】属手太阳小肠经。

【主治】咳嗽,气喘,肩背疼痛,目视不明。

【挑法】挑提法、挑摆法、挑罐法、挑药法、挑筋法或截根法。

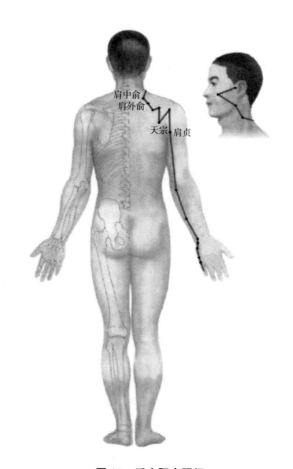

图 15　手太阳小肠经

七、足太阳膀胱经

1. 攒竹

【部位】在眉毛之内侧端（眉头）陷中。

【解剖】在额肌和皱眉肌中；有额动、静脉；并布有额神经内侧支（滑车神经）。

【经络】属足太阳膀胱经。

【主治】眉棱头痛，泪囊炎，结膜炎，角膜炎或角膜溃疡，眼睑下垂，眼皮跳，鼻额窦炎，面神经麻痹和三叉神经痛等。

【挑法】挑提法、挑摆法或挑点法。

2. 通天

【部位】在百会前 1 寸，旁开 1.5 寸处。

【解剖】在帽状腱膜中；有颞浅动脉、颞深动脉和枕动、静脉的吻合网；并布有枕大神经分支。

【经络】属足太阳膀胱经。

【主治】鼻炎，耳聋，头痛和脑疾等。

【挑法】挑提法、挑湿法或挑血法。

3. 天柱

【部位】在项部，后发际正中直上 0.5 寸，旁开 1.3 寸处，当斜方肌外缘凹陷中。

【解剖】其下为斜肌起部，深层为头半棘肌；有枕动、静脉干；并布有枕大神经干。

【经络】属足太阳膀胱经。

【主治】后头痛，枕大神经痛，颈项强痛，颈椎综合征，咽喉炎，癫狂痫和甲状腺肿大等。

【挑法】挑提法、挑摆法或挑筋法。

4. 大杼

【部位】在第 1 胸椎棘突下，旁开 1.5 寸处。

【解剖】其下有斜方肌、菱形肌、上后锯肌，最深层为最长肌；有第 1 肋间动、静脉后支；浅层布有第 1、2 胸神经后支的内侧支，深层为第 1、2 胸神经后支的肌支。

【经络】属足太阳膀胱经，是手太阴肺经、足太阳膀胱经、手少阳三焦经、足少阳胆经之会，督脉别络，骨会之穴。

【主治】局部劳损和肺部疾患。

【挑法】挑提法、挑摆法、挑血法、挑筋法、截根法、挑罐法或挑药法。

5. 风门

【部位】在第 2 胸椎棘突下，旁开 1.5 寸处。

【解剖】其下有斜方肌、菱形肌、上后锯肌，深层为最长肌；有第 2 肋间动、静脉后支的分支；有第 2、3 胸神经后支的内侧皮支，深层有第 2、3 胸神经后支的肌支。

【经络】属足太阳膀胱经，是督脉与足太阳膀胱经之会。

【主治】风热证，肌筋痹痛，肺疾患，麻疹，偷针眼等。

【挑法】挑提法、挑摆法、挑筋法、挑罐法、挑药法或截根法。

6. 肺俞

【部位】在第 3 胸椎棘突下，旁开 1.5 寸处。

【解剖】穴下有斜方肌、菱形肌，深层为最长肌；有第 3 肋间动、静脉后支的分支；布有第 3、4 胸神经后支的内侧皮支，深层为第 3 胸神经后支的肌支。

【经络】属足太阳膀胱经，为肺之背俞穴。

【主治】肺部各种疾患，多汗，皮炎，痒疹，偷针眼等。

【挑法】挑筋法、截根法、挑罐法、挑摆法或挑药法。

7. 厥阴俞

【部位】在第 4 胸椎棘突下，旁开 1.5 寸处。

【解剖】有斜方肌、菱形肌，深层为最长肌；布有第 4 肋间动、静脉后支的分支；有第 4、5 胸神经后支的内侧皮支，深层为第 4、5 胸神经后支的肌支。

【经络】属足太阳膀胱经，为心包之背俞穴。

【主治】偷针眼，心动过速或过缓，风湿性心脏病，胸痹，逆咳，背痛和肺部疾患等。

【挑法】挑筋法、挑提法、挑摆法。热则挑后放血。

8. 心俞

【部位】在第 5 胸椎棘突下，旁开 1.5 寸处。

【解剖】有斜方肌、菱形肌，深层为最长肌；有第 5 肋间动、静脉后支的分支；分布着第 5、6 胸神经后支的内侧皮支，深层为第 5、6 胸神经后支的肌支。

【经络】属足太阳膀胱经，为心之背俞穴。

【主治】风湿性心脏病，心动过速或过缓，心房纤维性颤动，心神不定，精神分裂症，癔症，神经衰弱，偷针眼等。

【挑法】挑筋法、挑提法、挑摆法或挑药法等。

9. 膈俞

【部位】在第 7 胸椎棘突下，正中线旁开 1.5 寸处。

【解剖】穴下斜方肌下缘有背阔肌，最长肌；有第 7 肋间动、静脉后支的分支；布有第 7、8 胸神经后支的内侧皮支，深层为第 7、8 胸神经后支的肌支。

【经络】属足太阳膀胱经，是血会之穴。

【主治】膈肌痉挛或麻痹，贫血，慢性出血病，神经性呕吐，食管病，胃病和淋巴腺结核等。

【挑法】挑筋法、挑提法、挑摆法、挑罐法或挑药法等。

10. 肝俞

【部位】在第 9 胸椎棘突下，正中旁开 1.5 寸处。

【解剖】其下有背阔肌、最长肌和髂肋肌；有第 9 肋间动、静脉后支的分支；布有第 9、10 胸神经后支的皮支和肌支。

【经络】属足太阳膀胱经，为肝之背俞穴。

【主治】肝炎，胆囊炎，肝胃不和之胃病，眼病，月经不调，淋巴结核，皮疹，恶疮等。

【挑法】以挑筋法、截根法为主，也可行挑罐法、挑血法或挑药法。

11. 胆俞

【部位】在第10胸椎棘突下，正中线旁开1.5寸处。

【解剖】有背阔肌、最长肌、髂肋肌；有第10肋间动、静脉后支的分支；布有第10、11胸神经后支的皮支和肌支。

【经络】属足太阳膀胱经，为胆之背俞穴。

【主治】肝炎，胆囊炎，胃病，胆道蛔虫症，腹胀，腰背痛和坐骨神经痛等。

【挑法】挑筋法、挑罐法、截根法或挑药法。

12. 脾俞

【部位】在第11胸椎棘突下，正中线旁开1.5寸处。

【解剖】有背阔肌、最长肌和髂肋肌；有第11肋间动、静脉后支的分支；布有第11、12胸神经后支的皮支，深层有第11、12胸神经后支的肌支。

【经络】属足太阳膀胱经，为脾之背俞穴。

【主治】胃炎，胃下垂，胃溃疡，神经性呕吐，消化不良，肝炎，黄疸，肠炎，浮肿，贫血，慢性出血性疾病，子宫脱垂，肢体乏力等。

【挑法】挑筋法、挑摆法、挑拉法、挑罐法或挑药法。

13. 胃俞

【部位】第12胸椎棘突下，正中线旁开1.5寸处

【解剖】有腰背筋膜、最长肌和髂肋肌；有第12肋间动、静脉后支的分支；布有第12胸神经后支的皮支，深层为第12胸神经后支的肌支，深至近腹腔有腰神经丛。

【经络】属足太阳膀胱经，为胃之背俞穴。

【主治】胃炎，胃溃疡，胃胀痛，消化不良，胃下垂，胃扩张，肝炎，湿毒，肠炎，因消化不良而引起的失眠等。

【挑法】挑筋法、挑摆法、挑罐法、挑药法或截根法。

14. 三焦俞

【部位】在第1腰椎棘突下，旁开1.5寸处。

【解剖】有腰背筋膜、最长肌和髂肋肌；有第1、2腰动、静脉后支的分支；布有第1、2腰神经后支的外侧皮支末端，深层有第1、2腰神经后支的肌支。

【经络】属足太阳膀胱经，为三焦之背俞穴。

【主治】水湿，尿闭，浮肿，肾炎，遗尿，神经衰弱，腰痛，胃痛，生殖功能

衰退，男子不育症等。

【挑法】挑筋法、挑摆法、截根法或挑罐法。

15. 肾俞

【部位】在第2腰椎棘突下，旁开1.5寸。

【解剖】有腰背筋膜、最长肌和髂肋肌；有第2腰动、静脉后支的分支；布有第2、3腰神经后支的外侧支，深层为第2、3腰神经后支的肌支。

【经络】属足太阳膀胱经，为肾之背俞穴。

【主治】腰腿痛，肾炎，肾下垂，男女泌尿生殖系统的疾病，肾虚脱发，肾不纳气而气上喘等。

【挑法】本穴为壮肾水之主穴，手法不宜过强，宜用轻摇取筋法，切勿过多拔血。挫伤性腰痛，内有积淤者，可用挑罐法。

16. 大肠俞

【部位】在第4腰椎棘突下旁开1.5寸处。

【解剖】有腰背阔肌、最长肌和髂肋肌，有第4、5腰动、静脉后支；布有第4、5腰神经皮支，神经的后支，深层为第4、5腰神经后肢的肌支。

【经络】属足太阳膀胱经，为大肠之背俞穴。

【主治】腰腿痛，坐骨神经痛，胃肠炎，痢疾，痔疮等，对盆腔内的器官病变也有一定的治疗作用。

【挑法】挑筋法、挑提法、挑摆法、挑罐法和挑药法。

17. 小肠俞

【部位】在平第1骶后孔，背正中线旁开1.5寸处。

【解剖】位于骶髂肌起始部和臀大肌起始部之间；有骶外侧动、静脉后支的外侧支；布有臀下皮神经、臀下神经的属支。

【经络】属足太阳膀胱经，为小肠之背俞穴。

【主治】腰痛，腰骶痛，骶髂关节疾病，遗精，精子减少，男女不育，遗尿，肠炎，盆腔炎，便秘等。

【挑法】挑提法、挑摆法、挑筋法、挑罐法、挑血法或截根法。

18. 膀胱俞

【部位】在平第2骶后孔，脊正中线旁开1.5寸处。

【解剖】位于骶髂肌起始部和臀大肌起始部之间；有骶外侧动、静脉后支的外侧支；布有臀下皮神经、臀下神经的属支。

【经络】属足太阳膀胱经，为膀胱之背俞穴。

【主治】腰骶痛，坐骨神经痛，泌尿、生殖系统疾病等。

【挑法】挑提法、挑摆法、截根法、挑罐法或挑药法。

19. 委中

【部位】腘窝横纹正中。

【解剖】在腘窝正中，有腘筋膜；皮下有股腘静脉，深层内侧为腘静脉，最深层为腘动脉；当胫神经所过之处，有股后皮神经。

【经络】属足太阳膀胱经，为合穴和膀胱下合穴。

【主治】腰膝腿痛，足跟深部外伤性肌炎，心腹绞痛等。

【挑法】挑血法、挑提法、挑摆法或挑罐法。

20. 膏肓

【部位】在第4胸椎棘突下，旁开3寸处。

【解剖】在肩胛骨内端边缘，有斜方肌、菱形肌，深层有髂肋肌；有第4肋间动、静脉背侧支及颈椎横动脉降支；布有第3、4胸神经后支。

【经络】属足太阳膀胱经。

【主治】支气管炎，哮喘，胸膜炎，肺结核，肺气肿，或神经衰弱，久病体虚等。

【挑法】挑筋法，挑摆法和挑药法。此穴一般应轻摇拨筋，不宜大针挑血。

21. 秩边

【部位】平第4骶后孔，在棘突旁开3寸处。

【解剖】有臀大肌、梨状肌；其下正当臀下动、静脉；布有臀下神经和股后皮神经，下外侧有坐骨神经。

【经络】属足太阳膀胱经。

【主治】坐骨神经痛，臀肌劳损，下肢麻痹，便秘，痔疾，生殖系统疾患等。

【挑法】以挑提法、挑摆法为主，用力要大些，可根据痛处上下左右的不同，适当改变牵拉角度，使其拉动刺激正中病处。其余针挑经穴的牵拉方向均按此原则进行。

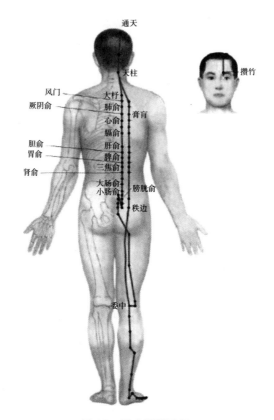

通天
天柱
攒竹
风门
厥阴俞
大杼
肺俞
心俞
膏肓
膈俞
肝俞
胆俞
脾俞
胃俞
三焦俞
肾俞
大肠俞
膀胱俞
小肠俞
秩边
委中

图 16　足太阳膀胱经

八、足少阴肾经

1. 然谷

【部位】位于足内侧缘，足舟骨粗隆下方，赤白肉际处。

【解剖】有拇展肌，趾长屈肌腱，浅层有隐神经的小腿内侧皮支、足底内侧神经皮支和足背静脉网的属支，深层有足底内侧神经和足底内侧动静脉。

【经络】属足少阴肾经，为荥穴。

【主治】月经不调，阴痒，消渴，泄泻，咽喉肿痛，咯血，口噤等。

【挑法】挑提法、挑摆法或挑血法。

2. 太溪

【部位】足内踝后方，当内踝尖与跟腱之间的凹陷处。

【解剖】有胫后动、静脉；布有小腿内侧皮神经，当胫神经经过处。

【经络】属足少阴肾经，为本经输穴、原穴。

【主治】月经不调，阴痒，消渴，泄泻，咽喉肿痛，咯血，咳嗽等。

【挑法】挑提法、挑摆法或挑血法。

3. 照海

【部位】足内侧，内踝尖下方凹陷处。

【解剖】有胫骨后肌腱；后方有胫后动、静脉；布有小腿内侧皮神经，深部为胫神经本干。

【经络】属足少阴肾经，是八脉交会穴之一，通阴跷脉。

【主治】月经不调，阴痒，癃闭，咽喉干痛，目赤肿痛，癫痫，失眠等。

【挑法】挑提法、挑摆法或挑血法。

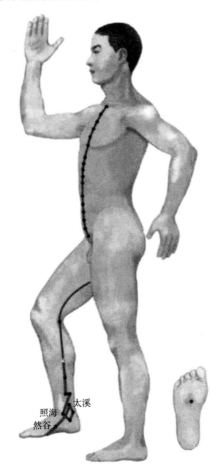

太溪
照海
然谷

图 17　足少阴肾经

九、手厥阴心包经

1. 曲泽

【部位】仰掌，肘部微屈，当肱二头肌肌腱的内侧处。

【解剖】在肱二头肌肌腱内侧，下布有肱动脉、肱静脉和正中神经。

【经络】属手厥阴心包经，是该经合穴。

【主治】肘臂痛，痞胀病，中暑，腹痛，心肌炎，心绞痛等。

【挑法】挑提法、挑摆法或挑血法。

2. 内关

【部位】在前臂掌侧，腕横纹上 2 寸，掌长肌腱与桡侧腕屈肌腱之间。

【解剖】在掌长肌腱与桡侧腕屈肌腱之间，有指浅屈肌和指深屈肌、旋前方肌，浅层有正中神经伴行动、静脉，在前臂骨间膜的前方有骨间动、静脉和骨间神经。

【经络】属手厥阴心包经，为络穴，也是八脉交会穴之一，通阴维脉。

【主治】心痛，心悸，眩晕，癫痫，失眠，偏头痛，胃痛，呕吐，呃逆，高血压病等。

【挑法】挑提法、挑摆法或挑血法。

3. 大陵

【部位】在腕掌横纹中点，掌长肌腱与桡侧腕屈肌腱之间。

【解剖】在掌长肌腱与桡侧腕屈肌腱之间，桡腕关节前方；有腕掌侧动、静网；浅层有前臂内外侧皮神经，正中神经掌支，深层为正中神经干。

【经络】属手厥阴心包经，为原穴、输穴。

【主治】心痛，心悸，癫狂，胃痛，呕吐，手腕麻木等。

【挑法】挑提法、挑摆法或挑血法。

4. 劳宫

【部位】在手掌心，第 2、3 掌骨之间偏于第 3 掌骨，握拳屈指时中指尖处。

【解剖】有正中神经的掌支和手掌侧静脉网，深层有指掌侧总动脉，正中神经的指掌侧固有神经。

【经络】属手厥阴心包经，为荥穴。

【主治】癫痫，中风昏迷，中暑，口疮，口臭，心痛，呕吐等。

【挑法】挑提法、挑摆法或挑血法。

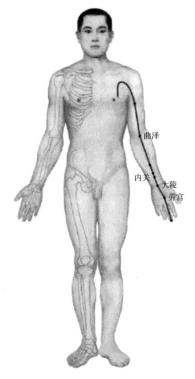

曲泽

内关　大陵
劳宫

图18　手厥阴心包经

十、手少阳三焦经

1.外关

【部位】在前臂背侧，腕横纹上2寸，尺骨与桡骨之间。

【解剖】有前臂后皮神经，头静脉和贵要静脉的属支，深层有骨间后动、静脉和骨间后神经。

【经络】属手少阳三焦经，为络穴，也是八脉交会穴之一，通阳维脉。

【主治】热病头痛，耳鸣耳聋，目赤肿痛，胸胁痛，上肢痿痹等。

【挑法】挑提法、挑摆法或挑血法。

2.支沟

【部位】在前臂背侧，腕横纹上3寸，尺骨与桡骨之间。

【解剖】有前臂后皮神经，头静脉和贵要静脉的属支，深层有骨间后动、静脉和骨间后神经。

【经络】属手少阳三焦经，为经穴。

【主治】习惯性便秘，热病，胸胁痛等。

【挑法】挑提法、挑摆法或挑血法。

3. 肩髎

【部位】在肩部，肩髃后方，肩外展时，肩峰后下方凹陷处。

【解剖】有肱三头肌，小圆肌，大圆肌和背阔肌腱；有旋肱后动脉；布有腋神经的肌支。

【经络】属手少阳三焦经。

【主治】肩臂挛痛不遂。

【挑法】挑提法、挑摆法或挑血法。

4. 翳风

【部位】在耳垂后，乳突和下颌骨之间的凹陷处。

【解剖】有耳后动、静脉，颈外浅静脉；布有耳大神经，深层为面神经干从茎乳突穿出处。

【经络】属手少阳三焦经，是手少阳三焦经、足少阳胆经之会。

【主治】耳病，面神经瘫或痉挛，腮腺炎，眼痛和牙痛等。

【挑法】挑提法、挑摆法。

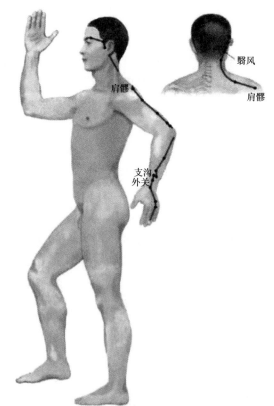

图 19　手少阳三焦经

十一、足少阳胆经

1. 阳白

【部位】眼平直视，瞳孔对正之眉上 1 寸处。

【解剖】其下有额肌；有额动、静脉的外侧支；当额神经外侧支（眶上神经）分布处。

【经络】属足少阳胆经，是足少阳胆经与阳维脉之会。

【主治】眶上神经痛，面神经麻痹，眼睑下垂和前头痛等。

【挑法】挑提法、挑摆法、挑血法或挑点法。与眶上动脉刺激群同时使用时多用挑点法。

2. 风池

【部位】在枕骨粗隆直下凹陷处与乳突之间，即斜方肌与胸锁乳突肌之间。

【解剖】在胸锁乳突肌与斜方肌之间的凹陷中，深层为头夹肌；有枕动、静脉分支；布有枕小神经的分支。

【经络】属足少阳胆经，是足少阳胆经与阳维脉之会。

【主治】感冒，头晕，头痛，颈项强痛，眼病，高血压，颈椎病，脑疾患，半身不遂和癫痫等。

【挑法】挑提法、挑摆法，也可用挑血法。

3. 肩井

【部位】在大椎穴与肩峰端连线的中点，肩部高处。

【解剖】其下为三角肌后缘有斜方肌，深层为肩胛提肌与网上肌；有颈横动、静脉；布有锁骨上腋神经后支，深层为桡神经。

【经络】属足少阳胆经。

【主治】乳腺炎，子宫功能性出血，肩疮，手麻，半身不遂，肩部及肩颈综合征的痹痛，以及颈下淋巴腺炎或结核等。

【挑法】挑筋法、挑提法、挑摆法、截根法、挑罐法或挑药法。

4. 日月

【部位】乳头直下，第 7 肋间，前正中线旁开 4 寸，在期门直下。

【解剖】在第 7、8 肋骨之间，肋下缘有腹外斜肌键膜、腹内斜机、腹横肌；有肋间动、静脉；布有胸前神经和第 7 或第 8 肋间神经。

【经络】属足少阳胆经，是足太阴脾经、足少阳胆经和阳维脉之会，胆之募穴。

【主治】胁肋痛，呕吐、积食，吞酸，黄疸，呃逆，肝炎，胆囊炎等。

【挑法】挑提法、挑摆法、挑筋法或挑药法。

5. 环跳

【部位】侧卧时在股骨大转子最高点与髋骨裂孔（尾骶骨）连线的外 1/3 与内 2/3 交界处，伏卧时取其中点。

【解剖】其下有臀大肌、梨状肌；内侧为臀下动、静脉；布有臀下皮神经、臀下神经，深层布有坐骨神经。

【经络】属足少阳胆经，是足少阳胆经与足太阳膀胱经之会穴。

【主治】坐骨神经痛，髋关节及其周围软组织疾病，腰腿痛，下肢麻痹，偏瘫等。

【挑法】挑提法、挑摆法、挑筋法、挑罐法或挑药法。

6. 阳陵泉

【部位】屈膝，在腓骨小头前下方凹陷处。

【解剖】其下有腓骨长、短肌；布有膝下外侧动、静脉；正当腓总神经分为腓浅神经与腓深神经的处。

【经络】属足少阳胆经，为合穴、胆下合穴，也是全身八会穴中的筋会穴。

【主治】肝炎，胆囊炎，胆道蛔虫症，胁痛，偏头痛，坐骨神经痛，膝关节炎，下肢麻痹乏力，腓总神经疼痛或麻痹等。

【挑法】挑筋法、挑提法、挑摆法、挑挤法、挑刮法或挑药法。

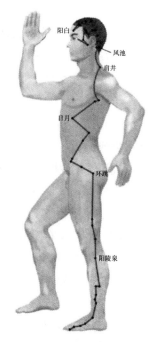

图 20　足少阳胆经

十二、足厥阴肝经

1. 章门

【部位】在腋中线，当第 11 肋游离端的下方，屈肘合腋时，肘尖正对处。

【解剖】在第 11 肋骨之端，有腹内斜肌、腹外斜肌和腹横肌，有第 10 肋间动脉、静脉，并布有第 10 肋间神经。

【经络】属足厥阴肝经，是足厥阴肝经、足少阳胆经之会，脾之募穴，为八会穴中的脏会穴。

【主治】肝、脾肿大，肝区痛，肠炎，腹痛和白带过多等。

【挑法】挑提法、挑摆法、挑筋法或挑药法。

2. 期门

【部位】在脐上 6 寸，前正中线旁开 4 寸，乳头直下第 6 肋间，即第 6、7 肋骨之间。

【解剖】在第 6，7 肋骨间内端，有肋间内斜肌、肋间外斜肌和腹横肌腱膜；有第 6 肋间动、静脉；布有第 6、7 肋间神经。

【经络】属足厥阴肝经，是足太阴脾经、足厥阴肝经和阴维脉之会，为肝之募穴。

【主治】肋间神经痛，肝胆疾患，肝郁气滞胁痛，胃神经官能症，胸膜炎及其后遗胸膜粘连引起的胸肋痛等。

【挑法】挑提法、挑摆法、挑筋法或挑药法。

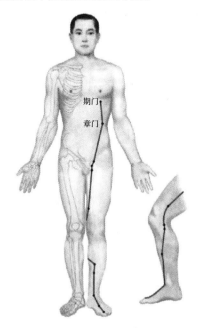

图 21　足厥阴肝经

十三、督脉

1. 长强

【部位】在尾骨尖下 0.5 寸处。

【解剖】在肛尾韧带中；其下有肛门动、静脉分支，有棘间静脉丛的延续部；布有尾骨神经和肛门神经。

【经络】属督脉之络穴，别走任脉。

【主治】痔疮，脱肛，阴囊湿疹，尾骨区痛等。

【挑法】该穴点接近肛门，消毒操作不便，常改在尾骨端稍后 5 分处进行。用挑摆法一次穿皮，不挑断其皮肤。术后要注意消毒，保护好伤口。

2. 腰阳关

【部位】第 4 腰椎棘突下之正中，相当于双髂嵴连线在中轴的交点。

【解剖】有腰背筋膜、棘上韧带和棘间韧带；有腰动、静脉后支和棘突间皮下静脉丛；布有腰神经后支的内侧支。

【经络】属督脉。

【主治】腰骶疼痛，坐骨神经痛，下肢瘫痪，月经不调，白带过多，阳痿等。

【挑法】挑筋法、挑摆法、截根法或挑罐法。

3. 命门

【部位】在第 2 腰椎棘突下凹陷中。

【解剖】有腰背筋膜、棘上韧带和棘间韧带，有腰动脉后支和棘突间皮下静脉；布有腰神经后支的内侧支。

【经络】属督脉。

【主治】肾虚腰痛，劳损，腰椎间盘突出，遗精，早泄，坐骨神经痛，神经衰弱，月经不调，肾炎等。

【挑法】挑筋法、挑摆法、截根法、挑药法均可。一般以不挑出血或少出血为好。

4. 身柱

【部位】在第 3 胸椎棘突下凹陷中。

【解剖】在腰背筋膜、棘上韧带和棘间韧带之中；布有第 3 肋间动脉的后支和棘间皮下静脉丛；布有第 3 胸神经后支的内侧支。

【经络】属督脉。

【主治】皮炎，鹅掌风，肺部疾患，精神病，心血管病，局部骨和软组织的病变等。

【挑法】挑筋法、挑提法，挑罐法、挑药法或截根法。虚则轻挑，不要出血；实则重挑，放血以治之。

5. 陶道

【部位】在第 1 胸椎棘突下凹隘中。

【解剖】在腰背筋膜、棘上韧带和棘间韧带之中；其下有第 1 肋间动脉后支和棘间皮下静脉丛；并布有第 1 胸神经后支的内侧支。

【经络】属督脉，为足太阳膀胱经、督脉之会。

【主治】发热，癫痫，精神病，肺气肿，慢性支气管炎，哮喘，颈、背诸肌之痹痛等。

【挑法】挑提法、挑摆法、截根法、挑血法或挑药法。

6. 大椎

【部位】在第 7 颈椎棘突下凹陷中。

【解剖】在腰背筋膜、棘间韧带和棘上韧带之中；其下有颈横动脉分支和棘间皮下静脉丛；并布有第 8 颈神经后支的内侧支。

【经络】属督脉，是手、足三阳经与督脉之会。

【主治】各种脑病，精神病。

【挑法】挑血法、挑提法、挑摆法、挑筋法、挑罐法、挑灸法或截根法。

7. 百会

【部位】在头顶正中线与二耳尖连线的交点处。

【解剖】在帽状腱膜中，左、右常有顶孔；有左右颞浅动、静脉和左右枕动、静脉吻合网；并布有枕神经和额神经分支。

【经络】属督脉，是手、足三阳经与督脉交会穴。

【主治】癫、狂、痫证，眩晕，头痛，休克，失眠，健忘，高血压，高热脑胀，脱肛，脱发，子宫脱垂，呃逆，男子早泄、少精、阳痿等。

【挑法】挑提法为主，挑摆法亦可。热性病实证用挑血法，虚证在针口上加灸 3 壮。

8. 上星

【部位】在头部前后正中线，前发际正中线上 1 寸处。

【解剖】在左、右额肌交界处；有额动、静脉分支和颞浅动、静脉分支；分布有额神经分支。

【经络】属督脉。

【主治】衄血和鼻炎，前头痛，眼病，面瘫等。

【挑法】挑提法、挑摆法或挑血法。

9. 素髎

【部位】在鼻尖端正中。

【解剖】在鼻尖软骨中；有面动、静脉鼻背支；并布有筛前神经鼻外支（眼神经分支）。

【经络】属督脉。

【主治】休克，低血压，酒糟鼻，鼻渊，偷针眼和眼结膜下出血等。

【挑法】挑血法、挑刺法。

10. 水沟（人中）

【部位】在人中沟上 1/3 与下 2/3 交叉处。

【解剖】在口轮匝肌中；有上唇动、静脉；且布有面神经颊支和眶下神经分支。

【经络】属督脉，是手阳明大肠经、足阳明胃经和督脉之会。

【主治】中风昏迷，癫痫发作，急性腰扭伤，面肿等。同时也是痧证急救要穴之一。

【挑法】挑提法或挑血法。

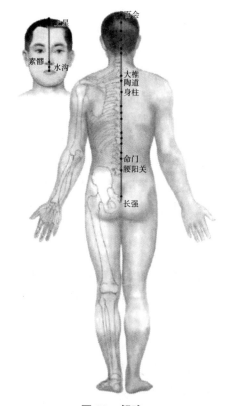

图 22　督脉

十四、任脉

1. 中极

【部位】在腹正中线，脐下 4 寸处。

【解剖】在腹白线中，内部为乙状结肠；有腹壁浅动、静脉分支，腹壁下动、静脉分支；并布有髂腹下神经的前皮支。

【经络】属任脉，是足三阴经、任脉之会，膀胱之募穴。

【主治】遗精，遗尿，尿潴留，阳痿，早泄，月经不调，白带过多，不孕，肾炎，尿道感染，盆腔炎，痛经，阴痒，阴痛等。

【挑法】挑提法、挑摆法、挑筋法或挑药法。

2. 关元

【部位】在脐下 3 寸正中处。

【解剖】在其下为腹白线，深部有小肠；有腹壁浅动、静脉分支和腹壁下动、静脉分支；并布有第 12 肋间神经前皮支的内侧支。

【经络】属任脉，是足三阴经、任脉之会，小肠之募穴。

【主治】下腹痛，泄泻，肠炎，泌尿系统感染，月经异常，盆腔炎，子宫脱垂，遗精，全身免疫功能衰弱，不孕等。

【挑法】挑提法、挑摆法、挑筋法或挑药法。

3. 石门

【部位】在脐下 2 寸正中处。

【解剖】在脐下腹白线中，内有小肠；有腹壁下动、脉分支和脸壁浅动、静脉分支；并布有第 11 肋间神经前皮支的内侧支。

【经络】属任脉，是三焦经之募穴。

【主治】妇女月经过多或过少，不孕，肠胃消化不良，泄泻腹胀，猝然脐周疝痛，尿闭水肿等。

【挑法】挑提法、挑摆法、挑药法、挑罐法或挑筋法。

4. 中脘

【部位】在腹正中线上，脐上 4 寸。

【解剖】其下为腹白线，深部为胃幽门部；有腹上动、静脉；并布有第 7 肋间神经前皮支的内侧支。

【经络】属任脉，是手太阳小肠经、手少阳三焦经、足阳明胃经、任脉之会，胃之募穴，为八会穴中的腑会穴。

【主治】是治胃病的主要挑点。对各种胃炎、胃溃疡、胃神经痛、胃痉挛、胃下垂有效，对呕吐、腹胀、便秘、消化不良、腹泻有调整作用，对神经衰弱、病后体虚纳呆、精神病等均有壮神补脾和促其功能恢复正常的效果。

【挑法】挑筋法、挑提法、挑摆法或挑药法。

5. 巨阙

【部位】在脐上 6 寸，鸠尾下 1 寸，腹正中线处。

【解剖】在腹白线上，深部为肝脏；有腹壁上动脉、静脉的分支；布有第 7 肋间神经前皮支的内侧支。

【经络】属任脉，是心之募穴。

【主治】精神病，心绞痛、胃痛等痛证，呕吐，膈肌痉挛，胆道蛔虫症，慢性肝炎，胆囊炎，甲状腺功能亢进，心悸等。

【挑法】挑提法、挑摆法、提筋法或挑药法。

6. 鸠尾

【部位】在前正中线上，胸剑结合部下 1 寸处。

【解剖】在腹白线上，腹直肌起始部，深部为肝脏；有腹壁上动、静脉的分支；并布有第 6 肋间神经前皮支的内侧支。

【经络】属任脉。

【主治】甲状腺肿，心绞痛，癫狂，痫证，胃脘痛，呕吐和喘病等。

【挑法】挑拉法、挑筋法或挑药法。

7. 膻中

【部位】在胸骨上，两乳之间，女子可取第 4 肋间隙，胸正中线上。

【解剖】胸骨之上，第 4 胸肋关节之间；有胸廓内动、静脉的前穿支；并布有第 4 肋间神经前皮的内侧支（内腔有心和心包）。

【经络】属任脉，为心包募穴，是八会穴的气会之处。

【主治】支气管炎，支气管哮喘，胸痛，心悸，甲状腺肿，胸腺异常，噎膈，乳腺炎，少乳，肋间神经痛和癔症等。

【挑法】挑提法、挑摆法、挑筋法或挑药法。

8. 天突

【部位】在胸骨柄上切迹中央上缘，左、右胸锁乳突肌之间。

【解剖】深层有胸骨舌骨肌和胸骨甲状肌；皮下有颈静脉弓、甲状腺下动脉分支，再往下胸骨柄后方为无名静脉及主动脉弓；并布有锁骨上神经前支。

【经络】属任脉，是阴维脉、任脉之会。

【主治】咽喉、气管、食管等疾患，以及甲状腺肿大和梅核气等。

【挑法】挑提法、挑摆法、挑筋法或挑药法。

9.承浆

【部位】在下颏正中线，下唇缘下方凹陷处。

【解剖】在口轮匝肌和颏肌之间；有下唇动、静脉分支；并布有面神经的下颌支及颏神经分支。

【经络】属任脉。

【主治】面神经麻痹，中风偏瘫、流涎，面肌痉挛，虫痛，下腹痛等。

【挑法】挑提法、挑摆法或挑血法。

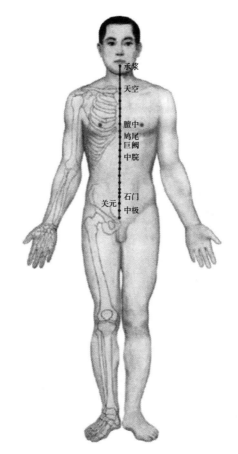

图23　任脉

十五、经外奇穴

1.太阳

【部位】在眉梢与外眼角中间，再向后1寸的地方，按之有凹陷。

【解剖】其下有颞筋膜和颞肌；有颞筋膜间静脉丛，颧眶动、静脉，颞浅动、静脉分支；并布有浅层的上颌神经颧颞支和深层的下颌神经肢支。

【经络】属经外奇穴。

【主治】头痛，面瘫，头晕，眼病，神经衰弱和感冒等。

【挑法】挑提法、挑摆法或挑血法。

2. 印堂

【部位】在两眉头连线中点处。

【解剖】正当降眉间肌；有目内眦动脉分布；布有浅层的滑车上神经和深层的面神经颞支。

【经络】属经外奇穴。

【主治】头痛，眩晕，感冒，高血压，白喉等。

【挑法】挑提法、挑摆法或挑血法。

3. 鱼腰

【部位】在眉毛正中，平视正对瞳孔。

【解剖】在眼轮匝肌中；有额动、静脉的外侧支；浅层有眶上神经分布，深层有面神经的颞支分布。

【经络】属经外奇穴。

【主治】眶上神经痛，面神经痛，眼睑下垂，眼睑痉挛和前头痛等。

【挑法】挑提法、挑摆法。

4. 夹脊

【部位】当第1胸至第5腰椎棘突下，旁开0.5～1寸，一侧17个穴位。

【解剖】浅层有背阔肌、斜方肌、菱形肌，中层有上、下后锯肌，深层有竖脊肌、横突棘肌等。每穴均有相应椎骨下方发出的脊神经后支的内侧支，以及其伴行的动、静脉。

【经络】属经外奇穴。

【主治】因其穴位分布不同，所管辖的范围也不同，主治亦因之有别，基本与相应的脊神经节段、督脉和足太阳膀胱经的背俞穴的主治类似。并治相应的椎间盘病变、椎柱各种增生退化及骨折后遗症、全身性皮肤病，对顽固性瘙痒、皮疹均有显效。

【挑法】挑筋法、挑提法、挑摆法、挑拉法、挑罐法、挑药法、截根法。

第五章　挑络疗法典型医案

第一节　头痛

头痛病是指由于外感与内伤，致使脉络拘急或失养，清窍不利所引起的以头部疼痛为主要临床特征的疾病。

我国对头痛病认识很早，在殷商甲骨文就有"疾首"的记载，《内经》称本病为"脑风""首风"。《素问·风论》认为其病因乃外在风邪寒气犯于头脑而致。《素问·五脏生成》还提出"是以头痛巅疾，下虚上实"的病机。《伤寒论》在太阳病、阳明病、少阳病、厥阴病篇章中较详细地论述了外感头痛病的辨证论治。《丹溪心法》认为头痛多因痰与火。《普济方》认为："气血俱虚，风邪伤于阳经，入于脑中，则令人头痛。"明《古今医统大全》对头痛病进行总结说："头痛自内而致者，气血痰饮、五脏气郁之病，东垣论气虚、血虚、痰厥头痛之类是也；自外而致者，风寒暑湿之病，仲景伤寒、东垣六经之类是也。"

病因病机：

1. 感受外邪

多因起居不慎，坐卧当风，风寒湿热等外邪上犯于头，清阳之气受阻，气血不畅，阻遏络道而发为头痛。外邪中以风邪为主，因风为阳邪，"伤于风者，上先受之""巅高之上，唯风可到"。"风为百病之长"，六淫之首，常挟寒、湿、热邪上袭。

若风挟寒，寒为阴邪伤阳，清阳受阻，寒凝血滞，络脉绌急而痛；若挟热邪，风热上炎，侵扰清窍，气血逆乱而痛；若挟湿邪，湿性黏滞，湿蒙清阳，头为"清阳之府"，清阳不布，气血不畅而疼痛。外邪所致头痛，其病机如《医碥·头痛》所说："六淫外邪，惟风寒湿三者最能郁遏阳气，火暑燥三者皆属热，受其热则汗泄，非有风寒湿袭之，不为害也。然热甚亦气壅脉满，而为痛矣。"

2.情志郁怒

长期精神紧张忧郁，肝气郁结，肝失疏泄，络脉失于条达，拘急而头痛；或平素性情暴逆，恼怒太过，气郁化火，日久肝阴被耗，肝阳失敛而上亢，气壅脉满，清阳受扰而头痛。

3.饮食不节

素嗜肥甘厚味，暴饮暴食，或劳伤脾胃，以致脾阳不振，脾不能运化传输水津，聚而痰湿内生，以致清阳不升，浊阴不降，清窍为痰湿所蒙，或痰阻脑脉，脉瘀痹阻，气血不畅，可致头因精血失充、脉络失养而痛。如丹溪所言"头痛多主于痰"。饮食伤脾，气血化生不足，不能上荣于脑髓脉络，亦为头痛之病因病机。

4.内伤不足

先天禀赋不足，或劳欲伤肾，阴精耗损，或年老气血衰败，或久病不愈，产后、失血之后，营血亏损，气血不能上荣于脑，髓海不充则可致头痛。此外，外伤跌扑，或久病入络也易致络行不畅，血瘀气滞，脉络失养而头痛。

头为神明之府，"诸阳之会"，且"脑为髓海"，五脏精华之血，六腑清阳之气皆能上注于头，即头与五脏六腑之阴精、阳气密切相关，凡能影响脏腑之精血、阳气的因素皆可成为头痛的病因，归纳起来不外外感与内伤两类。病位虽在头，但与肝脾肾密切相关。风、火、痰、瘀、虚为致病之主要因素。邪阻脉络，清窍不利，精血不足，脑失所养，为头痛之基本病机。

临床表现：

头部疼痛为本病的主要临床表现。

疼痛部位可包括前额、额颞、顶枕等。其中，痛在巅顶者，证属足厥阴肝经；痛在前额者，证属足阳明胃经；痛在后枕者，证属足太阳膀胱经；痛在两颞者，证属足少阳胆经；头痛连及牙齿者，证属足少阴肾经；头痛伴腹泻者，证属足太阴脾经，且以偏头痛者居多。

疼痛性质可包括掣痛、跳痛、灼痛、胀痛、重痛、头痛如裂，或空痛、隐痛、昏痛等。

疼痛发病方式可包括迅速发病和缓慢发病两种。

诊断：

1.以头痛为主症，表现为前额、额颞、巅顶、顶枕部甚至全头部疼痛，头痛性质或为跳痛、刺痛、胀痛、昏痛、隐痛、空痛。可以突然发作，可以反复发作。疼痛持续时间可以数分钟、数小时、数天或数周不等。

2.有外感、内伤引起头痛的因素，或有反复发作的病史。

3.检查血常规、测血压,必要时做脑脊液、脑血流图、脑电图检查,有条件时做经颅多普勒、颅脑 CT(电子计算机 X 射线断层扫描)和 MRI(磁共振成像)检查,有助于排除器质性疾病,明确诊断。

挑络证候:

证候:按头痛部位分经治疗。

后头痛:属太阳经头痛,多在后头部疼痛,连及颈项背部,发热恶风寒,脉浮。多见于风寒、风热等外感证。

侧头痛:头两侧连耳根、发际作痛,或偏头痛,伴有忽冷忽热,寒热往来,胸胁苦满,口苦目眩,脉弦细,舌质偏红,苔薄黄。

前额头痛:属阳明经头痛,前额连接眉棱骨疼痛,头痛像要裂开一样,眼睛红赤,潮热自汗,舌苔黄燥,脉大有力。

巅顶痛:痛在头顶部,牵及头角,自觉有一股气向上冲腾,或欲吐而不得吐,或吐涎沫。

治疗:

选穴定位:按头痛部位的分经治疗,按部位局部选穴和远端循经选穴

太阳头痛(后头痛):天柱、风池、风府、后溪、申脉、阿是穴。

少阳头痛(侧头痛):太阳、率谷、悬颅、外关、侠溪、阿是穴。

阳明头痛(前额痛):上星、印堂、阳白、合谷、内庭、阿是穴。

厥阴头疼(巅顶痛):百会、前顶、通天、内关、太冲、阿是穴。

全头疼:印堂、太阳、百会、头维、天柱、风池、合谷、外关、内庭、足临泣。

挑络方法:急性期或属实证的前头痛,用挑络放血法,后头痛用挑摆法加放血法;慢性期或属虚证者,则以挑摆法为主,挑点不宜过多,放血也要少,加强摇摆力度。

因头部的挑点很少有长的纤维,所以不必强调取筋,为给予足够的刺激量,应该一次穿多一些皮,但不必挑断皮肤,尽量用挑摆法。

转归及预后:

头痛患者经过挑络治疗,绝大多数病人头痛症状可缓解,发作次数减少;少数病人因久病,需要加长挑络治疗时程,一般通过中药辅助调理,病情会明显好转。

预防与调摄:

头痛的预防在于针对病因,如避免感受外邪,勿情志过激,慎劳倦,不要过食肥甘厚味等以免引发头痛。头痛的急性发作期,应适当休息,不宜食用炸烤辛辣的厚味食品,以防生热助火,有碍治疗,同时忌烟酒。若患者精神紧

张，情绪波动，可疏导劝慰以稳定情绪，适当保证环境安静，有助缓解头痛。

典型案例：

医案一：秦某某，女，57岁，住院患者。

主诉：阵发性头痛3年，加重3天。

患者于3年前无明显诱因出现头痛、头晕，痛处不定，常于出汗后发作，赴当地医院进行中西医结合治疗未效。近日受凉感冒后头痛发作频繁，病情加重，故赴我院治疗。

患者平素因工作原因常出汗，出汗后恶风寒，头部无沉重感，偶有乏力、皮肤发痒、手足心发热，伴有咽痒、咳嗽、咳白痰，纳可，眠一般，时有入睡困难，二便调，春季易发过敏性鼻炎。舌暗红，苔薄白，脉浮略弦细。

挑区及其阳性指数：颈百劳穴（右1.5）、风池穴（右1）、风府穴（1.5）。

体位：坐位。

针具：1 ml注射器针头（0.45*16 RWLB）。

操作手法：挑摆法、挑提法，颈百劳穴、风池穴兼顾挑血法。

出血：量多，色暗红。

症状自评分：按照自定的挑络症状量表，其症状系数由10减到6。

医案二：李某某，女，53岁，门诊患者。

主诉：阵发性头胀痛2年，加重7天。

患者于2年前无明显诱因出现间断性头痛，痛感为胀痛，持续约数分钟，未行规范治疗。7日前，入睡受凉后引发持续性头痛、头胀，遇风加重，影响睡眠。

患者平素偶有鼻痒、咽痒，时有干咳，且受风后加重，有风疹时发，发无定处，时有轻微手足震颤，纳可，二便调，舌红，苔薄微黄，脉浮弦。头痛发作时血压为BP 143/76 mmHg。

挑区及其阳性指数：风池穴（左2，右1）、风府穴（1.5）。

体位：坐位。

针具：1 ml注射器针头（0.45*16 RWLB）。

操作手法：挑摆法、挑提法、挑血法。

出血：量多，色鲜红。

症状自评分：按照自定的挑络症状量表，其症状系数由10减到4。

二诊：1周后患者仍有轻微头痛，继续给予挑络治疗。

挑区：风池穴（左1）、风府穴（1）。

体位：坐位。

针具：1 ml 注射器针头（0.45*16 RWLB）。

操作手法：挑摆法、挑提法。

症状自评分：按照自定的挑络症状量表，其症状系数由 10 减到 2。

两周后随访，患者未再出现头痛。

医案三：孙某某，男，38 岁，门诊患者。

主诉：阵发性头痛、颈椎痛 1 年余，加重 1 周。

患者于 1 年前劳累过度后出现阵发性头痛，劳累加重。近日因工作压力大头痛加重明显，疼痛部位多在巅顶及两侧，严重时头痛连项，发作时头部有搏动感，伴头身困重。患者平素偶有午后潮热，全身油脂分泌较多，伴乏力。偶有手指麻木感。患者为办公室工作人员，久坐，活动量少，食欲略差，大便每日 1~2 次，偶有不成形，眠可，小便可。舌红，苔腻微黄，脉濡略涩。

挑区及其阳性指数：风池穴（右 1.5）、颈百劳穴（左 2）、肩井穴（左 2）、肩中俞（左 1.5）。

体位：坐位。

针具：1 ml 注射针头（0.45*16 RWLB）、20 ml 注射针（1.2*38 TWSB）。

操作手法：挑摆法、挑提法，颈百劳穴、肩井穴兼顾挑血法。

出血：量少，色鲜红。

症状自评分：按照自定的挑络症状量表，其症状系数由 10 减到 5。

两周后随访，患者未再出现头痛。

医案四：齐某某，女，41 岁，门诊患者。

主诉：头痛 1 周。

初诊：患者于 1 周前因情绪激动出现头痛，伴目内眦痛，眠差时加重，偶伴发心悸，心悸发时有手麻、手颤症状，急躁易怒时伴有两胁胀痛。患者平素怕风，身困重乏力，活动易汗出，睡眠差。时有咳嗽，口渴多饮。纳呆，食后偶有腹胀、恶心、嗳气。舌红，苔腻微黄，脉沉略弦。

挑区及其阳性指数：风池穴（左 1.5）、风府穴（1.5）、心俞穴（左 1，右 1）、胃俞穴（左 1.5）、太阳穴（左 1.5，右 1）、阿是穴（眼皮上 1.5）。

体位：坐位、俯卧位。

针具：1 ml 注射针头（0.45*16 RWLB）、20 ml 注射针头（1.2*38 TWSB）。

操作手法：挑摆法、挑提法，风池穴、风府穴兼顾挑血法

出血：量多，色暗红。

症状自评分：按照自定的挑络症状量表，其症状系数由 10 减到 7。

按：患者情绪刺激后，肝气郁滞不舒，肝郁化火，上扰头目，则有头痛、目

内眦痛症状。以挑络法为主，其具有疏通经络、宣导气血、解除筋缩的作用。配以中药自拟头痛2号方加减，治以滋阴潜阳，清利头目，整方如下：

钩藤20 g^(后入)	川芎30 g	白芷12 g	生石膏30 g
菊花12 g	白蒺藜15 g	蔓荆子15 g	金银花20 g
木香9 g	生甘草6 g	珍珠母40 g	半夏9 g
陈皮15 g	代赭石30 g	白蔻仁30 g	郁金30 g

二诊：患者仍有头痛，继续给予挑络疗法治疗。

挑区及其阳性指数：风池穴（左1）、颈百劳穴（左1.5，右1）

体位：坐位

针具：1 ml注射针头（0.45*16 RWLB）

操作手法：挑摆法、挑提法、挑血法

症状自评分：按照自定的挑络症状量表，其症状系数由10减到3。

出血：量少，色鲜红

两周后随访，患者未再出现头痛。

医案五：宋某某，女，36岁，门诊患者。

主诉：经前头痛、失眠1年余。

初诊：患者于1年前无明显诱因出现经前巅顶痛，痛甚影响睡眠，疼痛一般在月经前1周开始，睡前、情绪激动时症状加重，平素熬夜情况较重，经前口苦、便干、急躁易怒。患者平素偶有身热，体温不高。偶有心率加快、口干口渴。经前腰酸膝软明显。食欲可，偶有食后胃胀。患者偶有月经先期，周期21～28天。月经量略多，色鲜红，质黏稠，偶有小血块。舌红，苔薄黄，脉弦。

挑区及其阳性指数：百会（1.5）、风池穴（右1.5）、颈百劳穴（左1，右2）、心俞穴（左1）、胃俞穴（左1）、肝俞穴（右1.5）、肾俞穴（右1.5）、大肠俞穴（右1）。

体位：坐位、俯卧位。

针具：1 ml注射针头（0.45*16 RWLB）、20 ml注射针头（1.2*38 TWSB）。

操作手法：挑摆法、挑提法，风池穴、颈百劳穴挑血法。

出血：量多，色暗红。

症状自评分：按照自定的挑络症状量表，其症状系数由10减到5。

二诊：患者仍有头痛，继续以挑络治疗。

挑区及其阳性指数：风池穴（右1）、颈百劳穴（右1）。

体位：坐位。

针具：1ml注射针头（0.45*16 RWLB）。

操作手法：挑摆法、挑提法、挑血法。

出血：量少，色鲜红。

症状自评分：按照自定的挑络症状量表，其症状系数由 10 减到 2。

两周后随访，患者未再出现头痛。

医案六：刘某某，男，66 岁，门诊患者。

主诉：阵发性头痛伴头晕 5 年余，加重 4 天。

患者 5 年前无明显诱因出现阵发性头胀痛伴头晕，情绪急躁时加重。头晕时有目眩、视物模糊和踩棉花感。近日晨起及情绪激动后，头胀痛伴头晕加重。5 年前于社区门诊诊断为高血压病，血压最高时 BP 165/85 mmHg，现服"硝苯地平片"降压，服药后血压控制在 135 ~ 145/70 ~ 85 mmHg。患者平素怕热，易汗出，急躁易怒，偶有腰酸膝软、耳鸣，纳呆，眠可，时有小便艰涩、便秘。舌暗红，苔黄，脉弦略数。

挑区及其阳性指数：颈百劳穴（左 2）、风池穴（左 1.5，右 1）、肝俞穴（左 1）、脾俞穴（右 1.5）、太溪穴（左 1，右 1）、太冲穴（左 2，右 2）。

体位：坐位、俯卧位。

针具：1 ml 注射针头（0.45*16 RWLB）、20 ml 注射针头（1.2*38 TWSB）。

操作手法：挑摆法、挑提法，颈百劳穴、风池穴兼顾挑血法。

出血：量少，色鲜红。

症状自评分：按照自定的挑络症状量表，其症状系数由 10 减到 5。

医案七：王某某，女，58 岁，门诊患者。

主诉：阵发性头胀 4 年，加重 1 周。

初诊：患者于 4 年前无明显诱因出现阵发性头胀，1 周前出现头胀痛欲裂，痛处不定，伴双目酸胀，血丝满布。患者平素偶有身热，易口腔溃疡、烦热口渴，喜饮冷，已停经，眠差，大便秘结，小便黄赤，舌红，苔薄黄，脉浮数。

挑区及其阳性指数：风池穴（左 1.5）、颈百劳穴（左 2，右 1.5）、心俞穴（右 1.5）、肝俞穴（右 1）、脾俞穴（左 1，右 1.5）。

体位：坐位、俯卧位。

针具：1 ml 注射针头（0.45*16 RWLB）、20 ml 注射针头（1.2*38 TWSB）。

操作手法：挑摆法、挑提法，风池穴、颈百劳穴兼顾挑血法、挑挤法。

出血：量少，色鲜红。

症状自评分：按照自定的挑络症状量表，其症状系数由 10 减到 4。

二诊：患者仍有头痛，继续以挑络治疗。

挑区及其阳性指数：风池穴（左 1）、颈百劳穴（左 1.5）、新设穴（左

1.5, 右 1)。

体位: 坐位。

针具: 1 ml 注射针头 (0.45*16 RWLB)。

操作手法: 挑摆法、挑提法。

症状自评分: 按照自定的挑络症状量表, 其症状系数由 10 减到 2。

一周后, 患者未出现头痛。

医案八: 刘某某, 女, 43 岁, 门诊患者。

主诉: 颈椎病 4 年, 加重半个月。

刻下症见: 患者于 4 年前因工作劳累引发颈椎不适伴头痛, 赴某省级三甲医院诊断为颈椎病。半月前头痛加重伴持续性头胀。患者平素偶有手足发凉、发麻, 纳眠可, 二便调。月经偶有延后, 周期 28 ~ 35 天, 经期 3 ~ 5 天, 偶量少, 色红微暗, 质稠有血块。舌青紫, 苔薄微黄, 脉涩。

挑区及其阳性指数: 风池穴 (左 1.5)、颈百劳穴 (左 2, 右 1.5)、百会穴 (1)、肩井穴 (右 1.5)、肩中俞穴 (左 1)。

体位: 坐位。

针具: 1 ml 注射针头 (0.45*16 RWLB)。

操作手法: 挑摆法、挑提法, 颈百劳穴、肩井穴兼顾挑血法、挑挤法。

出血: 量多, 色暗红。

症状自评分: 按照自定的挑络症状量表, 其症状系数由 10 减到 3。

第二节　失眠

失眠是由于情志、饮食内伤, 病后及年迈, 禀赋不足, 心虚胆怯等病因, 引起心神失养或心神不安, 从而导致经常不能获得正常睡眠为特征的一类病证。主要表现为睡眠时间、深度的不足, 不能消除疲劳、恢复体力与精力, 轻者入睡困难, 或寐而不酣, 时寐时醒, 或醒后不能再寐, 重则彻夜不寐。

失眠是临床常见病证之一, 虽不属于危重疾病, 但亦妨碍人们正常的生活、工作、学习, 并能加重或诱发心悸、胸痹、眩晕、头痛、中风等病。顽固性的失眠, 给病人带来长期的痛苦, 甚至形成对安眠药物的依赖, 而长期服用安眠药物又可引起医源性疾病。中医药通过调整人体脏腑气血阴阳的功能, 常能明显改善睡眠状况, 且不引起药物依赖及医源性疾患, 因而颇受欢迎。

《黄帝内经》中称失眠为"目不瞑""不得眠""不得卧", 并认为失眠原因主要有两种, 一是其他病证影响, 如咳嗽、呕吐、腹满等, 使人不得安卧; 二是气血阴阳失和，使人不能寐，如《素问·病能论》曰："人有卧而有所不安者，何也？……脏有所伤，及精有所之寄则安，故人不能悬其病也。"《素问·逆调论》还有"胃不和则卧不安"之说，后世医家延伸为凡脾胃不和，痰湿、食滞内扰，以致寐寝不安者均属于此。《难经》最早提出"不寐"这一病名，《难经·四十六难》认为老人不寐的病机为"血气衰，肌肉不滑，荣卫之道涩，故昼日不能精，夜不得寐也"。《古今医统大全·不得卧》较详细地分析了失眠的病因病机，并对临床表现及其治疗原则做了较为详细的论述。张景岳《景岳全书·不寐》较全面地归纳和总结了不寐的病因病机及其辨证施治方法，"寐本乎阴，神其主也，神安则寐，神不安则不寐。其所以不安者，一由邪气之扰，一由营气之不足耳"，还认为"饮浓茶则不寐，心有事亦不寐者，以心气之被伐也"。《景岳全书·不寐·论治》中指出："无邪而不寐者……宜以养营养气为主治……即有微痰微火皆不必顾，只宜培养气血，血气复则诸证自退。若兼顾而杂治之，则十暴一寒，病必难愈，渐至元神俱竭而不可救者有矣。""有邪而不寐者，去其邪而神自安也"。《医宗必读·不得卧》将失眠原因概括为"一曰气盛，一曰阴虚，一曰痰滞，一曰水停，一曰胃不和"五个方面。《医效秘传·不得眠》将病后失眠病机分析为："夜以阴为主，阴气盛则目闭而安卧，若阴虚为阳所胜，则终夜烦扰而不眠也。心藏神，大汗后则阳气虚，故不眠。心主血，大下后则阴气弱，故不眠。热病邪热盛，神不精，故不眠。新瘥后，阴气未复，故不眠。若汗出鼻干而不得眠者，又为邪入表也。"

失眠是以不能获得正常睡眠，以睡眠时间、深度及消除疲劳作用不足为主的一种病证。

病因病机：

1. 情志所伤或由情志不遂，肝气郁结，肝郁化火，邪火扰动心神，心神不安而不寐。或由五志过极，心火内炽，心神扰动而不寐。或由思虑太过，损伤心脾，心血暗耗，神不守舍，脾虚生化乏源，营血亏虚，不能奉养心神，即《类证治裁·不寐》曰"思虑伤脾，脾血亏损，经年不寐"。

2. 饮食不节脾胃受损，宿食停滞，壅遏于中，胃气失和，阳气浮越于外而卧寐不安，如《张氏医通·不得卧》云："脉滑数有力不得卧者，中有宿滞痰火，此为胃不和则卧不安也。"或因过食肥甘厚味，酿生痰热，扰动心神而不眠。或因饮食不节，脾胃受伤，脾失健运，气血生化不足，心血不足，心失所养而失眠。

3. 久病血虚，产后失血，年迈血少等，引起心血不足，心失所养，心神不安而不寐。正如《景岳全书·不寐》所说："无邪而不寐者，必营气之不足也，营主血,血虚则无以养心,心虚则神不守舍。"

4.禀赋不足,心虚胆怯,素体阴盛,兼因房劳过度,肾阴耗伤,不能上奉于心,水火不济,心火独亢;或肝肾阴虚,肝阳偏亢,火盛神动,心肾失交而神志不宁。如《景岳全书·不寐》所说:"真阴精血不足,阴阳不交,而神有不安其室耳。"亦有因心虚胆怯,暴受惊恐,神魂不安,以致夜不能寐或寐而不酣,如《杂病源流犀烛·不寐多寐源流》所说:"有心胆俱怯,触事易惊,梦多不祥,虚烦不寐者。"

综上所述,失眠的病因虽多,但以情志所伤、饮食不节或气血亏虚等内伤病因居多,由这些病因引起心、肝、胆、脾、胃、肾的气血失和,阴阳失调,其基本病机以由心血虚、胆虚、脾虚、肾阴亏虚进而导致心失所养和由心火偏亢、肝郁、痰热、胃失和降进而导致心神不安两方面为主。其病位在心,但与肝、胆、脾、胃、肾关系密切。失眠虚证多由心脾两虚,心虚胆怯,阴虚火旺,进而引起心神失养所致。失眠实证则多由心火炽盛,肝郁化火,痰热内扰,进而引起心神不安所致。失眠病久可表现为虚实兼夹,或瘀血阻滞,故清代王清任也用血府逐瘀汤治疗失眠。

临床表现:

失眠以睡眠时间不足,睡眠深度不够及不能消除疲劳、恢复体力与精力为主要证候特征。其中睡眠时间不足者可表现为入睡困难,夜寐易醒,醒后难以再睡,严重者甚至彻夜不寐。睡眠深度不够者常表现为夜间时醒时寐,寐则不酣,或夜寐梦多。由于睡眠时间及深度质量的不够,致使醒后不能消除疲劳,表现为头晕、头痛、神疲乏力、心悸、健忘,甚至心神不宁等。由于个体差异,对睡眠时间和质量的要求亦不相同,故临床判断失眠不仅要根据睡眠的时间和质量,更重要的是以能否消除疲劳、恢复体力与精力为依据。

诊断:

1.轻者入睡困难或睡而易醒,醒后不寐,连续3周以上,重者彻夜难眠。

2.常伴有头痛头昏、心悸健忘、神疲乏力、心神不宁、多梦等。

3.经各系统及实验室检查,未发现有妨碍睡眠的其他器质性病变。

挑络证候:

1.心火偏亢

症状:心烦不寐,躁扰不宁,怔忡,口干舌燥,小便短赤,口舌生疮,舌尖红,苔薄黄,脉细数。

2.肝郁化火

症状:急躁易怒,不寐多梦,甚至彻夜不眠,伴有头晕头胀,目赤耳鸣,口干而苦,便秘溲赤,舌红,苔黄,脉弦而数。

3.痰热内扰

症状:不寐,胸闷心烦,泛恶,嗳气,伴有头重目眩,口苦,舌红,苔黄腻,脉滑数。

4.胃气失和

症状:不寐,脘腹胀满,胸闷嗳气,嗳腐吞酸,或见恶心呕吐,大便不爽,舌苔腻,脉滑。

5.阴虚火旺

症状:心烦不寐,心悸不安,腰酸足软,伴头晕,耳鸣,健忘,遗精,口干津少,五心烦热,舌红,少苔,脉细而数。

6.心脾两虚

症状:多梦易醒,心悸健忘,神疲食少,头晕目眩,伴有四肢倦怠,面色少华,舌淡,苔薄,脉细无力。

7.心胆气虚

症状:心烦不寐,多梦易醒,胆怯心悸,触事易惊,伴有气短自汗,倦怠乏力,舌淡,脉弦细。

治疗:

选穴定位:

相应的八脉交会穴、手少阴心经及督脉穴为主

肝火扰心者加行间、侠溪;痰热内扰者加丰隆、内庭;心脾两虚者加心俞、脾俞;阴虚火旺者加心俞、肾俞;心胆气虚者加心俞、胆俞;胃气不和者加公孙、足三里。

挑络方法:

1.心火偏亢、肝郁化火者以挑血法、挑刮法为主,清热泻火,镇惊安神。

2.痰热内扰者以挑湿法、挑刮法为主,清热安神,和中化痰。

3.胃气不和者以挑络法、挑刮法为主,和胃化滞,宁心安神。

4.阴虚火旺者以挑药法为主,滋阴降火,清心安神。

5.心脾两虚者以挑药法、挑灸法为主,补益心脾,养心安神。

6.心胆气虚者以挑灸法、挑刮法为主,益气镇惊,安神定志。

转归及预后:

挑络疗法对于失眠有标实症状者见效更快,疗效较好。若本虚症状较明显,在辨证基础上,寻找反应区,辅助以中药治疗,效果更好。

本病的预后一般较好。

预防与调摄：

养成良好的生活习惯，如按时睡觉，不经常熬夜，睡前不饮浓茶、咖啡和不吸烟等，保持心情愉快及加强体质锻炼。

本病因属心神病变，故尤应注意精神调摄，做到喜恶有节，解除忧思焦虑，保持精神舒畅；养成良好的生活习惯，并改善睡眠环境，劳逸结合等，对于提高治疗失眠的效果，改善体质及提高工作、学习效率，均有促进作用。

典型案例：

医案一：孙某某，女，46 岁，门诊患者。

主诉：入睡困难 1 年，加重伴头晕 2 天。

患者于 1 年前因脑力劳动过度导致入睡困难，近两日加重并伴头晕目眩。现入睡困难，多梦，眠后易醒。患者平素略怕冷，易汗出，身乏力，四肢倦怠，记忆力差，时有头部昏蒙、心悸、胸闷，纳呆，二便调。舌暗红，苔薄白，脉弦。

挑区及其阳性指数：心俞穴（左 2）、肺俞穴（右 1）、神堂穴（左 1.5）、神道穴（1.5）、脾俞穴（左 1）、胃俞穴（左 1）、风池穴（左 1.5，右 1）、颈百劳穴（左 2，右 1.5）。

体位：坐位、俯卧位。

针具：1 ml 注射针头（0.45*16 RWLB）、20 ml 注射针头（1.2*38 TWSB）。

操作手法：挑摆法、挑提法，风池穴、颈百劳穴兼顾挑血法、挑挤法。

出血：量少，色暗红。

症状自评分：按照自定的挑络症状量表，其症状系数由 10 减到 6。

医案二：陈某某，男，65 岁，门诊患者。

主诉：失眠 6 年，加重 1 周。

初诊：患者于 6 年前因熬夜过度导致失眠，近 1 周加重。现入睡困难，多梦易醒，醒后难以入睡。白天神疲乏力，偶有头晕、健忘。患者面黄，平素易汗出怕冷，偶有目眩、胸闷、心悸、憋气，纳差，食后易腹胀。舌淡、苔薄，脉细。曾有吸烟、饮酒病史，冠心病、慢性胃炎病史 5 年余。

挑区及其阳性指数：心俞穴（左 1.5，右 1.5）、神道穴（1）、肺俞穴（右 1）、脾俞穴（左 1）、胃俞穴（左 1.5）。

体位：俯卧位。

针具：20 ml 注射针头（1.2*38 TWSB）。

操作手法：挑摆法、挑提法。

症状自评分：按照自定的挑络症状量表，其症状系数由 10 减到 6。

二诊：患者仍有失眠，继续以挑络治疗。

挑区及其阳性指数：心俞穴（左 1.5，右 1）、神道穴（1）、神堂穴（左 1）。

体位：俯卧位。

针具：20 ml 注射针头（1.2*38 TWSB）。

操作手法：挑摆法、挑提法。

症状自评分：按照自定的挑络症状量表，其症状系数由 10 减到 4。

医案三：陆某某，女，56 岁，门诊患者。

主诉：失眠 3 年，加重 2 周伴有纳差。

刻下症见：患者于 3 年前无明显诱因引发失眠伴头晕头胀。近期因心情压抑加重。现入睡困难，睡后多梦，严重时彻夜难眠，醒后神疲乏力。

患者平素对冷热较为敏感，偶有汗出。常有头胀，易忧郁。心情不佳时乏力懒动，喜太息。食欲随心情改变，食后胃胀明显。偶有两胁胀痛、胸闷脘痞。小便调，偶有大便不成形，每日 1～2 次。舌淡红，苔白腻，脉弦略濡。既往有高血压、慢性浅表性胃炎病史。

挑区及其阳性指数：心俞穴（左 1.5）、肺俞穴（左 1.5，右 1）、胃俞穴（左 1.5）、神道穴（1）、痞根穴（左 1）。

体位：俯卧位。

针具：20 ml 注射针头（1.2*38 TWSB）。

操作手法：挑摆法、挑提法、挑血法。

出血：量少，色鲜红。

症状自评分：按照自定的挑络症状量表，其症状系数由 10 减到 4。

医案四：陈某某，女，43 岁，门诊患者。

主诉：失眠 1 月余。

患者于 1 月前无明显诱因引发失眠伴巅顶痛。痛感为胀痛，疼痛随情绪变化。眠差时醒后易怒，入睡困难，眠后多梦。患者平素畏热，偶汗出，且夜间多汗、头胀、颈椎不适，偶有两胁胀痛。情绪急躁易怒，偶有口干口苦。纳可，但食后易腹胀。饮水少时小便黄，偶有大便干。舌红，苔黄，脉弦略数。

挑区及其阳性指数：心俞穴（左 1.5）、肺俞穴（右 1）、风池穴（左 1.5，右 1.5）、风府穴（1）、颈百劳穴（左 2，右 1.5）。

体位：坐位、俯卧位。

针具：1 ml 注射针头（0.45*16 RWLB）、20 ml 注射针头（1.2*38 TWSB）。

操作手法：挑摆法、挑提法，风池穴、风府穴、颈百劳穴兼顾挑血法、挑挤法。

出血：量多，色暗红。

症状自评分：按照自定的挑络症状量表，其症状系数由 10 减到 7。

第三节　面瘫

面瘫俗称口眼㖞斜，指单纯性的一侧面部肌肉瘫痪而言。为风寒、风热之邪乘虚侵袭面部筋脉，经气阻滞，肌肉纵缓不收而成。类似于现代医学中的周围性面神经麻痹和面神经炎。

《灵枢·经筋》论及足阳明经筋疾病时有"卒口僻，急者目不合"的记载。在这里"口僻"是口角㖞斜之意，并非病名。《中医内科学》在中风之病证鉴别部分明确把"口僻"作为病名，提出："口僻俗称吊线风，主要症状是口眼㖞斜，但常伴有耳后疼痛，口角流涎，言语不清，而无半身不遂或神志障碍等表现，多因正气不足，风邪入脉络，气血痹阻所致，不同年龄均可罹患。"

病因病机：

手、足阳经均上头面部。正气不足，脉络空虚，卫外不固，风寒或风热之邪乘虚入中面部经络，气血痹阻，经筋功能失调，筋肉失于约束，则出现歪僻。

足太阳经筋为"目上冈"，足阳明经筋为"目下冈"，故眼睑不能闭合为足太阳和足阳明经筋功能失调所致；口颊部主要为手太阳和手、足阳明经筋所主，因此，口㖞主要系该三条经筋功能失调所致。

临床表现：

本病常急性发作，常在睡眠醒来时，发现一侧面部肌肉板滞、麻木、瘫痪，额纹消失，眼裂变大，露睛流泪，鼻唇沟变浅，口角下垂歪向健侧，病侧不能皱眉、蹙额、闭目、露齿、鼓颊；部分患者初起时有耳后疼痛，还可出现患侧舌前 2/3 味觉减退或消失、听觉过敏等症。部分患者病程迁延日久，可因瘫痪肌肉出现挛缩，口角反牵向患侧，甚则出现面肌痉挛，形成"倒错"现象。

诊断：

1. 发病前有面部受凉、受风病史。

2. 面部麻木不仁，出现鼻唇沟变浅、一侧口角低、额纹消失，病侧不能皱眉、蹙额、闭目、露齿、鼓颊。

挑络证候：

气血亏虚，风寒入络证。突然口眼㖞斜，眼睑闭合不全，周身乏力，伴恶风寒，面部发紧，得热则减，舌苔薄白，脉浮紧，多有受凉史。

风火上炎，湿热蕴滞证。突然口眼㖞斜，眼睑闭合不全，伴口苦咽干，耳后热痛，甚则耳屏前疱疹若干，舌红，苔黄，脉浮数。

· 130 ·

气滞血瘀，脉络闭阻证。此证为病程长，久治不愈，而见口眼㖞斜、眼睑下垂，自觉面部松弛不用，舌质紫有瘀斑，脉涩。

治疗：

选穴治疗：祛风通络，疏调经筋。取手足阳明和手足太阳经穴为主。

主穴：攒竹，鱼腰，四白，颧髎，颊车，地仓，合谷，昆仑。

配穴：风寒证者，加风池；风热证者，加曲池；恢复期，加足三里；人中沟㖞斜者，加水沟；鼻唇沟浅者，加迎香。

在急性期，面部穴位手法不宜过重，挑刺不宜过深，取穴不宜过多。

转归及预后：

挑络疗法对于面瘫见效快，疗效较好。若本虚症状较明显，在辨证基础上，寻找反应区，辅助以中药治疗，效果更好。

预防与调摄：

注意保暖，吹冷风、受冷水刺激是最常见的致病因素，因此不要图一时之快，直吹久吹空调、风扇，尤其是在体力活动出大汗之后。注意休息，保证睡眠充足，少看电视、电脑，避免各种精神刺激和过度疲劳。少吃油腻滞胃、不易消化的食品。要多吃一些蔬菜和水果，如桃、葡萄、苦瓜、茄子、青椒、韭菜，以维持足够的维生素摄入。

典型案例：

医案一：刘某某，男，43岁，住院患者。

主诉：右侧面部肌肉障碍2天。

患者于2天前晨起后出现右侧面部肌肉板滞、麻木，额纹消失，眼裂变大，鼻唇沟变浅，口角下垂㖞向左侧。不能完成皱眉、闭目等动作。纳眠可、二便调。舌淡，苔薄白，脉沉细。

挑区及其阳性指数：攒竹穴（右1.5）、阿是穴（2）。

体位：坐位。

针具：1 ml注射针头（0.45*16 RWLB）。

操作手法：挑摆法、挑提法。

症状自评分：按照自定的挑络症状量表，其症状系数由10减到7。

第四节　胃痛

胃痛是由于胃气阻滞，胃络瘀阻，胃失所养，不通则痛导致的以上腹胃脘部发生疼痛为主症的一种脾胃肠病证。胃痛，又称胃脘痛。

古典医籍中对本病的论述始见于《内经》。如《素问·六元正纪大论篇》谓："木郁之发……民病胃脘当心而痛，上支两胁，膈咽不痛，食饮不下。"《素问·至真要大论篇》也说："厥阴司天，风淫所胜……民病胃脘当心而痛。"说明胃痛与木气偏胜，肝胃失和有关。《素问·举痛论篇》还阐发了寒邪入侵，引起气血壅滞不通而作胃痛的机理。《伤寒论·辨厥阴病脉证并治》曰："厥阴之为病，消渴，气上撞心，心中疼热，饥而不欲食，食则吐蛔，下之，利不止。"其中的"心中疼"，即是胃痛，此为后世辨治寒热错杂胃痛提供了有益的借鉴。后世医家因《内经》"胃脘当心而痛"一语，往往将心痛与胃痛混为一谈，如《千金要方·卷十三·心腹痛》中有九种心痛，九种心痛是虫心痛、注心痛、风心痛、悸心痛、食心痛、饮心痛、冷心痛、热心痛、去来心痛。这里所说的心痛，实际上多指胃痛而言。《济生方》对胃痛的病因作了较全面的论述，九种心痛"名虽不同，而其所致皆因外感，内沮七情，或饮啖生冷果实之类，使邪气搏于正气，邪正交击，气道闭塞，郁于中焦，遂成心痛"。《和剂局方》《太平圣惠方》《圣济总录》等书，收集了大量医方，其治胃痛，多用辛燥理气之品。金元时期，《兰室秘藏·卷二》立"胃脘痛"一门，论其病机，则多系饮食劳倦而致脾胃之虚，又为寒邪所伤导致。论其治法，大旨不外益气、温中、理气、和胃等。《丹溪心法·心脾痛》谓："大凡心膈之痛，须分新久，若明知身受寒气，口吃冷物而得病者，于初得之时，当与温散或温利之药；若病之稍久则成郁，久郁则蒸热，热久必生火……"胃痛亦有属热之说，至丹溪而畅明。胃痛与心痛的混淆引起了明代医家的注意，如明代《证治准绳·心痛胃脘痛》中写道："或问丹溪言心痛即胃脘痛然乎？曰心与胃各一脏，其病形不同，因胃脘痛处在心下，故有当心而痛之名，岂胃脘痛即心痛哉？"《医学正传·胃脘痛》更进一步指出前人以胃痛为心痛之非："古方九种心痛……详其所由，皆在胃脘而实不在心也。"从而对两病进行了较为明确的区分。

病证以胃脘部疼痛为主症，西医学中的急性胃炎、慢性胃炎、消化性溃疡、胃痉挛、胃下垂、胃黏膜脱垂症、胃神经官能症等疾病皆属此病范畴。

病因病机：

胃痛的病因主要为外感寒邪，饮食所伤，情志不遂，脾胃虚弱等。

1.寒邪客胃

寒属阴邪，其性凝滞收引。胃脘上部以口与外界相通，气候寒冷，寒邪由口吸入，或脘腹受凉，寒邪直中，内客于胃，或服药苦寒太过，或寒食伤中，致使寒凝气滞，胃气失和，胃气阻滞，不通则痛。正如《素问·举痛论篇》所说"寒气客于肠胃之间，膜原之下，血不得散，小络急引，故痛"。

2.饮食伤胃

胃主受纳腐熟水谷,其气以和降为顺,故胃痛的发生与饮食不节关系最为密切。若饮食不节,暴饮暴食,损伤脾胃,饮食停滞,致使胃气失和,胃中气机阻滞,不通则痛;或五味过极,辛辣无度,或恣食肥甘厚味,或饮酒如浆,则伤脾碍胃,蕴湿生热,阻滞气机,以致胃气阻滞,不通则痛,皆可导致胃痛。故《素问·痹论篇》曰:"饮食自倍,肠胃乃伤。"《医学正传·胃脘痛》曰:"初致病之由,多因纵恣口腹,喜好辛酸,恣饮热酒煎爆,复餐寒凉生冷,朝伤暮损,日积月深……故胃脘疼痛。"

3.肝气犯胃

脾胃的受纳运化,中焦气机的升降,有赖于肝之疏泄,《素问·宝命全形论篇》所说的"土得木而达"即是这个意思。所以病理上就会出现木旺克土,或土虚木乘之变。忧思恼怒,情志不遂,肝失疏泄,肝郁气滞,横逆犯胃,以致胃气失和,胃气阻滞,即可发为胃痛。所以《杂病源流犀烛·胃病源流》谓:"胃痛,邪干胃脘病也……唯肝气相乘为尤甚,以木性暴,且正克也。"肝郁日久,又可化火生热,邪热犯胃,导致肝胃郁热而痛。

若肝失疏泄,气机不畅,血行瘀滞,又可形成血瘀,兼见瘀血胃痛。胆与肝相表里,皆属木。胆之通降,有助于脾之运化及胃之和降。《灵枢·四时气》曰"邪在胆,逆在胃",若胆病失于疏泄,胆腑通降失常,胆气不降,逆行犯胃,致胃气失和,肝胆胃气机阻滞,也可发生胃痛。

4,脾胃虚弱

脾与胃相表里,同居中焦,共奏受纳运化水谷之功。脾气主升,胃气主降,胃之受纳腐熟,赖脾之运化升清,所以胃病常累及于脾,脾病常累及于胃。若素体不足,或劳倦过度,或饮食所伤,或过服寒凉药物,或久病脾胃受损,均可引起脾胃虚弱,中焦虚寒,致使胃失温养,发生胃痛。若是热病伤阴,或胃热火郁,灼伤胃阴,或久服香燥理气之品,耗伤胃阴,胃失濡养,也可引起胃痛。肾为先天之本,阴阳之根,脾胃之阳,全赖肾阳之温煦;脾胃之阴,全赖肾阴之滋养。若肾阳不足,火不暖土,可致脾阳虚,而成脾肾阳虚、胃失温养之胃痛;若肾阴亏虚,肾水不能上济胃阴,可致胃阴虚,而成胃肾阴虚、胃失濡养之胃痛。

此外,若气滞日久,血行瘀滞,或久痛入络,胃络受阻,或胃出血后,离经之血未除,以致瘀血内停,胃络阻滞不通,均可引起瘀血胃痛。《临证指南医案·胃脘痛》早已有关于这种病机的论述:"胃痛久而屡发,必有凝痰聚瘀。"若脾阳不足,失于健运,湿邪内生,聚湿成痰成饮,蓄留胃脘,又可致痰饮胃痛。

本病病因，初则多由外邪、饮食、情志不遂所致，病因多单一，病机也单纯，常见寒邪客胃、饮食停滞、肝气犯胃、肝胃郁热、脾胃湿热等证候，表现为实证；久则常见由实转虚，如寒邪日久损伤脾阳，热邪日久耗伤胃阴，多见脾胃虚寒、胃阴不足等证候，则属虚证。因实致虚，或因虚致实，皆可形成虚实并见证，如胃热兼有阴虚，脾胃阳虚兼见内寒，以及兼夹瘀、食、气滞、痰饮等。本病的病位在胃，与肝脾关系密切，也与胆肾有关。基本病机为胃气阻滞，胃络瘀阻，胃失所养，不通则痛。

诊断：

1. 上腹胃脘部疼痛及压痛。

2. 常伴有食欲不振，胃脘痞闷胀满，恶心呕吐，吞酸嘈杂等胃气失和的症状。

3. 发病常由饮食不节，情志不遂，劳累，受寒等诱因引起。

4. 上消化道 X 线钡餐透视、纤维胃镜及病理组织学等检查，查见胃、十二指肠黏膜炎症、溃疡等病变，有助于诊断。

临床表现：

胃痛的部位在上腹部胃脘处，俗称心窝部。其疼痛的性质表现为胀痛、隐痛、刺痛、灼痛、闷痛、绞痛等，常因病因病机的不同而异，其中尤以胀痛、隐痛、刺痛常见。可有压痛，按之其痛或增或减，但无反跳痛。其痛有呈持续性者，也有时作时止者。其痛常因寒暖失宜，饮食失节，情志不舒，劳累等诱因而发作或加重。本病证常伴有食欲不振，恶心呕吐，吞酸嘈杂等症状。

挑络证候：

1. 寒邪客胃

症状：胃痛暴作，甚则拘急作痛，得热痛减，遇寒痛增，口淡不渴，或喜热饮，苔薄白，脉弦紧。

2. 饮食停滞

症状：暴饮暴食后，胃脘疼痛，胀满不消，疼痛拒按，得食更甚，嗳腐吞酸，或呕吐不消化食物，其味腐臭，吐后痛减，不思饮食或厌食，大便不爽，得矢气及便后稍舒，舌苔厚腻，脉滑有力。

3. 肝气犯胃

症状：胃脘胀满，攻冲作痛，脘痛连胁，胸闷嗳气，喜长叹息，大便不畅，得嗳气、矢气则舒，遇烦恼郁怒则痛作或痛甚，苔薄白，脉弦。

4. 肝胃郁热

症状：胃脘灼痛，痛势急迫，喜冷恶热，得凉则舒，心烦易怒，泛酸嘈杂，口干口苦，舌红少苔，脉弦数。

5. 瘀血停滞

症状：胃脘疼痛，痛如针刺刀割，痛有定处，按之痛甚，食后加剧，入夜尤甚，或见吐血、黑便，舌质紫暗或有瘀斑，脉涩。

6. 脾胃湿热

症状：胃脘灼热疼痛，嘈杂泛酸，口干口苦，渴不欲饮，口甜黏浊，食甜食则冒酸水，纳呆恶心，身重肢倦，小便色黄，大便不畅，舌苔黄腻，脉象滑数。

7. 胃阴亏虚

症状：胃脘隐隐灼痛，似饥而不欲食，口燥咽干，口渴思饮，消瘦乏力，大便干结，舌红少津或光剥无苔，脉细数。

8. 脾胃虚寒

症状：胃痛隐隐，绵绵不休，冷痛不适，喜温喜按，空腹痛甚，得食则缓，劳累或食冷或受凉后疼痛发作或加重，泛吐清水，食少，神疲乏力，手足不温，大便溏薄，舌淡苔白，脉虚弱。

治疗：

选穴定位：寒邪客胃加胃俞、神阙；饮食停滞加梁门、天枢；肝气犯胃加胃俞、太冲；瘀血内停加膻中、膈俞；脾胃虚寒加神阙、气海、脾俞；胃阴不足加胃俞、三阴交、太溪；肝胃郁热加肝俞、胃俞、中脘、足三里；脾胃湿热加脾俞、胃俞、足三里

挑络方法：

1. 寒邪客胃者以挑刮法、挑络法、挑灸法为主，温胃散寒，理气止痛。

2. 饮食停滞者以挑湿法、挑摆法为主，消食导滞，和胃止痛。

3. 肝气犯胃者以挑络法、挑摆法为主，疏肝理气，和胃止痛。

4. 肝胃郁热者以挑刮法、挑络法为主，疏肝理气，泄热和中。

5. 瘀血停滞者以挑刮法、挑络法、挑挤法为主，活血化瘀，理气止痛。

6. 脾胃湿热者以挑络法、挑药法为主，清热化湿，理气和中。

7. 胃阴不足者以挑药法、挑摆法为主，养阴益胃，和中止痛。

8. 脾胃虚寒者以挑灸法、挑摆法、挑络法为主，温中健脾，和胃止痛。

转归及预后：

挑络疗法治疗胃痛见效快，疗效好。若本虚症状较明显，在辨证基础上，寻找反应区，辅助以中药治疗，效果更好。

预防与调摄：

对胃脘痛患者，要重视生活调摄，尤其是饮食与精神方面的调摄。饮食以

少食多餐，营养丰富，清淡易消化为原则，不宜饮酒及过食生冷、辛辣食物，切忌粗硬饮食，暴饮暴食，或饥饱无常；应保持精神愉快，避免忧思恼怒及情绪紧张；注意劳逸结合，避免劳累，病情较重时，需适当休息，这样可减轻胃痛和减少胃痛发作，进而达到预防胃痛的目的。

典型案例：

医案一：苏某某，女，77岁，门诊患者。

主诉：胃痛3月余，加重5天。

患者于3个月前开始因长期服用药物诱发胃痛，5天前加重。疼痛部位为胃脘部，痛感为隐痛伴胃脘烧灼感。现纳差，饥不欲食，餐后口干舌燥。饮食不合适后常出现胃胀、恶心、泛酸。3个月内体重下降3~4 kg。平素身乏力，休息常不能缓解。偶有烧心、手足心发热、咽干、咽痒、舌红，苔薄少，脉细数。患者既往有冠心病、糖尿病、高血压病史，长期服用药物具体不详。

挑区及其阳性指数：脾俞穴（左2，右1.5）、胃俞穴（左1.5）、痞根穴（左2）、心俞穴（左1，右1）、神道穴（1.5）、神堂穴（左1.5，右1）。

体位：俯卧位。

针具：20 ml注射针头（1.2*38 TWSB）。

操作手法：挑摆法、挑提法，脾俞穴、心俞穴兼顾挑血法。

出血：量多，色鲜红。

症状自评分：按照自定的挑络症状量表，其症状系数由10减到8。

按：患者长期服药，胃肠刺激明显，长久损伤脾胃气机且伤胃络，表现为胃痛。该患者用挑血疗法清热祛邪，病邪去则正气可扶。并在基础上，用自拟方宁心消痞方加减，治以健脾行气，整方如下：

黄芪30 g	麦冬15 g	五味子3 g	川芎15 g
丹参20 g	半夏9 g	陈皮15 g	焦三仙30 g^(各)
木香15 g	砂仁6 g	连翘15 g	乌贼骨30 g
生甘草6 g	珍珠母40 g	代赭石30 g	旋覆花30 g
川楝子12 g			

7剂，日1剂，水煎服，分早晚两次温服

医案二：王某某，男，62岁，门诊患者。

主诉：胃痛、泛酸2年余，加重3天。

患者4年前经当地医院诊断为慢性非萎缩性胃炎，起初仅食后胃胀。自2年前开始空腹胃痛、泛酸，3天前明显加重。胃痛为隐痛，痛势绵绵，得温则减。食后胃胀加重。平素神疲乏力、情志不畅，喜热饮、热食，活动易出汗，偶有畏风、手足不温，眠可，偶有嗜睡，大便不成形，每日 1~2 次，小便调。舌淡红，苔薄白，脉沉弱。

挑区及其阳性指数：脾俞穴（左 1.5，右 1.5）、胃俞穴（左 1，右 1）、肝俞穴（左 1，右 1）、痞根穴（左 1.5，右 1）。

体位：俯卧位。

针具：20 ml 注射针头（1.2*38 TWSB）

操作手法：挑摆法、挑提法，脾俞穴兼顾挑血法。

出血：量少，色鲜红。

症状自评分：按照自定的挑络症状量表，其症状系数由 10 减到 6。

医案三：刘某某，女，42 岁，门诊患者。

主诉：胃痛半月余。

患者于半月前因过食辛辣刺激食物导致胃痛。现胃隐隐灼痛，偶有烧心、反酸、嘈杂痞闷，饥不欲食。患者平素畏热、手足心发热，偶有夜间多汗；身乏力，休息后缓解不明显；口干口渴甚，喜饮冷；情绪急躁易怒；生活作息不规律，睡眠较晚；偶有大便干结，小便调。舌红，苔薄，脉细数。

挑区及其阳性指数：脾俞穴（右 1.5）、胃俞穴（左 1，右 1.5）、痞根穴（左 1.5，右 1.5）。

体位：俯卧位。

针具：20 ml 注射针头（1.2*38 TWSB）。

操作手法：挑摆法、挑提法。

症状自评分：按照自定的挑络症状量表，其症状系数由 10 减到 7。

医案四：王某某，女，40 岁，门诊患者。

主诉：胃痛 10 年余，加重 1 月。

患者于 10 年前胃脘疼痛，工作压力大时加重，近 1 月来胃脘痛明显加剧，胃脘胀闷疼痛，牵及右胁，掣于肩背，严重时痛如刀绞，令人窒息，伴有口苦、食后呃逆阵作。赴当地医院行腹部 B 超，排除胆囊疾病。患者平素身热、乏力，时发白睛泛黄、目眩、迎风流泪，纳差，食量小，食后腹胀，眠可，小便可，大便成形、偶干，2~3 日一行。舌暗红，苔腻微黄，脉沉细弦。

挑区及其阳性指数：胃俞穴（左 1.5，右 1）、脾俞穴（左 2）、肝俞穴（左 1，右 1.5）、胆俞穴（左 1，右 1.5）、膈俞穴（右 1）、痞根穴（右 1.5）、大肠俞穴（左 1.5，右 1）。

体位：俯卧位。

针具：20 ml 注射针头（1.2*38 TWSB）。

操作手法：挑摆法、挑提法、挑脂法。

症状自评分：按照自定的挑络症状量表，其症状系数由 10 减到 6。

医案五：孙某某，男，43 岁，门诊患者。

主诉：胃痛 4 年余，加重 2 周。

患者于 4 年前无明显诱因引发胃痛，后反复发作。平素饥则胃脘隐痛，餐前加重，喜热食热饮、喜按。近 2 周纳差，食欲可，食量小，食后腹胀明显，食后有胃部灼热感。平素腹部发凉，活动后汗多；身乏力倦怠，四肢不温；口淡乏味，纳差，眠可；便溏，每日 1~2 次。舌淡胖，苔薄白，脉弦细。

挑区及其阳性指数：胃俞穴（左 1.5，右 1）、脾俞穴（右 1）、痞根穴（左 1.5，右 1.5）。

体位：俯卧位。

针具：20 ml 注射针头（1.2*38 TWSB）。

操作手法：挑摆法、挑提法。

症状自评分：按照自定的挑络症状量表，其症状系数由 10 减到 6。

医案六：陈某某，女，58 岁，门诊患者。

主诉：胃痛 6 年，加重 2 月。

患者于 6 年前因饥饿过度引发胃痛，曾呕血，血色紫暗，后来症状有些改善，未作进一步检查。近 2 月胃痛胸闷，气急心慌，面目及下肢浮肿，纳少，足软无力，舌黄苔腻，脉细。

挑区及其阳性指数：胃俞穴（左 1.5）、脾俞穴（左 2，右 1）、心俞穴（左 1，右 1）、肺俞穴（左 1，右 1.5）、肾俞穴（右 1）、痞根穴（左 2）、中脘穴（1）。

体位：俯卧位、仰卧位。

针具：20 ml 注射针头（1.2*38 TWSB）、针灸针。

操作手法：挑摆法、挑提法、针灸法。

症状自评分：按照自定的挑络症状量表，其症状系数由 10 减到 6。

第五节　腰痛

腰痛是指腰部或感受外邪，或因劳伤，或由肾虚而引起气血运行失调，脉络绌急，腰府失养所致的以腰部一侧或两侧疼痛为主要症状的一类病证。

腰痛一病，古代文献早有论述，《素问·脉要精微论》指出："腰者，肾之府，转摇不能，肾将惫矣。"《内经》在其他篇章还分别叙述了腰痛的性质、部位与范围，并提出病因以虚、寒、湿为主。隋代《诸病源候论》在病因学上，充实了"坠隋伤腰""劳损于肾"等病因，分类上分为卒腰痛与久腰痛。《丹溪心法·腰痛》指出腰痛病因有"湿热、肾虚、瘀血、挫闪、痰积"，并强调肾虚的重要作用。清代，对腰痛病因病机和证治规律已有系统的认识和丰富的临床经验。

病因病机：

腰痛病因为内伤、外感与跌仆挫伤，基本病机为筋脉痹阻，腰府失养。内伤多责之禀赋不足，肾亏腰府失养；外感为风、寒、湿、热诸邪痹阻筋脉；或劳力扭伤，气滞血瘀，筋脉不通而致腰痛。

1.外邪侵袭

多由居处潮湿，或劳作汗出当风，衣裹冷湿，或冒雨着凉，或长夏之季，劳作于湿热交蒸之处，寒湿、湿热、暑热等六淫邪毒乘劳作之虚，侵袭腰府，造成腰部经脉受阻，气血不畅而发生腰痛。若寒邪为病，寒伤阳，主收引，腰府阳气既虚，络脉又壅遏拘急，故生腰痛。若湿邪为病，湿性重着、黏滞、下趋，滞碍气机，可使腰腹经气郁而不行，血络瘀而不畅，以致肌肉筋脉拘急而发腰痛。感受湿热之邪，热伤阴，湿伤阳，且湿热黏滞，壅遏经脉，气血郁而不行而腰痛。

2.气滞血瘀

腰部持续用力，劳作太过，或长期体位不正，或腰部用力不当，屏气闪挫，跌仆外伤，劳损腰府筋脉气血，或久病入络，气血运行不畅，均可使腰部气机壅滞，血络瘀阻而生腰痛。

3.肾亏体虚

先天禀赋不足，加之劳累太过，或久病体虚，或年老体衰，或房室不节，以致肾精亏损，无以濡养腰府筋脉而发生腰痛。历代医家都视肾亏体虚是腰痛的重要病机。如《灵枢·五癃津液别》说："虚故腰背痛而胫酸"。《景岳全书·腰痛》也认为"腰痛之虚证十居八九"。

腰为肾之府，乃肾之精气所溉之域。肾与膀胱相表里，足太阳经过之。此外，任、督、冲、带诸脉，亦布其间，故内伤则不外肾虚。而外感风寒湿热诸邪，以湿性黏滞，湿流下，最易痹着腰部，所以外感总离不开湿邪为患。内外二因，相互影响，如《杂病源流犀烛·腰痛病源流》指出："腰痛，精气虚而邪客病也……肾虚其本也，风寒湿热痰饮，气滞血瘀闪挫其标也，或从标，或从本，贵无失其宜而已。"说明肾虚是发病关键所在，风寒湿热的痹阻不行，常因肾虚而客，否则虽感外邪，亦不致出现腰痛。至于劳力扭伤，则和瘀血有关，临床上亦不少见。

临床表现：

腰部一侧或两侧疼痛为本病的基本临床特征。因病理性质的不同，而有种种表现。发病多缓慢，病程较久，或急性起病，病程较短。疼痛性质有隐痛、胀痛、酸痛、濡痛、绵绵作痛、刺痛、腰痛如折；腰痛喜按，腰痛拒按；冷痛，得热则解，热痛，遇热更甚。腰痛与气候变化有关，腰痛与气候变化无关。腰痛劳累加重，休息缓解。腰痛影响功能活动，腰"转摇不能""不可以俯仰"。腰痛固定，腰痛放射其他部位，引起腰脊强、腰背痛、腰股痛、少腹痛等。

诊断：

1. 自觉一侧或两侧腰痛为主症，或痛势绵绵，时作时止，遇劳则剧，得逸则缓，按之则减；或痛处固定，胀痛不适；或如锥刺，按之痛甚。

2. 具有腰部感受外邪或外伤、劳损等病史。

3. 有关实验室检查或腰部 X 线片，提示西医学风湿性腰痛、腰肌劳损、强直性脊柱炎、腰椎骨质增生等诊断者，有助于本病的诊断。

挑络证候：

1. 寒湿腰痛：腰部冷痛重着，转侧不利，逐渐加重，每遇阴雨天或腰部感寒后加剧，痛处喜温，得热则减，苔白腻而润，脉沉紧或沉迟。

2. 湿热腰痛：腰髋弛痛，牵掣拘急，痛处伴有热感，每于夏季或腰部着热后痛剧，遇冷痛减，口渴不欲饮，尿色黄赤，或午后身热，微汗出，舌红，苔黄腻，脉濡数或弦数。

3. 瘀血腰痛：痛处固定，或胀痛不适，或痛如锥刺，日轻夜重，或持续不解，活动不利，甚则不能转侧，痛处拒按，面晦唇暗，舌质隐青或有瘀斑，脉多弦涩或细数。病程迁延，常有外伤、劳损史。

4. 肾虚腰痛：腰痛以酸软为主，喜按喜揉，腿膝无力，遇劳则甚，卧则减轻，常反复发作。偏阳虚者，则少腹拘急，面色㿠白，手足不温，少气乏力，舌淡，脉沉细；偏阴虚者，则心烦失眠，口燥咽干，面色潮红，手足心热，舌红，少苔，脉弦细数。

治疗：

选穴定位：凡是腰痛，取穴以腰部的阿是穴及足太阳膀胱经穴为主。寒湿腰痛加腰阳关；瘀血腰痛加膈俞；肾虚腰痛加肾俞；督脉腰痛加腰夹脊、后溪；膀胱经腰痛加志室、昆仑；腰骶部痛加次髎、腰俞；腰眼部痛明显加腰眼。

挑络方法：

1. 寒湿腰痛可用挑络法、挑摆法，亦可用挑灸法，以达到祛风散寒的功效。

2. 湿热腰痛可用截根法、挑罐法，以达到清热解毒、消瘀排脓的效果。

3. 瘀血腰痛可用挑罐法、挑剂法，以达到活血祛瘀的功效。

4. 肾虚腰痛可用挑灸法、挑药法，以达到补肾益气的功效。

转归及预后：

腰痛患者若能得到及时正确的治疗，一般预后良好。但若失治误治，病延日久，痛久入络，气郁血阻于络脉，邪气益痼，营血益虚，腰部筋肉骨节失荣，可能转归、合并腰部强直、痿弱（痿病），瘫痪于床榻，预后不良。

预防与调摄：

1. 避免寒湿、湿热侵袭。改善阴冷潮湿的生活、工作环境，勿坐卧湿地，勿冒雨涉水，劳作汗出后及时擦拭身体，更换衣服，或饮姜汤水驱散风寒。

2. 注重劳动卫生。腰部用力应适当，不可强力举重，不可负重久行，坐、卧、行保持正确姿势，若需作腰部用力或弯曲的工作时，应定时做松弛腰部肌肉的体操。

3. 注意避免跌、仆、闪、挫。

4. 劳逸适度，节制房事，勿使肾精亏损，肾阳虚败。

5. 体虚者，可适当食用、服用具有补肾作用的食品、药物。

已患腰痛的病人，除继续注意上述事项外，腰部用力更应小心，必要时休息或戴腰托，以减轻腰部的受力负荷。根据腰痛的寒热情况，可局部进行热熨、冷敷等，慢性腰痛宜配合按摩、理疗促进其康复。湿热腰痛慎食辛辣醇酒，寒湿腰痛慎食生冷寒凉食品。

典型案例：

医案一：贾某某，女，43 岁，门诊患者。

主诉：腰痛 10 余年，加重 1 周。

初诊：患者于 10 年前因过度劳累导致腰痛。痛势迁延缠绵，甚时酸胀难以活动。近一周加重，时有腰痛，遇劳加重，卧则减轻。腿部乏力先于腰酸产生，起初为腿软、活动多后乏力，后转为活动后膝痛。患者平素局部发凉，易出冷汗，记忆力差，头部昏蒙感较重，偶有手足心发热、偶有气短、耳鸣，纳可，眠差，二便调，偶有凌晨泄泻。舌红，苔薄白，脉沉细。

挑区及其阳性指数：腰俞穴（2）、腰阳关（1.5）、肾俞穴（左1）、腰眼穴（左1）、阿是穴（2）。

体位：俯卧位。

针具：20 ml 注射针头（1.2*38 TWSB）。

操作手法：挑摆法、挑提法，腰俞穴、腰阳关兼顾挑血法，肾俞穴、阿是穴一针两穴。

出血：量多，色暗红。

症状自评分：按照自定的挑络症状量表，其症状系数由 10 减到 4。

二诊：患者仍有腰痛，继续挑络治疗。

挑区及其阳性指数：腰俞穴（1）、阿是穴（1）。

体位：俯卧位。

针具：20 ml 注射针头（1.2*38 TWSB）

操作手法：挑摆法、挑提法，腰俞穴、阿是穴一针两穴。

症状自评分：按照自定的挑络症状量表，其症状系数由 10 减到 2。

两周后随访，未出现腰痛。

医案二：附某某，男，30 岁，门诊患者。

主诉：腰痛半年，加重 1 周。

初诊：患者半年前因劳累过度和活动不慎引发腰椎间盘突出症，近 1 周疼痛加重。饮食、睡眠尚可，二便正常。舌红，苔薄白，脉弦。

挑区及其阳性指数：腰俞穴（1.5）、次髎穴（左 1.5）、腰阳关（2）。

体位：俯卧位。

针具：20 ml 注射针头（1.2*38 TWSB）。

操作手法：挑摆法、挑提法，腰阳关、腰俞穴兼顾挑血法。

出血：量多，色暗红。

症状自评分：按照自定的挑络症状量表，其症状系数由 10 减到 6。

二诊：患者腰疼减轻，给予挑络治疗。

挑区及其阳性指数：腰俞穴（1）、次髎穴（左 1）、腰阳关（1）、肾俞穴（左 1，右 1）。

体位：俯卧位。

针具：20 ml 注射针头（1.2*38 TWSB）。

操作手法：挑摆法、挑提法，腰俞穴、腰阳关兼顾挑血法。

出血：量少，色鲜红。

症状自评分：按照自定的挑络症状量表，其症状系数由 10 减到 3。

两周后随访，患者未再出现腰痛。

医案三：范某某，女，75 岁，门诊患者。

主诉：腰痛伴腿部麻木疼痛半年，加重 1 周。

初诊：患者于半年前因外伤导致腰痛，反复发作，痛势隐隐，并伴有腿部麻木，近几日腰腿痛加重，饮食、睡眠、二便正常。舌红，苔薄白，脉弦细。

挑区及其阳性指数：委中穴（左 2）、委阳穴（左 1）、肾俞穴（左 1.5，右

1）、环跳穴（左 1）、腰俞穴（1.5）、膝阳关穴（左 1）、阳陵泉穴（左 1）。

体位：俯卧位。

针具：20 ml 注射针头（1.2*38 TWSB）。

操作手法：挑摆法、挑提法，委中穴、委阳穴、腰俞穴、膝阳关穴、阳陵泉穴兼顾挑血法、挑挤法。

出血：量多，色暗红。

症状自评分：按照自定的挑络症状量表，其症状系数由 10 减到 4。

二诊：患者仍有腿部麻木，继续给予挑络治疗。

挑区及其阳性指数：环跳穴（左 1）。

体位：俯卧位。

针具：20 ml 注射针头（1.2*38 TWSB）。

操作手法：挑摆法、挑提法。

出血：量少，色鲜红。

症状自评分：按照自定的挑络症状量表，其症状系数由 10 减到 4。

两周后随访，患者未再出现腰痛腿麻。

医案四：左某某，女，45 岁，门诊患者。

主诉：腰痛 4 天。

患者 10 年前因过度劳累导致腰部疼痛，经常发作，反复治疗无效，近日腰痛加重，来我院就诊，询问病情，患者因疼痛不能起坐，饮食、睡眠尚可，二便正常。舌红，苔薄白，脉弦。

挑区及其阳性指数：腰俞穴（2）、次髎穴（左 1）、腰阳关（1.5）、秩边穴（左 1）、腰奇穴（1.5）、环跳穴（左 1）、阿是穴（2）。

体位：俯卧位。

针具：20 ml 注射针头（1.2*38 TWSB）。

操作手法：挑摆法、挑提法，腰俞穴、腰阳关兼顾挑血法，腰奇穴、阿是穴一针两穴。

出血：量多，色暗红。

症状自评分：按照自定的挑络症状量表，其症状系数由 10 减到 5。

医案五：附某某，男，30 岁，门诊患者。

主诉：腰痛半年，加重 4 天。

患者半年前因过度劳累患有腰椎间盘突出症，近日活动时疼痛加重，饮食、睡眠尚可，二便正常。舌红，苔薄白，脉弦。

挑区及其阳性指数：腰俞穴（2）、腰阳关（1.5）、秩边穴（左 1.5）、肾俞穴（左1，右1）。

体位：俯卧位。

针具：20 ml 注射针头（1.2*38 TWSB）。

操作手法：挑摆法、挑提法、挑血法。

出血：量少，色鲜红。

症状自评分：按照自定的挑络症状量表，其症状系数由10减到3。

医案六：左某某，女，49岁，门诊患者。

主诉：腰痛10年，加重半月。

患者10年前因过度劳累导致腰部疼痛，经常发作，反复治疗无效。近日腰痛加重，来我院就诊，询问病情，患者因疼痛不能起坐，饮食、睡眠尚可，二便正常。舌红，苔薄白，脉弦。

挑区及其阳性指数：腰俞穴（1.5）、腰阳关（1）、腰眼穴（左1，右1）、秩边穴（左1.5）、肾俞穴（左1.5，右1）、阿是穴（1.5）。

体位：俯卧位。

针具：20 ml 注射针头（1.2*38 TWSB）。

操作手法：挑摆法、挑提法，腰俞穴、腰阳关兼顾挑血法，肾俞穴、阿是穴一针两穴。

出血：量少，色鲜红。

症状自评分：按照自定的挑络症状量表，其症状系数由10减到5。

医案七：孔某某，男，40岁，门诊患者。

主诉：腰痛5年，加重6天。

患者5年前因过度劳累导致腰椎间盘突出，压迫神经，以致患者腰腿部疼痛，经常发作，数次治疗无效。近几日腰腿痛加重，起坐困难，特来我院治疗，观察病情，患者睡眠，饮食良好，二便正常。舌红，苔薄白，脉弦。

挑区及其阳性指数：肾俞穴（左1.5，右1）、腰俞穴（2）、腰阳关（1）、腰眼穴（左1，右1）。

体位：俯卧位。

针具：20 ml 注射针头（1.2*38 TWSB）。

操作手法：挑摆法、挑提法，腰阳关、腰眼穴兼顾挑血法、挑挤法。

出血：量多，色鲜红。

症状自评分：按照自定的挑络症状量表，其症状系数由10减到3。

医案八：赵某某，女，37岁，门诊患者。

主诉：腰痛5天，坐时疼痛加重。

患者两年前因过度劳累导致腰椎间盘突出，压迫神经，导致腰痛，经常发作，多次治疗无效，近几日腰痛频繁发作，起坐时加重，疼痛难忍，特来我院治疗，询问病情，患者睡眠、饮食尚可，二便正常。舌淡，苔薄白，脉弦。

挑区及其阳性指数：肾俞穴（左1，右1.5）、腰俞穴（1.5）、腰阳关（1）、秩边穴（左1.5）。

体位：俯卧位。

针具：20 ml 注射针头（1.2*38 TWSB）。

操作手法：挑摆法、挑提法。

症状自评分：按照自定的挑络症状量表，其症状系数由10减到5。

医案九：张某某，女，23 岁，门诊患者。

主诉：腰痛半个月，加重3天。

患者半个月前无明显诱因出现腰腿痛，近3天疼痛加重，活动不利，纳呆，睡眠尚可，二便正常。舌淡，苔黄，脉细数。

挑区及其阳性指数：腰阳关（1.5）、腰眼穴（左1，右1）、脾俞穴（左1）、胃俞穴（左1.5）。

体位：俯卧位。

针具：20 ml 注射针头（1.2*38 TWSB）。

操作手法：挑摆法、挑提法，腰阳关兼顾挑血法、挑挤法。

出血：量多，色暗红。

症状自评分：按照自定的挑络症状量表，其症状系数由10减到6。

医案十：张某某，女，47 岁，门诊患者。

主诉：腰痛半年，加重1周，并伴有腿麻。

初诊：患者5年前患有腰椎间盘突出症，腰疼反复发作，不能旋转，行动不便，近日腰痛加剧，不能弯腰，并伴有下肢麻木，睡眠、饮食尚可，小便黄，大便干结。舌红，苔黄腻，脉弦数。

挑区及其阳性指数：腰阳关（1.5）、肾俞穴（左1，右1）、腰俞穴（2）、环跳穴（左1.5）。

体位：俯卧位。

针具：20 ml 注射针头（1.2*38 TWSB）。

操作手法：挑摆法、挑提法，腰阳关、肾俞穴、腰俞穴兼顾挑血法。

出血：量多，色鲜红。

症状自评分：按照自定的挑络症状量表，其症状系数由10减到4。

二诊：患者仍有腿麻，继续给予挑络治疗。

挑区及其阳性指数：环跳穴（左 1.5）、委中穴（左 1）、委阳穴（左 1）。

体位：俯卧位。

针具：20 ml 注射针头（1.2*38 TWSB）。

操作手法：挑摆法、挑提法、挑血法。

出血：量多，色鲜红。

症状自评分：按照自定的挑络症状量表，其症状系数由 10 减到 2。

两周后随访，患者未出现腿麻。

医案十一：李某某，女，63 岁，门诊患者。

主诉：腰痛 10 年，加重 1 周。

患者 10 年前因摔倒导致腰部疼痛，反复发作，近 1 周疼痛加重，并伴有腿部麻木，行走不便，睡眠、饮食尚可，二便正常。舌红，苔白腻，脉细数。

挑区及其阳性指数：腰阳关（2）、肾俞穴（左 1，右 1.5）、环跳穴（左 1）、委中穴（左 1.5）、委阳穴（左 1.5）、内膝眼（左 1）、犊鼻穴（左 1）、秩边穴（左 1.5，右 1）。

体位：俯卧位、坐位。

针具：20 ml 注射针头（1.2*38 TWSB）。

操作手法：挑摆法、挑提法、挑血法。

出血：量多，色鲜红。

症状自评分：按照自定的挑络症状量表，其症状系数由 10 减到 6。

医案十二：王某某，女，65 岁，门诊患者。

主诉：腰痛伴腿痛 10 余年，加重 1 个月。

患者 10 年前因过度劳累患有腰椎间盘突出症，导致腰腿痛反复发作，走路不便，起坐困难。近日疼痛加重，不能起坐，睡眠、饮食尚可，小便黄，大便干结。舌红，苔黄腻，脉弦数。

挑区及其阳性指数：肾俞穴（左 1.5，右 1.5）、腰俞穴（2）、腰阳关（1）、秩边穴（左 1.5）、次髎穴（左 1，右 1）、腰眼穴（左 1，右 1.5）。

体位：俯卧位。

针具：20 ml 注射针头（1.2*38 TWSB）。

操作手法：挑摆法、挑提法。

症状自评分：按照自定的挑络症状量表，其症状系数由 10 减到 4。

医案十三：陈某某，男，67 岁，门诊患者。

主诉：腰痛半年，加重 3 天。

患者半个月前无明显诱因出现腰痛，近 3 天疼痛加重，活动不利，饮食、睡眠尚可，二便正常。舌淡，苔黄，脉细数。

挑区及其阳性指数：腰阳关（1.5）、肾俞穴（左1，右1.5）、腰俞穴（2）。

体位：俯卧位。

针具：20 ml 注射针头（1.2*38 TWSB）。

操作手法：挑摆法、挑提法，腰阳关、腰俞穴兼顾挑血法、挑挤法。

出血：量多，色暗红。

症状自评分：按照自定的挑络症状量表，其症状系数由10减到6。

医案十四：徐某某，男，68岁，门诊患者。

主诉：腰痛5年，加重1周。

刻下症见：患者5年前患有腰椎间盘突出症，导致腰腿痛，反复发作，并伴有腿部麻木，近几日腰腿痛加重，饮食、睡眠、二便正常。舌红，苔薄白，脉弦细。

挑区及其阳性指数：委阳穴（右1.5）、委中穴（右2）、环跳穴（右1.5）、腰阳关（1）、肾俞穴（左1.5）、腰俞穴（1.5）。

体位：俯卧位、坐位。

针具：20 ml 注射针头（1.2*38 TWSB）。

操作手法：挑摆法、挑提法、挑血法、挑挤法。

出血颜色：量少，色鲜红。

症状自评分：按照自定的挑络症状量表，其症状系数由10减到3。

医案十五：孙某某，男，30岁，门诊患者。

主诉：腰痛2年，加重4天。

初诊：患者2年前因过度劳累患有腰椎间盘突出症，活动时疼痛加重，饮食、睡眠尚可，二便正常。舌红，苔薄白，脉弦。

挑区及其阳性指数：腰俞穴（2）、腰眼穴（左1.5，右1）。

体位：俯卧位。

针具：20 ml 注射针头（1.2*38 TWSB）。

操作手法：挑摆法、挑提法、挑血法。

症状自评分：按照自定的挑络症状量表，其症状系数由10减到6。

二诊：患者仍有腰痛，继续以挑络治疗。

挑区及其阳性指数：腰俞穴（1.5）。

体位：俯卧位。

针具：20 ml 注射针头（1.2*38 TWSB）。

操作手法：挑摆法、挑提法。

症状自评分：按照自定的挑络症状量表，其症状系数由 10 减到 4。

两周随访后，患者未再出现腰痛。

医案十六：李某某，女，56 岁，门诊患者。

主诉：腰痛 4 年，加重伴下肢麻木 10 天。

患者 4 年前因过度劳累导致腰椎间盘突出，压迫神经，导致腰痛，经常发作，多次治疗无效。近几日腰痛频繁发作，不能起坐，并伴有下肢麻木，睡眠、饮食尚可，二便正常。舌淡，苔薄白，脉弦。

挑区及其阳性指数：肾俞穴（右 1）、委阳穴（右 1）、委中穴（右 2）、环跳穴（右 1）。

体位：俯卧位、坐位。

针具：20 ml 注射针头（1.2*38 TWSB）。

操作手法：挑摆法、挑提法，肾俞穴兼顾挑血法、挑挤法。

出血：量多，色鲜红。

症状自评分：按照自定的挑络症状量表，其症状系数由 10 减到 2。

医案十七：张某某，女，70 岁，门诊患者。

主诉：腰痛 10 余年，加重 5 天。

患者 10 年前因摔伤导致腰腿痛，反复发作，并伴有腿部麻木，近几日腰腿痛加重，饮食、睡眠、二便正常。舌红，苔薄白，脉弦细。

挑区及其阳性指数：肾俞穴（左 1，右 1）、腰阳关（1）、委阳穴（左 1）、委中穴（左 1.5）、环跳穴（左 1.5）、阳陵泉（左 1）、膝阳关穴（左 1）。

体位：俯卧位、坐位。

针具：20 ml 注射针头（1.2*38 TWSB）。

操作手法：挑摆法、挑提法、挑血法。

出血：量多，色鲜红。

症状自评分：按照自定的挑络症状量表，其症状系数由 10 减到 2。

医案十八：王某某，男，58 岁，门诊患者。

主诉：腰痛 2 年，加重 3 天。

患者 2 年前无明显诱因出现腰痛，近 3 天疼痛加重，活动不利，饮食、睡眠尚可，二便正常。舌淡，苔黄，脉细数。

挑区及其阳性指数：腰阳关（1.5）、腰俞穴（2）。

体位：俯卧位。

针具：20 ml 注射针头（1.2*38 TWSB）。

操作手法：挑摆法、挑提法、挑血法。

出血：量多，色暗红。

症状自评分：按照自定的挑络症状量表，其症状系数由 10 减到 4。

医案十九：曹某某，男，40 岁，门诊患者。

主诉：腰痛 3 年，加重 1 天。

患者 3 年前因过度劳累导致腰椎间盘突出，压迫神经，以致腰腿部疼痛，经常发作，数次治疗无效。近几日腰腿痛加重，起坐困难，伴有腿部麻木，睡眠、饮食良好，二便正常。舌红，苔薄白，脉弦。

挑区及其阳性指数：肾俞穴（左 1，右 1）、腰俞穴（2）、环跳穴（左 1.5）。

体位：俯卧位。

针具：20 ml 注射针头（1.2*38 TWSB）

操作手法：挑摆法、挑提法，腰俞穴兼顾挑血法。

出血：量多，色暗红。

症状自评分：按照自定的挑络症状量表，其症状系数由 10 减到 6。

医案二十：孔某某，男，40 岁，门诊患者。

主诉：腰痛 2 月，加重 2 天。

患者 2 月前因活动时姿势不良导致腰椎间盘突出，以致腰腿部疼痛，腰椎 CT 示：腰 3/4 椎间盘突出伴局部膨出，经过推拿及药物治疗后仍感腿部麻木，睡眠、饮食良好，二便正常。舌红，苔黄，脉弦。

挑区及其阳性指数：肾俞穴（左 1，右 1）、腰俞穴（2）、腰阳关（1.5）、环跳穴（右 1）、委中穴（右 2）、委阳穴（右 1）、膝阳关（右 1.5）。

针具：20ml 注射针头（1.2*38TWSB）。

体位：俯卧位、坐位。

操作手法：挑摆法、挑提法、挑血法。

出血：量少，色鲜红。

症状自评分：按照自定的挑络症状量表，其症状系数由 10 减到 4。

医案二十一：周某某，女，38 岁，门诊患者。

主诉：腰痛 2 年，加重 1 天。

患者 2 年前因摔倒后致腰痛，经检查未发现明显异常，但仍有腰痛，每遇天冷时症状加重，饮食少，眠可，二便正常。舌淡，红苔黄，脉数。

挑区及其阳性指数：肾俞穴（左 1.5，右 1）、腰俞穴（2）、脾俞穴（右 1）、胃俞穴（右 1.5）。

体位：俯卧位。

针具：20 ml 注射针头（1.2*38 TWSB）。

操作手法：挑摆法、挑提法，腰俞穴兼顾挑血法、挑挤法。

出血：量少，色鲜红。

症状自评分：按照自定的挑络症状量表，其症状系数由 10 减到 3。

医案二十二：吴某某，女，69 岁，门诊患者。

主诉：腰痛伴腿部麻木 1 年，加重 3 天。

患者 1 年前感腰痛，近 3 天疼痛加重，伴腿部麻木，未规律治疗，睡眠、饮食良好，二便正常。舌红，苔黄，脉弦。

挑区及其阳性指数：肾俞穴（左 1，右 1）、腰俞穴（2）、环跳穴（左 1.5）。

体位：俯卧位、坐位。

针具：20 ml 注射针头（1.2*38 TWSB）。

操作手法：挑摆法、挑提法。

症状自评分：按照自定的挑络症状量表，其症状系数由 10 减到 6。

医案二十三：李某某，女，27 岁，门诊患者。

主诉：腰痛 3 年余，加重 6 天。

患者 3 年前生育后感腰痛，偶有腰酸，口服乌鸡白凤丸后可缓解，纳眠差，二便正常。舌淡红，苔薄白，脉弱。

挑区及其阳性指数：肾俞穴（左 1.5）、腰阳关（2）。

针具：20 ml 注射针头（1.2*38 TWSB）。

操作手法：挑摆法、挑提法，腰阳关兼顾挑血法。

出血：量多，色鲜红。

症状自评分：按照自定的挑络症状量表，其症状系数由 10 减到 6。

医案二十四：成某某，男，57 岁，门诊患者。

主诉：腰痛 2 年，加重 1 周。

患者 2 年前因过度劳累开始感腰痛，最近 7 天加重伴有腿部麻木，睡眠、饮食良好，二便正常。舌红，苔黄，脉弦。

挑区及其阳性指数：肾俞穴（右 1.5）、腰阳关（1.5）、环跳穴（右 1.5）、阿是穴（1.5）。

体位：俯卧位。

针具：20ml 注射针头（1.2*38TWSB）。

操作手法：挑摆法、挑提法，腰阳关、环跳穴兼顾挑血法，腰阳关、阿是穴一针两穴。

出血：量少，色鲜红。

症状自评分：按照自定的挑络症状量表，其症状系数由 10 减到 4。

第六节　腹痛

腹痛是指胃脘以下，耻骨毛际以上部位发生疼痛为主要表现的一种脾胃肠病证。多种原因导致脏腑气机不利，经脉气血阻滞，脏腑经络失养，皆可引起腹痛。文献中的"脐腹痛""小腹痛""少腹痛""环脐而痛""绕脐痛"等，均属本病范畴。

腹痛为临床常见的病证，各地皆有，四季皆可发生。

《内经》已提出寒邪、热邪客于肠胃可引起腹痛，如《素问·举痛论》曰："寒气客于肠胃之间，膜原之下，血不得散，小络引急，故痛……热气留于小肠，肠中痛，瘅热焦渴，则坚干不得出，故痛而闭不通矣。"并提出腹痛的发生与脾胃大小肠等脏腑有关。《金匮要略·腹满寒疝宿食病脉证治》对腹痛的病因病机和症状论述颇详，并提出了虚证和实证的辨证要点，如谓："病者腹满，按之不痛为虚，痛者为实，可下之。舌黄未下者，下之黄自去。"

内科腹痛作为临床上的常见症状，可见于西医学的许多疾病当中，如急慢性胰腺炎、胃肠痉挛、不完全性肠梗阻、结核性腹膜炎、腹型过敏性紫癜、肠易激综合征、消化不良性腹痛等，当这些疾病以腹痛为主要表现，并能排除外科、妇科疾病时，均可参考本节辨证论治。

病因病机：

腹内有肝、胆、脾、肾、大肠、小肠、膀胱等诸多脏腑，并是足三阴、足少阳、手阳明、足阳明、冲、任、带等诸多经脉循行之处，因此，腹痛的病因病机也比较复杂。凡外邪入侵，饮食所伤，情志失调，跌仆损伤，以及气血不足，阳气虚弱等原因，引起腹部脏腑气机不利，经脉气血阻滞，脏腑经络失养，均可发生腹痛。

1. 外邪入侵

六淫外邪，侵入腹中，可引起腹痛。伤于风寒，则寒凝气滞，导致脏腑经脉气机阻滞，不通则痛。因寒性收引，故寒邪外袭，最易引起腹痛。如《素问·举痛论篇》曰："寒气客于肠胃，厥逆上出，故痛而呕也。寒气客于小肠，小肠不得成聚，故后泄腹痛矣。"若伤于暑热，外感湿热，或寒邪不解，郁久化热，热结于肠，腑气不通，气机阻滞，也可发为腹痛。

2.饮食所伤

饮食不节，暴饮暴食，损伤脾胃，饮食停滞；恣食肥甘厚腻辛辣，酿生湿热，蕴蓄肠胃；误食馊腐，饮食不洁，或过食生冷，致寒湿内停等，均可损伤脾胃，腑气通降不利，气机阻滞，而发生腹痛。如《素问·痹论篇》曰"饮食自倍，肠胃乃伤"。

3.情志失调

抑郁恼怒，肝失条达，气机不畅；或忧思伤脾，或肝郁克脾，肝脾不和，气机不利，均可引起脏腑经络气血郁滞，引起腹痛。如《证治汇补·腹痛》谓"暴触怒气，则两胁先痛而后入腹"。若气滞日久，还可致血行不畅，形成气滞血瘀腹痛。

4.瘀血内阻

跌仆损伤，络脉瘀阻，或腹部手术，血络受损，或气滞日久，血行不畅，或腹部脏腑经络疾病迁延不愈，久病入络，皆可导致瘀血内阻，而成腹痛。《血证论·瘀血》云："瘀血在中焦，则腹痛胁痛；瘀血在下焦，则季胁、少腹胀满刺痛，大便色黑。"

5.阳气虚弱

素体脾阳不足，或过服寒凉，损伤脾阳，内寒自生，渐至脾阳虚衰，气血不足，或肾阳素虚，或久病伤及肾阳，而致肾阳虚衰，均可致脏腑经络失养，阴寒内生，寒阻气滞而生腹痛。正如《诸病源候论·久腹痛》所说："久腹痛者，脏腑虚而有寒，客于腹内，连滞不歇，发作有时。发则肠鸣而腹绞痛，谓之寒中。"

综上所述，腹痛的病因病机，不外寒、热、虚、实、气滞、血瘀等六个方面，但其间常常相互联系，相互影响，相因为病，或相兼为病，病变复杂。如寒邪客久，郁而化热，可致热邪内结腹痛；气滞日久，可成血瘀腹痛等。腹痛的部位在腹部，脏腑病位或在脾，或在肠，或在气在血，或在经脉，需视具体病情而定，所在不一。形成本病的基本病机是脏腑气机不利，经脉气血阻滞，脏腑经络失养，不通则痛。

临床表现：

腹痛部位在胃脘以下，耻骨毛际以上，疼痛范围可以较广，也可局限在大腹、胁腹、少腹，或小腹。疼痛性质可表现为隐痛、胀痛、冷痛、灼痛、绞痛、刺痛等，腹部外无胀大之形，腹壁按之柔软，可有压痛，但无反跳痛，其痛可呈持续性，亦可时缓时急，时作时止，或反复发作。疼痛的发作和加重，常与饮食、情志、受凉、劳累等诱因有关。起病或缓或急，病程有长有短，常伴有腹胀，嗳气，矢气，以及饮食、大便异常等脾胃症状。

诊断：

1. 以胃脘以下，耻骨毛际以上部位的疼痛为主要表现，腹壁按之柔软，可有压痛，但无肌紧张及反跳痛。

2 常伴有腹胀，矢气，以及饮食、大便的异常等脾胃症状。

3. 起病多缓慢，腹痛的发作和加重，常与饮食、情志、受凉、劳累等诱因有关。

4. 腹部 X 线、B 超，结肠镜，大便常规等相关检查见有腹部相关脏腑的异常。能排除外科、妇科腹痛以及其他内科病中出现的腹痛症状。

挑络证候：

1. 寒邪内阻

症状：腹痛急起，剧烈拘急，得温痛减，遇寒尤甚，恶寒身蜷，手足不温，口淡不渴，小便清长，大便清稀或秘结，苔薄白，脉沉紧。

2. 湿热积滞

症状：腹部胀痛，痞满拒按，得热痛增，遇冷则减，胸闷不舒，烦渴喜冷饮，大便秘结，或溏滞不爽，身热自汗，小便短赤，苔黄燥或黄腻，脉滑数。

3. 饮食停滞

症状：脘腹胀痛，疼痛拒按，嗳腐吞酸，厌食，痛而欲泻，泻后痛减，粪便奇臭，或大便秘结，舌苔厚腻，脉滑。多有伤食史。

4. 气机郁滞

症状：脘腹疼痛，胀满不舒，痛引两胁，时聚时散，攻窜不定，得嗳气矢气则舒，遇忧思恼怒则剧，苔薄白，脉弦。

5. 瘀血阻滞

症状：腹痛如锥如刺，痛势较剧，腹内或有结块，痛处固定而拒按，经久不愈，舌质紫暗或有瘀斑，脉细涩。

6. 中虚脏寒

症状：腹痛绵绵，时作时止，痛时喜按，喜热恶冷，得温则舒，饥饿劳累后加重，得食或休息后减轻，神疲乏力，气短懒言，形寒肢冷，胃纳不佳，大便溏薄，面色不华，舌质淡，苔薄白，脉沉细。

治疗：

选穴定位：腹痛主要是以阿是穴配伍足阳明经、足太阴经，任脉经穴为主。

寒邪内积加神阙、公孙；湿热壅滞加阴陵泉、内庭；气滞血瘀加膻中、血海；脾阳不振加脾俞、肾俞穴。

挑络方法：

1. 寒邪内阻以挑灸法、挑络法为主，主要以温热方法来加强挑络的刺激作用，有温通经络、活血之功。

2. 湿热积滞以挑痕法、钳痧法、截根法为主，以达到清热利湿的功效。

3. 饮食停滞以挑湿法为主，挑破穴位皮层，取出一些皮下脂肪，或挑破穴位皮层后用拇、食指挤压数次，使被挑部位渗出少许无色或淡黄色透明液体的一种方法，治疗因消化不良导致的腹痛。

4. 气机阻滞以挑络法、挑摆法为主，以达到舒筋理气的功效。

5. 瘀血阻滞以钳痧法、挑罐法、挑络法为主，活血化瘀，从而治疗瘀血阻滞之腹痛。

6. 中虚脏寒以挑灸法、挑药法为主，温中补虚，缓急止痛，治疗中虚脏寒之腹痛。

转归及预后：

腹痛的转归及预后决定于其所属疾病的性质和患者的体质。一般来说体质好，病程短，正气尚足者预后良好；体质较差，病程较长，正气不足者预后较差；身体日渐消瘦，正气日衰者难治。若腹痛急暴，伴大汗淋漓，四肢厥冷，脉微欲绝者为虚脱之象，如不及时抢救则危殆立至。

预防与调摄：

腹痛预防与调摄的大要是节饮食，适寒温，调情志。寒痛者要注意保温，虚痛者宜进食易消化食物，热痛者忌食肥甘厚味和醇酒辛辣，食积者注意节制饮食，气滞者要保持心情舒畅。

典型案例：

医案一：王某某，女，19 岁，住院患者。

主诉：腹痛 3 天。

患者平素畏寒，每次月经前腹痛，3 天前因食冷饮后腹痛，服用痛经颗粒等药物后缓解，仍有腹痛，平素四肢凉，睡眠、饮食良好，二便正常。舌淡红，苔薄白，脉弦。

挑区及其阳性指数：中脘穴（2）、天枢穴（右1）、外陵穴（右1.5）、下脘穴（1），大肠俞穴（左1，右1）、脾俞穴（左1.5）、胃俞穴（左1，右1）、痞根穴（左1.5）。

针具：针灸针、20 ml 注射针头（1.2*38 TWSB）。

体位：仰卧位、俯卧位。

操作手法：针灸、挑摆法、挑提法、挑灸法。

症状自评分：按照自定的挑络症状量表，其症状系数由 10 减到 8。

第七节　郁病

郁病是由于情志不舒、气机郁滞所致，以心情抑郁、情绪不宁、胸部满闷、胁肋胀痛，或易怒易哭，或咽中如有异物梗塞等症为主要临床表现的一类病证。

郁有积、滞、结等含义。郁病由精神因素所引起，以气机郁滞为基本病变，是内科病证中最为常见的一种。据统计，类属郁病的病例，约占综合性医院内科门诊人数的 10% 左右。

据有的医院抽样统计，内科住院病例中，有肝郁证表现者约占 21% 左右。郁病的中医药疗效良好，尤其是结合精神治疗，更能收到显著的疗效。所以属于郁病范围的病证，求治于中医者甚多。

《金匮要略·妇人杂病脉证并治》记载了属于郁病的脏躁及梅核气两种病证，并观察到这两种病证多发于女性，所提出的治疗方药沿用至今。元代《丹溪心法·六郁》提出了气、血、火、食、湿、痰六郁之说。明代《医学正传》首先采用郁证这一病证名称。自明代之后，已逐渐把情志之郁作为郁病的主要内容。如《古今医统大全·郁证门》说："郁为七情不舒，遂成郁结，既郁之久，变病多端。"《景岳全书·郁证》将情志之郁称为因郁而病，着重论述了怒郁、思郁、忧郁三种郁证的证治。《临证指南医案·郁》所载的病例，均属情志之郁，治则涉及疏肝理气、苦辛通降、平肝息风、清心泻火、健脾和胃、活血通络、化痰涤饮、益气养阴等法，用药清新灵活，颇多启发，并且充分注意到精神治疗对郁病具有重要的意义，认为"郁证全在病者能移情易性"。综上可知，郁有广义狭义之分。广义的郁，包括外邪、情志等因素所致的郁在内。狭义的郁，即单指情志不舒为病因的郁。明代以后的医籍中记载的郁病，多单指情志之郁而言。

根据郁病的临床表现及其以情志内伤为致病原因的特点，主要见于西医学的神经衰弱、癔症及焦虑症等。另外，也见于更年期综合征及反应性精神病。

病因病机：

1.愤懑郁怒，肝气郁结

厌恶憎恨、愤懑恼怒等精神因素，均可使肝失条达，气机不畅，以致肝气郁结而成气郁，这是郁证主要的病机。因气为血帅，气行则血行，气滞则血瘀，气郁日久，影响及血，使血液运行不畅而形成血郁。若气郁日久化火，则发生肝火上炎的病变，而形成火郁。津液运行不畅，停聚于脏腑、经络，凝聚成痰，则形成痰郁。郁火耗伤阴血，则可导致肝阴不足。

2. 忧愁思虑，脾失健运

由于忧愁思虑，精神紧张，或长期伏案思索，使脾气郁结，或肝气郁结之后横逆侮脾，均可导致脾失健运，使脾的消磨水谷及运化水湿的功能受到影响。若脾不能消磨水谷，以致食积不消，则形成食郁。若不能运化水湿，水湿内停，则形成湿郁。水湿内聚，凝为痰浊，则形成痰郁。火热伤脾，饮食减少，气血生化乏源，则可导致心脾两虚。

3. 情志过极，心失所养

由于所愿不遂，精神紧张，家庭不睦，遭遇不幸，忧愁悲哀等精神因素，损伤心脾，使心失所养而发生一系列病变。若损伤心气，以致心气不足，则心悸、短气、自汗；耗伤心阴以致心阴亏虚，心火亢盛，则心烦、低热、面色潮红、脉细数；心失所养，心神失守，以致精神惑乱，则悲伤哭泣，哭笑无常。心的病变还可进一步影响到其他脏腑。

情志内伤是郁病的致病原因。但情志因素是否造成郁病，除与精神刺激的强度及持续时间的长短有关之外，也与机体本身的状况有极为密切的关系。正如《杂病源流犀烛·诸郁源流》说："诸郁，脏气病也，其原本于思虑过深，更兼脏气弱，故六郁之病生焉。"说明机体的"脏气弱"是郁病发病的内在因素。

综上所述，郁病的病因是情志内伤。其病机主要为肝失疏泄，脾失健运，心失所养及脏腑阴阳气血失调。郁病初起，病变以气滞为主，常兼血瘀、化火、痰结、食滞等，多属实证。病久则易由实转虚，随其影响的脏腑及损耗气血阴阳的不同，而形成心、脾、肝、肾亏虚的不同病变。

临床表现：

绝大多数郁病患者的发病缓慢，发病前均有一个情志不舒或思虑过度的过程。气机郁滞所引起的气郁症状，如精神抑郁、情绪不宁、胸胁胀满疼痛等，为郁病的各种证型所共有，是郁病的证候特征。郁病所表现的胸胁胀满疼痛，范围比较弥散，不易指明确切部位，一般多以胸胁部为主；以满闷发胀为多见，即或有疼痛一般也较轻，胀满的感觉持续存在。郁病表现的各种症状，其程度每随情绪的变化而增减。

在气郁的基础上继发其他郁滞，则出现相应的症状，如血郁兼见胸胁胀痛，或呈刺痛，部位固定，舌质有瘀点、瘀斑，或舌紫。

诊断：

1. 以忧郁不畅，情绪不宁，胸胁胀满疼痛，或易怒易哭，或咽中如有炙脔为主症。多发于青中年女性。

2. 病史：患者大多数有忧愁、焦虑、悲哀、恐惧、愤懑等情志内伤的病史。

并且郁病病情的反复常与情志因素密切相关。

3. 各系统检查和实验室检查正常，排除器质性疾病。

挑络证候：

1. 肝气郁结

症状：精神抑郁，情绪不宁，胸部满闷，胁肋胀痛，痛无定处，脘闷嗳气，不思饮食，大便不调，苔薄腻，脉弦。

2. 气郁化火

症状：性情急躁易怒，胸胁胀满，口苦而干，或头痛、目赤、耳鸣，或嘈杂吞酸，大便秘结，舌质红，苔黄，脉弦数。

3. 痰气郁结

症状：精神抑郁，胸部闷塞，胁肋胀满，咽中如有物梗塞，吞之不下，咯之不出，苔白腻，脉弦滑。

4. 心神失养

症状：精神恍惚，心神不宁，多疑易惊，悲忧善哭，喜怒无常，或时时欠伸，或手舞足蹈，骂詈喊叫，舌质淡，脉弦。

5. 心脾两虚

症状：多思善疑，头晕神疲，心悸胆怯，失眠，健忘，纳差，面色不华，舌质淡，苔薄白，脉细。

6. 心肾阴虚

症状：情绪不宁，眩晕，耳鸣，目干畏光，心悸不安，五心烦热，视物不明，盗汗，口咽干燥，舌干少津，脉细数。

治疗：

选穴方法：督脉及手足厥阴经、手少阴经穴为主

肝气郁结者加膻中、期门；气郁化火者加行间、侠溪；痰气郁结者加丰隆、廉泉；心神失养者加通里、心俞；心脾两虚者加心俞、脾俞穴；肝肾阴虚者加肝俞、肾俞；咽部异物哽塞感明显者加天突、照海。

挑络方法：

1. 肝气郁结者以挑摆法、挑络法为主，疏肝理气。

2. 气郁化火者以挑痕法、挑刮法为主，疏肝解郁，清肝泻火。

3. 痰气郁结者以挑络法、挑药法为主，行气开郁，化痰散结。

4. 心神失养者以挑灸法、挑药法为主，甘润缓急，养心安神。

5. 心脾两虚者以挑灸法、挑药法为主，健脾养心，补益气血。

6. 心肾阴虚者以挑灸法、挑药法为主，滋补心肾。

转归及预后：

郁病的各种证候之间，存在着一定的联系。属于实证的肝气郁结、血行瘀滞、痰气郁结等证候，病久之后，若损伤心脾，气血不足，则可转化为心脾两虚或心阴亏虚；若损及肝肾，阴精亏虚，则转化为肝肾阴虚的证候。实证中的气郁化火一证，由于火热伤阴而多转化为阴虚火旺。郁证中的虚证，可以由实证病久转化而来，也可以由于忧思郁怒，情志过极等精神因素耗伤脏腑的气血阴精，而在发病初期即比较明显的出现。病程较长的患者，亦有虚实互见的情况。一方面正气不足，或表现为气血不足，或表现为阴精亏虚，同时又伴有气滞、血瘀、痰结、火郁等病变，而成为虚实夹杂之证。

郁病的预后一般良好。针对具体情况，解除情志致病的原因，对本病的预后有重要的作用。而在受到刺激后，病情常有反复或波动，易使病情延长。病程较短，而情志致病的原因又是可以解除的，通常都可以治愈；病程较长，而情志致病的原因未能解除者，往往需要较长时间的治疗，才能收到比较满意的效果。

预防与调摄：

正确对待各种事物，避免忧思郁虑，防止情志内伤，是防治郁病的重要措施。医务人员深入了解病史，详细进行检查，用诚恳、关怀、同情、耐心的态度对待病人，取得患者的充分信任，在郁病的治疗及护理中具有重要作用。对郁病患者，应作好精神治疗的工作，使病人能正确认识和对待疾病，增强治愈疾病的信心，并解除情志致病的原因，以促进郁病的完全治愈。

典型案例：

医案一：高某某，男，54岁，门诊患者。

主诉：情绪抑郁2年，加重1周。

初诊：患者前2年因脑梗塞致左侧肢体活动不利，近日加重，患者因此久居在家，不肯外出，自觉自卑感，自觉别人耻笑，终日情绪淡漠，不理世事，偶有头晕，难以入睡，饮食少，乏力，二便可。舌苔薄白，脉弦细。

挑区及其阳性指数：心俞穴（左2，右2）、肺俞穴（左1）、神道穴（1.5）、神堂穴（左1.5，右1）、膈俞穴（左1）、肩井穴（左1）、脾俞穴（左）、胃俞穴（右1.5）、风池穴（右1）、颈百劳穴（左1.5，右1）、肝俞穴（左1.5）。

体位：坐位、俯卧位。

针具：20 ml注射针头（1.2*38 TWSB）。

操作手法：挑摆法、挑提法，肩井穴、膈俞穴兼顾挑血法、挑挤法。

出血：量多，色鲜红。

症状自评分：按照自定的挑络症状量表，其症状系数由 10 减到 7。

二诊：患者左侧肢体麻木，继续给予挑络疗法。

挑区及其阳性指数：膈俞穴（左 1.5）、肩井穴（左 1.5）。

针具：20 ml 注射针头（1.2*38 TWSB）。

操作手法：挑摆法、挑提法、挑血法。

出血：量多，色鲜红。

症状自评分：按照自定的挑络症状量表，其症状系数由 10 减到 4。

两周后随访，患者未再出现肢体麻木。

医案二：张某某，男，48 岁，门诊患者。

主诉：情绪急躁伴喉中异物感 1 周。

患者 1 周前感冒后咳嗽，咳吐黄痰，后又因工作原因致情绪急躁，而后出现喉中异物感，自觉有痰，但咳之不出，服化痰止咳类药物未有缓解，眠可，饮食良好。舌红，苔薄黄，脉弦。

挑区及其阳性指数：心俞穴（左 2）、肺俞穴（左 1.5，右 1）、肝俞穴（左 1，右 1）、脾俞穴（左 1.5）、胃俞穴（左 1.5）。

体位：俯卧位。

针具：20 ml 注射针头（1.2*38 TWSB）。

操作手法：挑摆法、挑提法、挑血法。

出血：量少，色鲜红。

症状自评分：按照自定的挑络症状量表，其症状系数由 10 减到 4。

第八节　哮喘

哮喘是一种常见的反复发作性疾患。哮与喘同是呼吸急促的疾病，但在症状表现上有所不同。"哮"是呼吸急促，喉间有哮鸣声；"喘"是呼吸困难，甚则张口抬肩。《医学正传》说："大抵哮以声响名，喘以气息言。"临床上所见哮必兼喘，喘未必兼哮。二者病因病机大致相同，故合并叙述。

本证一年四季均可发病，尤以寒冷季节和气候急剧变化时较多，且易复发，男女老幼皆可罹患。现代医学中支气管哮喘、慢性喘息性支气管炎、肺炎、肺气肿、心源性哮喘等均属中医"哮喘"范畴。

病因病机：

哮喘成因虽多，但不外乎外感、内伤。凡受风寒、风热侵袭，以及过敏体质受烟尘、漆气、花粉等异味影响均可使肺气失宣，气道阻塞而致本病。或因脾失健运，聚湿成痰，或因情志不调，忧思气结，气机不利，或劳伤、久病，伤及肺阴，久病迁延，由肺及肾，肺虚则气无所主，肾虚则摄纳无权，以致哮喘发作。发作期可见气郁痰壅，阻塞气道，表现为邪实证；如反复发作，必致肺气耗损，久则累及脾肾，多为虚证。

现代医学对本病的病因和发病机制尚未完全明了，一般认为与炎症和免疫缺陷有关。

临床表现：

以呼吸急促，喉间哮鸣，甚则张口抬肩，不能平卧为主症。

诊断：

1.喉中哮鸣，呼吸困难，甚则张口抬肩，不能平卧，口唇指甲紫绀。

2.反复发作，常因气候突变、情志失调、劳累、饮食不当等因素诱发。多有过敏史或家族遗传史。

3.胸部 X 线检查无特殊改变，久病可见肺气肿。

挑络证候：

临床表现以呼吸急促，喉间哮鸣，甚则张口抬肩，不能平卧为主症，一般分为实证、虚证两类。

1.实证：如风寒外袭，症见咳嗽喘息，咯痰稀薄，形寒无汗，头痛，口不渴，苔薄白，脉浮紧；如痰热阻肺，症见咳喘痰黏，咯痰不爽，胸中烦闷，咳引胸胁作痛，或见身热口渴，恶心纳呆，苔黄腻，脉滑数。

2.虚证：如肺气不足，症见喘促气短，喉中痰鸣，气怯声低，吐痰稀薄，或烦热口干，两颊潮红；如久病肺虚及肾，则气息短促，动则喘甚，形疲，汗出肢冷，舌淡，苔红，脉沉细。

治疗：

1.实证

外邪袭肺，肺气失宣，壅塞气道，取肺之背俞穴以宣发经气，祛邪外出；膻中乃气之会穴，宽胸理气，舒展气机；天突降逆平喘止哮；尺泽为肺经合穴，肃肺化痰，降逆平喘。随证配穴：风寒者配风门，风热者配大椎、曲池，肝郁者配太冲，痰盛者配丰隆，喘甚者配定喘。

2.虚证

肺肾两虚，出纳失常，取肺肾之背俞穴，补益肺肾；膏肓主治肺之虚损证；太渊为脉之会穴，通利气脉；太溪为肾经原穴，滋补肾脏；喘甚者可配定喘。

转归及预后:

喘病的转归,视其喘病的性质、治疗等不同而有差异。一般情况是实喘日久,可由实转虚,或虚喘再次感邪而虚实兼夹,上实下虚;痰浊致喘者,因治疗因素而有寒热的转化。喘病日久,因肺气不能调节心脉,肺气不能布散津液,而致痰瘀阻痹,痰瘀阻痹又加重喘病。喘病日久亦可转成肺胀。

喘病属危重病,但其预后也不尽相同。一般说来,实喘因邪气壅阻,只要祛邪利气,一般易治愈;但若邪气极甚,高热,喘促不得卧,脉急数者,病情重,预后差。虚喘因根本不固,气衰失其摄纳,补之不能速效,故治疗难;若虚喘再感新邪,且邪气较甚,则预后差;若发展至喘脱,下虚上实,阴阳离决,孤阳浮越之时,病情极险,应积极抢救,或可救危亡于万一。

预防与调摄:

慎风寒,戒烟酒,饮食宜清淡,忌食辛辣刺激及甜黏肥腻之品。平素宜调畅情志,因情志致喘者,尤须怡情悦志,避免不良刺激。加强体育锻炼,提高机体的抗病能力等有助于预防喘病的发生。

喘病发生时,应卧床休息,或取半卧位休息,充分给氧。密切观察病情的变化,保持室内空气新鲜,避免理化因素刺激,做好防寒保暖,饮食应清淡而富营养,消除紧张情绪。

典型案例:

医案一:桑某某,女,34 岁,门诊患者。

主诉:咳喘伴心慌 4 天。

患者 4 天前出现咳喘,焦虑时加重,并伴有心慌、胸闷、失眠、自汗,饮食尚可,二便正常。舌红,苔薄白,脉弱。

挑区及其阳性指数:心俞穴(左 1.5,右 1)、神道穴(1.5)、肺俞穴(左 2,右 2)、肾俞穴(左 1)、胆俞穴(左 1)、肝俞穴(左 1)。

体位:俯卧位。

针具:20 ml 注射针头(1.2*38 TWSB)。

操作手法:挑摆法、挑提法,心俞穴兼顾挑血法、挑挤法。

出血:量少,色鲜红。

症状自评分:按照自定的挑络症状量表,其症状系数由 10 减到 7。

医案二:赵某某,女,19 岁,门诊患者。

主诉:哮喘多年,加重 5 天。

患者自幼哮喘病多年,每遇季节变化时情况加重,伴有轻度咳嗽症状,饮食少,面色稍暗,眠可,二便正常。舌红,苔黄,脉弱。

挑区及其阳性指数：肺俞穴（左1.5）、脾俞穴（左，右1.5）、胃俞穴（右1）、膻中穴（1.5）。

体位：俯卧位、仰卧位。

针具：20 ml注射针头（1.2*38 TWSB）。

操作手法：挑摆法、挑提法、挑血法。

出血：量少，色鲜红。

症状自评分：按照自定的挑络症状量表，其症状系数由10减到8。

医案三：徐某某，男，66岁，门诊患者。

主诉：憋喘2年，加重伴咳嗽咳痰10天。

患者2年前患有哮喘，近日憋喘加重，不能平卧，伴有咳痰，痰白稀薄，易于咳出，咽痒，双下肢轻度水肿，乏力，倦怠，饮食、睡眠尚可，二便正常。舌暗红，苔白，脉沉滑涩。

挑区及其阳性指数：肺俞穴（左2，右1）、膻中穴（1）、脾俞穴（左1.5）、肾俞穴（左1）、定喘穴（左1，右1）、三焦俞穴（左1.5）。

体位：俯卧位、仰卧位。

针具：20 ml注射针头（1.2*38 TWSB）。

操作手法：挑摆法、挑提法，定喘穴兼顾挑血法。

出血：量少，色鲜红。

症状自评分：按照自定的挑络症状量表，其症状系数由10减到8。

医案四：曹某某，女，80岁，门诊患者。

主诉：憋喘30年，加重伴咳痰1个月。

刻下症见：患者30年前开始出现活动后憋喘症状，近日加重，并伴有阵发性咳嗽，咳白色黏痰，同时胸闷、憋气加重，饮食差，感上腹不适、隐痛，睡眠差。舌红，苔薄黄，脉弦。

挑区及其阳性指数：膻中穴（1.5）、肺俞穴（右2）、心俞穴（左1，右1.5）、脾俞穴（左1）、定喘穴（左1，右1）、中脘穴（1.5）、鸠尾穴（1）。

体位：俯卧位、仰卧位。

针具：20 ml注射针头（1.2*38 TWSB）、针灸针。

操作手法：挑摆法、挑提法，针灸中脘穴、鸠尾穴。

症状自评分：按照自定的挑络症状量表，其症状系数由10减到6。

医案五：孙某某，女，43岁，门诊患者。

主诉：憋喘1月余，加重3天。

患者1个月前出现憋喘，近日加重，时感心悸、胸痛，乏力，睡眠差，口淡无味，双下肢浮肿，二便正常。舌质暗红，苔薄黄，脉沉。

挑区及其阳性指数：心俞穴（左2，右1）、神道穴（1.6）、定喘穴（右2）、肺俞穴（左1，右1）、脾俞穴（左1）、肾俞穴（右1.5）。

体位：俯卧位。

针具：20ml注射针头（1.2*38TWSB）。

操作手法：挑摆法、挑提法。

症状自评分：按照自定的挑络症状量表，其症状系数由10减到6。

医案六：刘某某，女，87岁，门诊患者。

主诉：憋喘10余年，加重半月。

患者十年前患有哮喘，近日憋闷加重，并伴有胸闷、憋气、心慌，大便干，时有胃胀、嗝气，饮食、睡眠可。舌红，苔白腻，脉弱。

挑区及其阳性指数：肺俞穴（左1.5，右1）、定喘穴（左1，右1.5）、神道穴（1）、神堂穴（左1.5）、胃俞穴（左1）、膈俞穴（1）、中脘穴（1.5）、鸠尾穴（1）。

体位：俯卧位、仰卧位。

针具：20ml注射针头（1.2*38 TWSB）、针灸针。

操作手法：挑摆法、挑提法，定喘穴兼顾挑血法，针灸中脘穴、鸠尾穴。

出血：量多，色鲜红。

症状自评分：按照自定的挑络症状量表，其症状系数由10减到7。

医案七：焦某某，女，66岁，门诊患者。

主诉：憋喘半年，加重1周。

患者半年前出现憋闷，最近1周加重，并伴有胸闷、憋气，双下肢略水肿，口黏。舌质暗红，苔黄薄，脉沉。心电图示：1.窦性心律；2. ST-T改变。腹部B超示：胆结石。

挑区及其阳性指数：肺俞穴（左1.5，右1）、定喘穴（左1，右1）、胃俞穴（左1.5）、三焦俞穴（左1，右1）、心俞穴（左1.5）、脾俞穴（左1，右1）。

体位：俯卧位。

针具：20ml注射针头（1.2*38 TWSB）。

操作手法：挑摆法、挑提法，肺俞穴、定喘穴兼顾挑血法。

出血：量少，色鲜红。

症状自评分：按照自定的挑络症状量表，其症状系数由10减到8。

医案八：法某某，女，64岁，门诊患者。

主诉：憋喘半月余，加重2天。

患者半月前出现憋喘，不能平卧，近日加重，伴有咳嗽、咳痰，痰白量少，易咳出，口干，咽干，胃胀。舌暗红，中间少苔，苔黄，脉弦数。

挑区及其阳性指数：肺俞穴（左 1.5，右 2）、定喘穴（左 1，右 1）、胃俞穴（左 1.5）、脾俞穴（左 1，右 1）、膻中穴（1）、中脘穴（1.5）。

体位：俯卧位、仰卧位。

针具：20 ml 注射针头（1.2*38 TWSB）、针灸针。

操作手法：挑摆法、挑提法，肺俞穴、定喘穴兼顾挑血法，针灸膻中穴、中脘穴。

出血：量多，色鲜红。

症状自评分：按照自定的挑络症状量表，其症状系数由 10 减到 6。

医案九：张某某，女，86 岁，门诊患者。

主诉：憋喘伴咳嗽 1 年，加重 1 周。

患者憋喘伴咳嗽 1 年，近 1 周加重，伴有咳少量白黏痰，饮食、睡眠尚可，二便正常。舌暗红，苔白，脉浮滑。

挑区及其阳性指数：肺俞穴（右 1.5）、定喘穴（左 2，右 1）。

体位：俯卧位、坐位。

针具：20ml 注射针头（1.2*38 TWSB）、1ml 注射针头（0.45*16 RWLB）。

操作手法：挑摆法、挑提法、挑血法。

出血：量少，色鲜红。

症状自评分：按照自定的挑络症状量表，其症状系数由 10 减到 7。

医案十：贾某某，男，70 岁，门诊患者。

主诉：憋喘伴咳嗽 1 个月，加重 2 天。

患者出现憋喘、咳嗽咳痰 1 个月，近 2 天加重，痰色白量多，憋喘明显时伴心慌，腰痛，时有泛酸，夜眠差，偶有头痛，二便正常。舌红，苔白厚，脉沉滑。

挑区及其阳性指数：肺俞穴（左 1.2，右 2）、定喘穴（左 1.5，右 1.5）、心俞穴（左 1）、神道穴（1）、脾俞穴（左 1，右 1.5）、胃俞穴（左 1）、风池穴（左 1，右 1）、颈百劳穴（左 2，右 1）、肾俞穴（左 1）、风府穴（1）。

体位：俯卧位、坐位。

针具：20 ml 注射针头（1.2*38 TWSB）、1 ml 注射针头（0.45*16 RWLB）。

操作手法：挑摆法、挑提法，风池穴、颈百劳穴兼顾挑血法。

出血：量多，色暗红。

症状自评分：按照自定的挑络症状量表，其症状系数由 10 减到 7。

医案十一：李某某，女，71 岁，门诊患者。

主诉：憋喘 20 余年，加重伴头痛 1 月。

患者 20 年前患有哮喘，有憋喘情况，近日加重并伴头痛，时有呃逆，睡眠差，饮食良好，二便正常。舌红，苔薄白，脉滑。

挑区及其阳性指数：肺俞穴（左 1，右 1）、定喘穴（左 1.5，右 1.5）、心俞穴（左 1）、神道穴（1）、风池穴（左 1.5）、颈百劳穴（左 1.5，右 1）、膈俞穴（左 1.5，右 1.5）。

体位：俯卧位、坐位。

针具：20 ml 注射针头（1.2*38 TWSB）、1 ml 注射针头（0.45*16 RWLB）。

操作手法：挑摆法、挑提法，定喘穴、风池穴、颈百劳穴兼顾挑血法。

出血：量少，色鲜红。

症状自评分：按照自定的挑络症状量表，其症状系数由 10 减到 6。

医案十二：张某某，女，86 岁，门诊患者。

主诉：憋喘 3 年，加重伴咳嗽 1 周。

患者 3 年前出现憋喘，近 1 周加重，并伴有咳嗽，咳痰，痰量少色黄，时有纳呆，二便可。舌暗红，苔黄厚，脉浮滑。

挑区及其阳性指数：肺俞穴（左 1，右 1.5）、定喘穴（左 1，右 1）、脾俞穴（右 1）、膻中穴（1.5）。

体位：俯卧位、仰卧位。

针具：20 ml 注射针头（1.2*38 TWSB）。

操作手法：挑摆法、挑提法、挑血法。

出血：量多，色暗红。

症状自评分：按照自定的挑络症状量表，其症状系数由 10 减到 7。

第九节　心悸

心悸是因外感或内伤，致气血阴阳亏虚，心失所养，或痰饮瘀血阻滞，心脉不畅，引起以心中急剧跳动，惊慌不安，甚则不能自主为主要临床表现的一种病证。

心悸因惊恐、劳累而发，时作时止，不发时如常人，病情较轻者为惊悸；若终日悸动，稍劳尤甚，全身情况差，病情较重者为怔忡。怔忡多伴惊悸，惊悸日久不愈者亦可转为怔忡。

心悸是心脏常见病证，为临床多见，除可由心本身的病变引起外，也可由它脏病变波及于心而致。

《内经》虽无心悸或惊悸、怔忡之病名，但有类似症状记载，如《素问·举痛论》："惊则心无所依，神无所归，虑无所定，故气乱矣。"并认为其病因有宗气外泄，心脉不通，突受惊恐，复感外邪等，并对心悸脉象的变化有深刻认识。《素问·三部九候论》说："参伍不调者病。"最早记载了脉律不齐是疾病的表现。《素问·平人气象论》说："脉绝不至曰死，乍疏乍数曰死。"其最早认识到心悸时严重脉律失常与疾病预后的关系。汉代张仲景在《伤寒论》及《金匮要略》中以惊悸、心动悸、心下悸等为病证名，认为其主要病因有惊扰、水饮、虚损及汗后受邪等，记载了心悸时表现的结、代、促脉及其区别，宋代《济生方·惊悸怔忡健忘门》率先提出怔忡病名，对惊悸、怔忡的病因病机、辨证、治法作了较为详细的记述。《丹溪心法·惊悸怔忡》中提出心悸当"责之虚与痰"的理论。《景岳全书·怔忡惊恐》认为怔忡由阴虚劳损所致，且"虚微动亦微，虚甚动亦甚"，在治疗与护理上主张"速宜节欲节劳，切戒酒色""速宜养气养精，滋培根本"。清代《医林改错》论述了瘀血内阻导致心悸怔忡，记载了用血府逐瘀汤治疗心悸每多获效。

心悸是临床常见病证之一，也可作为临床多种病证的症状表现之一，如胸痹心痛、失眠、健忘、眩晕、水肿、喘证等都可出现心悸，治疗时应主要针对原发病进行辨证治疗。

根据本病的临床表现，西医学的各种原因引起的心律失常，如心动过速、心动过缓、过早搏动、心房颤动或扑动、房室传导阻滞、病态窦房结综合征、预激综合征及心功能不全、神经官能症等，凡以心悸为主要临床表现者，均可参考本书辨证论治。

病因病机：

1.体虚久病

禀赋不足，素体虚弱，或久病失养，劳欲过度，气血阴阳亏虚，以致心失所养，发为心悸。

2.饮食劳倦

嗜食膏粱厚味，煎炸炙煿，蕴热化火生痰，或伤脾滋生痰浊，痰火扰心而致心悸。劳倦太过伤脾，或久卧伤气，引起生化之源不足，而致心血虚少，心失所养，神不潜藏，而发为心悸。

3.七情所伤

平素心虚胆怯，突遇惊恐或情怀不适，悲哀过极，忧思不解等七情扰动，忤犯心神，心神动摇，不能自主而心悸。

4.感受外邪

风寒湿三气杂至，合而为痹，痹证日久，复感外邪，内舍于心，痹阻心脉，心之气血运行受阻，发为心悸；或风寒湿热之邪，由血脉内侵于心，耗伤心之气血阴阳，亦可引起心悸。如温病、疫毒均可灼伤营阴，心失所养而发为心悸。或邪毒内扰心神，心神不安，也可发为心悸，如春温、风温、暑温、白喉、梅毒等病，往往伴见心悸。

5.药物中毒

药物过量或毒性较剧，损害心气，甚则损伤心质，引起心悸，如附子、乌头，或西药锑剂、洋地黄、奎尼丁、肾上腺素、阿托品等，当用药过量或不当时，均能引发心动悸、脉结代一类证候。

心悸的发病，或由惊恐恼怒，动摇心神，致心神不宁而为惊悸；或因久病体虚，劳累过度，耗伤气血，心神失养，若虚极邪盛，无惊自悸，悸动不已，则为怔忡。

心悸的病位主要在心，由于心神失养，心神动摇，悸动不安。但其发病与脾、肾、肺、肝四脏功能失调相关。如脾不生血，心血不足，心神失养则动悸。脾失健运，痰湿内生，扰动心神，心神不安而发病。肾阴不足，不能上制心火，或肾阳亏虚，心阳失于温煦，均可发为心悸。肺气亏虚，不能助心以主治节，心脉运行不畅则心悸不安。肝气郁滞，气滞血瘀，或气郁化火，致使心脉不畅，心神受扰，都可引发心悸。

心悸的病性主要有虚实两方面。虚者为气血阴阳亏损，心神失养而致。实者多由痰火扰心，水饮凌心及瘀血阻脉而引起。虚实之间可以相互夹杂或转化。如实证日久，耗伤正气，可分别兼见气、血、阴、阳之亏损，而虚证也可因虚致实，而兼有实证表现，如临床上阴虚生内热者常兼火亢或夹痰热，阳虚不能蒸腾水湿而易夹水饮、痰湿，气血不足、运行滞涩而易出现气血瘀滞，瘀血与痰浊又常常互结为患。总之，本病为本虚标实证，其本为气血不足，阴阳亏损，其标是气滞、血瘀、痰浊、水饮，临床表现多为虚实夹杂之证。

临床表现：

心悸的基本证候特点是发作性心慌不安，心跳剧烈，不能自主，或一过性、阵发性，或持续时间较长，或一日数次发作，或数日一次发作。常兼见胸闷气短，神疲乏力，头晕喘促，不能平卧，甚至出现晕厥。其脉象表现或数或迟，或乍疏乍数，并以结脉、代脉、促脉、涩脉为常见。

心悸失治、误治，可以出现变证。若心悸兼见浮肿尿少，形寒肢冷，坐卧不安，动则气喘，脉疾数微，此为心悸重证心肾阳虚、水饮凌心的特点。若心悸突发，喘促，不得卧，咯吐泡沫痰，或为粉红色痰涎，或夜间阵发咳嗽，尿少肢肿，脉数细微，此为心悸危证水饮凌心射肺之特点。若心悸突见面色苍白，大汗淋漓，四肢厥冷，喘促欲脱，神志淡漠，此为心阳欲脱之危证。若心悸脉象散乱，极疾或极迟，面色苍白，口唇紫绀，突发意识丧失，肢体抽搐，短暂即恢复正常而无后遗症，或一厥不醒，为心悸危证晕厥之特点。

诊断：

1. 自觉心慌不安，心跳剧烈，神情紧张，不能自主，心搏或快速，或心跳过重，或忽跳忽止，呈阵发性或持续不止。

2. 伴有胸闷不适，易激动，心烦，少寐多汗，颤动，乏力，头晕等。中老年发作频繁者，可伴有心胸疼痛，甚至喘促，肢冷汗出，或见晕厥。

3. 常由情志刺激、惊恐、紧张、劳倦过度、饮酒饱食等原因诱发。

4. 可见有脉象数、疾、促、结、代、沉、迟等变化。

5. 心电图、血压、X线胸部摄片等检查有助于明确诊断。

挑络证候：

1. 心虚胆怯

症状：心悸不宁，善惊易恐，坐卧不安，少寐多梦而易惊醒，食少纳呆，恶闻声响，苔薄白，脉细略数或细弦。

2. 心脾两虚

症状：心悸气短，头晕目眩，少寐多梦，健忘，面色无华，神疲乏力，纳呆食少，腹胀便溏，舌淡红，脉细弱。

3. 阴虚火旺

症状：心悸易惊，心烦失眠，五心烦热，口干，盗汗，思虑劳心则症状加重，伴有耳鸣，腰酸，头晕目眩，舌红少津，苔薄黄或少苔，脉细数。

4. 心阳不振

症状：心悸不安，胸闷气短，动则尤甚，面色苍白，形寒肢冷，舌淡苔白，脉虚弱，或沉细无力。

5. 水饮凌心

症状：心悸，胸闷痞满，渴不欲饮，下肢浮肿，形寒肢冷，伴有眩晕，恶心呕吐，流涎，小便短少，舌淡苔滑或沉细而滑。

6. 心血瘀阻

症状：心悸，胸闷不适，心痛时作，痛如针刺，唇甲青紫，舌质紫暗或有瘀斑，脉涩或结或代。

7. 痰火扰心

症状：心悸时发时止，受惊易作，胸闷烦躁，失眠多梦，口干苦，大便秘结，小便短赤，舌红，苔黄腻，脉弦滑。

治疗：

选穴定位：

安神定惊，以手厥阴、手少阴经穴为主。

心虚胆怯加心俞、胆俞；心脾两虚加心俞、脾俞；阴虚火旺加肾俞、太溪；水气凌心加三焦俞、水分；心血瘀阻加心俞穴、膈俞；心阳不振加心俞、腰阳关；痰火扰心加丰隆、劳宫。

挑络疗法：

1. 心虚胆怯者以挑灸法、挑药法为主，镇惊定志，养心安神。

2. 心脾两虚者以挑灸法、挑药法为主，补血养心，益气安神。

3. 阴虚火旺者以挑药法为主，滋阴清火，养心安神。

4. 心阳不振者以挑灸法、挑药法为主，温补心阳，安神定悸。

5. 水气凌心者以挑络法、挑灸法为主，振奋心阳，化气利水。

6. 心血瘀阻者以挑络法、挑血法为主，活血化瘀，理气通络。

7. 痰热扰心者以挑刮法、挑药法为主，清热化痰，宁心安神。

转归及预后：

心悸的预后转归主要取决于本虚标实的程度，治疗是否及时、恰当。心悸仅为偶发、短暂、阵发者，一般易治，或不药而解；反复发作或长时间持续发作者，较为难治。如患者气血阴阳虚损程度较轻，未见瘀血、痰饮之标证，病损脏腑单一，治疗及时得当，脉象变化不显著者，病证多能痊愈。反之，脉象过数、过迟、频繁结代或乍疏乍数者，治疗颇为棘手，兼因失治、误治，预后较差。若出现喘促、水肿、胸痹心痛、厥证、脱证等变证坏病，若不及时抢救治疗，预后极差，甚至猝死。

预防与调摄：

情志调畅，饮食有节及避免外感六淫邪气，增强体质等是预防本病的关键。积极治疗胸痹心痛、痰饮、肺胀、喘证及痹病等，对预防和治疗心悸发作具有重要意义。

心悸患者应保持精神乐观，情绪稳定，坚持治疗，坚定信心。应避免惊恐刺激及忧思恼怒等。生活作息要有规律。饮食有节，宜进食营养丰富而易消化吸收的食物，宜低脂、低盐饮食，忌烟酒、浓茶。轻者可从事适当体力活动，以不觉劳累、不加重症状为度，避免剧烈活动。重症心悸患者应卧床休息，还应及早发现变证坏病先兆症状,做好急救准备。

典型案例:

医案一:桑某某,女,34 岁,门诊患者。

主诉:心悸、心慌加重 10 天。

患者近日心悸、心慌,易焦虑,咳喘,并伴有胸闷、失眠,自汗,饮食尚可,二便正常。舌红,苔薄白,脉弱。

挑区及其阳性指数:心俞穴(左 1,右 1)、神道穴(1.5)、神堂穴(左 2)、肺俞穴(左 1.5,右 1)、定喘穴(右 1.5)、胆俞穴(左 1.5,右 1)。

体位:俯卧位。

针具:20 ml 注射针头(1.2*38 TWSB)。

操作手法:挑摆法、挑提法,心俞穴、肺俞穴兼顾挑血法、挑挤法。

出血:量少,色鲜红。

症状自评分:按照自定的挑络症状量表,其症状系数由 10 减到 6。

医案二:余某某,女,63 岁,门诊患者。

主诉:阵发性心慌、胸闷 6 年,加重 2 周。

患者既往阵发性房颤 6 年,每次劳累后多诱发,休息后缓解,近 2 周因情绪原因,致心慌加重,纳眠差,二便正常。舌红,苔黄,脉弱。

挑区及其阳性指数:心俞穴(左 1.5,右 1)、神道穴(1)、神堂穴(左 1.5,右 1)、肺俞穴(左 1,右 1)、胆俞穴(左 1,右 1)、脾俞穴(左 1,右 1)、胃俞穴(左 1,右 1.5)。

体位:俯卧位。

针具:20 ml 注射针头(1.2*38 TWSB)。

操作手法:挑摆法、挑提法、挑血法。

出血:量少,色鲜红。

症状自评分:按照自定的挑络症状量表,其症状系数由 10 减到 6。

按:患者心气不足,素体阴虚,无力濡养心脉则心悸、心慌,用挑络疗法通调气血、通经活络,症状可解。另外用自拟宁心止汗方加麻黄根 60 g、焦三仙各 15 g,内服调理。整方如下:

生黄芪 45 g	麦冬 15 g	五味子 3 g	川芎 15 g
丹参 20 g	黄连 12 g	黄芩 15 g	黄柏 15 g
知母 12 g	浮小麦 30 g	生牡蛎 30 g	木香 9 g
麻黄根 60 g	焦三仙(各)15 g	生甘草 6 g	

7 剂,日 1 剂,水煎服,分早晚两次温服

医案三：秦某某，女，40 岁，门诊患者。

主诉：心慌，胸痛 3 年，加重 2 天。

患者 3 年前出现心慌、胸闷、胸痛症状，近日加重，并伴有纳呆，因腰椎间盘突出导致左边腰疼，睡眠尚可，二便正常。舌淡，苔黄，脉弦。

挑区及其阳性指数：心俞穴（左 1，右 1）、肺俞穴（左 1，右 1）、神道穴（1）、脾俞穴（右 1.5）、胃俞穴（右 1）、痞根穴（右 1.5）、肾俞穴（左 1，右 1）、腰俞穴（1.5）。

体位：俯卧位。

针具：20 ml 注射针头（1.2*38 TWSB）。

操作手法：挑摆法、挑提法，心俞穴、肺俞穴兼顾挑血法。

出血：量少，色鲜红。

症状自评分：按照自定的挑络症状量表，其症状系数由 10 减到 7。

医案四：李某某，女，29 岁，门诊患者。

主诉：心慌、胸痛伴腰痛 1 月。

初诊：患者 1 月来心慌、胸痛伴左腰部疼痛，眠可，饮食良好，二便正常。舌淡，苔黄，脉濡。

挑区及其阳性指数：心俞穴（左 1.5，右 1）、神道穴（1）、神堂穴（左 1，右 1.5）、肾俞穴（左 1）、腰俞穴（2）、腰阳关（1）。

体位：俯卧位。

针具：20ml 注射针头（1.2*38 TWSB）。

操作手法：挑摆法、挑提法，腰俞穴、腰阳关兼顾挑血法。

出血：量多，色暗红。

症状自评分：按照自定的挑络症状量表，其症状系数由 10 减到 7。

二诊：患者仍有腰痛，继续给予挑络治疗。

挑区：肾俞穴（左）、腰俞穴、腰阳关。

体位：俯卧位。

针具：20 ml 注射针头（1.2*38 TWSB）。

操作手法：挑摆法、挑提法、挑血法。

出血：量多，色鲜红。

症状自评分：按照自定的挑络症状量表，其症状系数由 10 减到 4。

两周后随访，患者未再出现腰痛。

医案五：齐某某，女，47 岁，门诊患者。

主诉：心慌伴失眠 1 年，加重 6 天。

患者1年前出现心慌伴失眠，近日加重，并多梦，饮食可，二便正常。舌淡，苔黄，脉细。

挑区及其阳性指数：心俞穴（左1.5）、神道穴（1.5）、神堂穴（左1，右1）。

体位：俯卧位。

针具：20 ml注射针头（1.2*38 TWSB）。

操作手法：挑摆法、挑提法、挑血法。

出血：量多，色暗红。

症状自评分：按照自定的挑络症状量表，其症状系数由10减到7。

医案六：武某某，男，34岁，门诊患者。

主诉：心慌伴气喘2月。

患者2月来出现心慌伴气喘，饮食少，多梦，二便正常，舌淡，苔薄黄，脉沉。

挑区及其阳性指数：心俞穴（左1.5，右1）、神堂穴（左1，右1）、肺俞穴（右1）、定喘穴（右1.5）、脾俞穴（左1）、胃俞穴（左1）、痞根穴（右1.5）。

体位：俯卧位。

针具：20 ml注射针头（1.2*38 TWSB）。

操作手法：挑摆法、挑提法，心俞穴、肺俞穴、定喘穴兼顾挑血法、挑挤法。

出血颜色：量多，色暗红。

症状自评分：按照自定的挑络症状量表，其症状系数由10减到5。

按：患者心气不足，无力濡养心脉，肺气虚弱，宣降失常，脾气虚弱，运化无力则心悸、心慌、气喘、食少。外用挑络疗法通调气血、通经活络，内用中药自拟胸痹1号方治疗，内外兼治。整方如下：

柴胡12 g	枳壳9 g	香附15 g	川芎15 g
丹参30 g	元胡15 g	木香9 g	生甘草6 g

7剂，日1剂，水煎服，分早晚两次温服

医案七：岳某某，女，54岁，住院患者。

主诉：心慌伴咳嗽1年。

患者1来心慌伴咳嗽，纳眠差，二便正常，舌淡，苔薄黄，脉沉。

挑区及其阳性指数：心俞穴（左1.5，右1）、神道穴（1）、肺俞穴（左1，右1.5）、脾俞穴（左1）。

体位：俯卧位。

针具：20 ml注射针头（1.2*38 TWSB）。

操作手法：挑摆法、挑提法。

症状自评分：按照自定的挑络症状量表，其症状系数由 10 减到 7。

按：患者心气不足，素体阴虚，无力濡养心脉，肺气虚弱，宣降失常，脾失运化则心悸、心慌、咳嗽、食少，用挑络疗法通调气血，通经活络，症状可解，用中药自拟咳嗽 2 号方内服，巩固疗效，内外兼顾。整方如下：

双花 20 g	连翘 20 g	桑叶 12 g	菊花 12 g
瓜蒌 30 g	桔梗 15 g	杏仁 9 g	芦根 12 g
薄荷 9 g	生甘草 12 g		

7 剂，日 1 剂，水煎服，分早晚两次温服

医案八：马某某，女，45 岁，门诊患者。

主诉：心慌 3 年，加重 5 天。

患者 3 年来劳累后即出现心慌，近日加重，并伴有纳眠差，二便正常。舌淡，苔薄黄，脉沉。

挑区及其阳性指数：心俞穴（左 1.5，右 1）、神堂穴（左 1，右 1）、脾俞穴（右 1.5）、胃俞穴（右 1）。

体位：俯卧位。

针具：20 ml 注射针头（1.2*38 TWSB）。

操作手法：挑摆法、挑提法，心俞穴兼顾挑血法。

出血：量少，色鲜红。

症状自评分：按照自定的挑络症状量表，其症状系数由 10 减到 6。

医案九：马某某，女，45 岁，门诊患者。

主诉：心慌伴咳嗽 1 年，加重 3 天。

患者 1 年前出现心悸，心慌，近日加重，并伴有咳嗽，多梦，饮食良好，二便正常。舌淡，苔白，脉沉。

挑区及其阳性指数：心俞穴（左 1，右 1）、神道穴（1.5）、肺俞穴（左 1）。

体位：俯卧位。

针具：20 ml 注射针头（1.2*38 TWSB）。

操作手法：挑摆法、挑提法、挑血法。

出血：量少，色鲜红。

症状自评分：按照自定的挑络症状量表，其症状系数由 10 减到 6。

医案十：周某某，男，59 岁，门诊患者。

主诉：阵发性心悸 1 年余，加重 1 周。

患者 1 年前出现心慌，胸闷，近日加重，并伴有口渴，口黏，睡眠差，多梦，脾气急躁，纳呆，二便正常。舌暗红，苔黄厚，脉沉涩。

挑区及其阳性指数：心俞穴（左1，右1.5）、神堂穴（左1）、神道穴（2）、肺俞穴（左1）、肝俞穴（右1.5）、脾俞穴（左1，右1）、胃俞穴（左1，右2）、痞根穴（左1，右1）。

体位：俯卧位。

针具：20 ml 注射针头（1.2*38 TWSB）。

操作手法：挑摆法、挑提法，心俞穴、神道穴、肺俞穴兼顾挑血法、挑挤法。

出血：量多，色鲜红。

症状自评分：按照自定的挑络症状量表，其症状系数由10减到7。

医案十一：王某某，男，54 岁，门诊患者。

主诉：胸闷、心慌2年，加重4天。

患者2年前出现心慌，胸闷，近日加重，并伴有眠差，口干、口苦，口渴多饮，肩部及腰背疼痛不适，二便正常。舌红，苔黄厚，脉沉。

挑区：心俞穴（左1.5，右1）、神道穴（1）、肺俞穴（左1.5）、膻中穴（1）、脾俞穴（左1.5，右1）、胃俞穴（左1，右1）。

体位：俯卧位、仰卧位。

针具：20 ml 注射针头（1.2*38 TWSB）。

操作手法：挑摆法、挑提法、挑血法。

出血：量多，色暗红。

症状自评分：按照自定的挑络症状量表，其症状系数由10减到6。

医案十二：张某某，女，64 岁，门诊患者。

主诉：阵发性心悸、胸闷1年，加重伴胸痛7天

患者心悸、胸闷1年，今日加重，偶伴有胸痛，口干，睡眠差，时有纳呆。舌暗红，苔黄腻，脉沉。

挑区及其阳性指数：心俞穴（左1，右1.5）、神堂穴（左1.5）、神道穴（1）、肺俞穴（左1）、脾俞穴（左1.5，右1.5）。

体位：俯卧位。

针具：20 ml 注射针头（1.2*38 TWSB）。

操作手法：挑摆法、挑提法，心俞穴、神道穴、肺俞穴兼顾挑血法。

出血：量少，色暗红。

症状自评分：按照自定的挑络症状量表，其症状系数由10减到7。

医案十三：孟某某，女，54 岁，门诊患者。

主诉：心慌1周，加重3天。

患者心慌，胃胀，嗝气，易焦虑，纳眠可，二便调。舌暗红，苔黄腻，脉弱。

挑区及其阳性指数：心俞穴（左1，右1）、神道穴（2）、肺俞穴（左1.5）、脾俞穴（左1）、胃俞穴（左1.5，右1）、胆俞穴（左1）。

体位：俯卧位。

针具：20 ml 注射针头（1.2*38 TWSB）。

操作手法：挑摆法、挑提法，心俞穴、神道穴、胃俞穴兼顾挑血法。

出血：量多，色暗红。

症状自评分：按照自定的挑络症状量表，其症状系数由10减到6。

医案十四：赵某某，男，55岁，门诊患者。

主诉：阵发性胸闷、心悸3年，加重6天。

患者3年前无明显诱因出现胸闷、心悸，呈阵发性，持续约8小时，期间曾行动态心电图检查，示偶发房早、室早，经住院治疗后好转出院，未再发作。6天前因为劳累又出现胸闷、心慌，不向后背部放射，伴有憋气，稍活动就加重，夜间可平卧入眠，继续服用替米沙坦每日2片、氨氯地平每日1片、拜阿司匹灵每日1片、比索洛尔每日半片治疗，无好转，今日门诊行心电图检查提示房颤，饮食可。舌红，苔黄，脉弦。

挑区及其阳性指数：心俞穴（左1.5，右1）、神堂穴（左1）、神道穴（1）、肺俞穴（左1.5）。

体位：俯卧位。

针具：20 ml 注射针头（1.2*38 TWSB）。

操作手法：挑摆法、挑提法，心俞穴、肺俞穴兼顾挑血法。

出血：量少，色鲜红。

症状自评分：按照自定的挑络症状量表，其症状系数由10减到4。

第十节　泄泻

泄泻是以大便次数增多，粪质稀薄，甚至泻出如水样为临床特征的一种脾胃肠病证。泄与泻在病情上有一定区别，粪出少而势缓，若漏泄之状者为泄；粪大出而势直无阻，若倾泻之状者为泻，然近代多泄、泻并称，统称为泄泻。

泄泻是一种常见的脾胃肠病证，一年四季均可发生，但以夏秋两季较为多见。《内经》称本病证为"鹜溏""飧泄""濡泄""洞泄""注下""后泄"等，且对本病的病机有较全面的论述，如《素问·生气通天论篇》曰："因于露风，乃生寒热，是以春伤于风，邪气留连，乃为洞泄。"《素问·阴阳应象大论篇》曰"清气在下，则生飧泄……湿胜则濡泻"，《素问·举痛论篇》曰："寒气客于小肠，小肠不得成聚，故后泄腹痛矣。"《素问·至真要大论篇》曰："诸呕吐酸，暴注下迫，皆属于热。"说明风、寒、热、湿均可引起泄泻。《素问·太阴阳明论篇》指出"饮食不节，起居不时者，阴受之……阴受之则入五脏……下为飧泄"。《素问·举痛论篇》指出："怒则气逆，甚则呕血及飧泄。"说明饮食、起居、情志失宜，亦可发生泄泻。另外《素问·脉要精微论篇》曰："胃脉实则胀，虚则泄。"《素问·藏气法时论篇》曰："脾病者……虚则腹满肠鸣，飧泄食不化。"《素问·宣明五气篇》谓："五气所病……大肠小肠为泄。"说明泄泻的病变脏腑与脾胃大小肠有关。《三因极一病证方论·泄泻叙论》从三因学说角度全面地分析了泄泻的病因病机，认为不仅外邪可导致泄泻，情志失调亦可引起泄泻。

在治疗上，《景岳全书·泄泻》说："凡泄泻之病，多由水谷不分，故以利水为上策。"并分别列出了利水方剂。《医宗必读·泄泻》在总结前人治泄经验的基础上，提出了著名的治泄九法，即淡渗、升提、清凉、疏利、甘缓、酸收、燥脾、温肾、固涩，其论述系统而全面，是泄泻治疗学上的一大发展。

泄泻可见于西医学中的多种疾病，如急慢性肠炎、肠结核、肠易激综合征、吸收不良综合征等，当这些疾病出现泄泻的表现时，均可参考本节辨证论治。但应注意本病与西医腹泻的含义不完全相同。

病因病机：

致泻的病因是多方面的，主要有感受外邪，饮食所伤，情志失调，脾胃虚弱，命门火衰等。这些病因导致脾虚湿盛，脾失健运，大小肠传化失常，升降失调，清浊不分，而成泄泻。

1.感受外邪

引起泄泻的外邪以暑、湿、寒、热较为常见，其中又以感受湿邪致泄者为最多。脾喜燥而恶湿，外来湿邪，最易困阻脾土，以致升降失调，清浊不分，水谷杂下而发生泄泻，故有"湿多成五泄"之说。寒邪和暑热之邪，虽然除了侵袭皮毛肺卫之外，亦能直接损伤脾胃肠，使其功能障碍，但若引起泄泻，必夹湿邪才能为患，即所谓"无湿不成泄"。

2.饮食所伤

或饮食过量，停滞肠胃；或恣食肥甘，湿热内生；或过食生冷，寒邪伤中；或误食腐馊不洁，食伤脾胃肠，进而化生食滞、寒湿、湿热之邪，致运化失职，升降失调，清浊不分，而发生泄泻。

3.情志失调

烦恼郁怒，肝气不舒，横逆克脾，脾失健运，升降失调；或忧郁思虑，脾气不运,土虚木乘,升降失职;或素体脾虚,逢怒进食,更伤脾土,引起脾失健运,升降失调,清浊不分,而成泄泻。

4.脾胃虚弱

长期饮食不节,饥饱失调,或劳倦内伤,或久病体虚,或素体脾胃肠虚弱,使胃肠功能减退,不能受纳水谷,也不能运化精微,反聚水成湿,积谷为滞,致脾胃升降失司,清浊不分,混杂而下,遂成泄泻。

5.命门火衰

命门之火,助脾胃之运化以腐熟水谷。若年老体弱,肾气不足;或久病之后,肾阳受损;或房室无度,命门火衰,致脾失温煦,运化失职,水谷不化,升降失调,清浊不分,而成泄泻。且肾为胃之关,主司二便,若肾气不足,关门不利,则可发生大便滑泄、洞泄。

泄泻的病因有外感、内伤之分,外感之中湿邪最为重要,脾恶湿,外来湿邪,最易困阻脾土,致脾失健运,升降失调,水谷不化,清浊不分,混杂而下,形成泄泻,其他诸多外邪只有与湿邪相兼,方能致泻。内伤当中脾虚最为关键,泄泻的病位在脾胃肠,大小肠的分清别浊和传导变化功能可以用脾胃的运化和升清降浊功能来概括,脾胃为泄泻之本,脾主运化水湿,脾胃当中又以脾为主,脾病脾虚,健运失职,清气不升,清浊不分,自可成泻,其他诸如寒、热、湿、食等内、外之邪,以及肝肾等脏腑所致的泄泻,都只有在伤脾的基础上,导致脾失健运时才能引起泄泻。同时,在发病和病变过程中外邪与内伤,外湿与内湿之间常相互影响,外湿最易伤脾,脾虚又易生湿,互为因果。本病的基本病机是脾虚湿盛致使脾失健运,大小肠传化失常,升降失调,清浊不分。脾虚湿盛是导致本病发生的关键因素。

临床表现:

泄泻以大便清稀为临床特征,或大便次数增多,粪质清稀;或便次不多,但粪质清稀,甚至如水状;或大便清薄,完谷不化,便中无脓血。泄泻之量或多或少,泄泻之势或缓或急。常兼有脘腹不适,腹胀腹痛肠鸣,食少纳呆,小便不利等症状。起病或缓或急,常有反复发作史。常由外感寒热湿邪,内伤饮食情志,劳倦,脏腑功能失调等诱发或加重。

诊断:

1.具有大便次数增多,粪质稀薄,甚至泻出如水样的临床特征。其中以粪质清稀为必备条件。

2.常兼有脘腹不适,腹胀腹痛肠鸣,食少纳呆,小便不利等症状。

3.起病或缓或急,常有反复发作史。常因外感寒热湿邪,内伤饮食情志,劳倦，脏腑功能失调等诱发或加重。

4.大便常规、大便细菌培养、结肠 X 线及内窥镜等检查有助于诊断和鉴别诊断。

5.需排除其他病证中出现的泄泻症状。

挑络证候：

1.寒湿泄泻：泄泻清稀，甚则如水样，腹痛肠鸣，脘闷食少，苔白腻，脉濡缓。若兼外感风寒，则恶寒发热头痛，肢体酸痛，苔薄白，脉浮。

2.湿热泄泻：泄泻腹痛，泻下急迫，或泻而不爽，粪色黄褐，气味臭秽，肛门灼热，或身热口渴，小便短黄，苔黄腻，脉滑数或濡数。

3.伤食泄泻：泻下稀便，臭如败卵，伴有不消化食物，脘腹胀满，腹痛肠鸣，泻后痛减，嗳腐酸臭，不思饮食，苔垢浊或厚腻，脉滑。

4.脾虚泄泻：因稍进油腻食物或饮食稍多，大便次数即明显增多而发生泄泻，伴有不消化食物，大便时泻时溏，迁延反复，饮食减少，食后脘闷不舒，面色萎黄，神疲倦怠，舌淡，苔白，脉细弱。

5.肾虚泄泻：黎明之前脐腹作痛，肠鸣即泻，泻下完谷，泻后即安，小腹冷痛，形寒肢冷，腰膝酸软，舌淡，苔白，脉细弱。

6.肝郁泄泻：每逢抑郁恼怒，或情绪紧张之时，即发生腹痛泄泻，腹中雷鸣，攻窜作痛，腹痛即泻，泻后痛减，矢气频作，胸胁胀闷，嗳气食少，舌淡，脉弦。

治疗：

选穴定位：凡是泄泻，均可取背部的阿是穴及足太阳膀胱经穴为主，也可选取督脉、胸腹部腧穴，如脾俞、胃俞、肾俞、中脘、气海、关元等。

挑络方法：用挑摆法挑断皮下白色纤维组织。对于虚证，可在挑完后施与灸法，以达到祛风散寒的功效；对于实证，可在挑完后给予拔罐法以达到清热祛湿、活血祛瘀等效果。

转归与愈后：

急性泄泻病人经过挑络治疗，绝大多数能够治愈；少数因失治误治，或反复发作，导致病程迁延，日久不愈，由实转虚，变为慢性泄泻，但经较长疗程的挑络治疗和中药辅助调理，愈后效果亦明显好转。

预防与调摄：

平时要养成良好的卫生习惯，不饮生水，忌食腐馊变质饮食，少食生冷瓜果；居处冷暖适宜；并可结合食疗健脾益胃。一些急性泄泻病人可暂禁食，以利于病情的恢复；对重度泄泻者，应注意防止津液亏损，及时补充体液。一般情况下可给予流质或半流质饮食。

典型案例：

医案一：王某某，女，42 岁，门诊患者。

主诉：腹泻 2 天。

患者腹泻 2 天，一日 4～5 次，粪质稀薄，纳眠可。舌淡胖，苔薄白，脉沉。

挑区及其阳性指数：脾俞穴（左 1.5，右 1.5）、胃俞穴（左 1，右 1.5）、大肠俞穴（左 1，右 1）。

体位：俯卧位。

针具：20 ml 注射针头（1.2*38 TWSB）。

操作手法：挑摆法、挑提法，大肠俞穴兼顾挑血法。

出血：量多，色暗红。

症状自评分：按照自定的挑络症状量表，其症状系数由 10 减到 7。

医案二：孙某某，男，57 岁，门诊患者。

主诉：腹泻 1 周。

患者腹泻 1 周，未有饮食不良习惯，一日 5～6 次，粪质稀薄，纳眠可。舌淡胖，苔薄，脉沉。曾服用中药治疗一段时间，药物停用后，腹泻再次发作。

挑区及其阳性指数：脾俞（左 2，右 1）、大肠俞（左 1，右 1.5）。

体位：俯卧位。

针具：20 ml 注射针头（1.2*38 TWSB）。

操作手法：挑摆法、挑提法，大肠俞兼顾挑血法。

出血：量少，色鲜红。

症状自评分：按照自定的挑络症状量表，其症状系数由 10 减到 7。

医案三：李某某，男，61 岁，门诊患者。

主诉：腹泻 3 天。

患者 3 天经常性腹泻，时发时止，曾服用西药治疗，效果不佳，医院检查后未见异常，诊断为胃肠功能紊乱，纳眠可。舌淡，苔薄，脉弦。

挑区及其阳性指数：脾俞穴（左 1，右 1）、大肠俞穴（左 1，右 1.5）、痞根穴（左 1，右 2）。

体位：俯卧位。

针具：20 ml 注射针头（1.2*38 TWSB）。

操作手法：挑摆法、挑提法。

症状自评分：按照自定的挑络症状量表，其症状系数由 10 减到 8。

医案四：赵某某，女，30岁，门诊患者。

主诉：腹泻1周。

患者持续腹泻1周，曾服用中药治疗一段时间，效果不明显，未有饮食不良习惯，粪质稀薄，伴里急后重感，晨起腹泻，精神倦怠，饮食不佳，睡眠正常。舌淡，苔薄，脉弦。

挑区及其阳性指数：脾俞穴（左1.5，右2）、大肠俞穴（左1，右1）、天枢穴（左1.5，右1）、中脘穴（2）。

体位：俯卧位、仰卧位。

针具：20 ml注射针头（1.2*38 TWSB）、针灸针。

操作手法：挑摆法、挑提法，针灸天枢穴、中脘穴。

症状自评分：按照自定的挑络症状量表，其症状系数由10减到8。

医案五：周某，男，22岁，门诊患者。

主诉：腹泻3个月伴腹中闷痛。

患者反复腹泻伴腹中闷痛3个月，日数次至十余次，初期未予重视，拖延一周后才开始治疗，效果欠佳。目前伴随脐腹周围闷痛，大便日3～5次，略溏，滞而不黏，不臭，有大便不尽感。口干苦，口气大，微渴，饮水冷热均可，肠鸣，矢气较多。舌偏红，舌体胖，中裂纹明显，苔黄厚腻，脉沉细。

挑区及其阳性指数：脾俞穴（左2，右1）、胃俞穴（左1，右1）、大肠俞穴（左1，右1.5）、肝俞穴（左1，右1）、天枢穴（左1.5，右1）。

体位：俯卧位。

针具：20 ml注射针头（1.2*38 TWSB）。

操作手法：挑摆法、挑提法，大肠俞兼顾挑血法。

出血：量少，色鲜红。

症状自评分：按照自定的挑络症状量表，其症状系数由10减到5。

第十一节　颈椎病

颈椎病又称颈椎综合征，是颈椎骨关节炎、增生性颈椎炎、颈神经根综合征、颈椎间盘脱出症的总称，是一种以退行性病理改变为基础的疾患，主要是由于颈椎长期劳损、骨质增生，或椎间盘脱出，韧带增厚，致使颈椎脊髓、神经根或椎动脉受压，而出现的一系列功能障碍的临床综合征。

病因病机：

中医理论认为，感受外邪、跌仆损伤、动作失度，可使项部经络气血运行不畅,故颈部疼痛、僵硬、酸胀;肝肾不足,气血亏损,督脉空虚,筋骨失养,气血不能养益脑窍,而出现头痛、头晕、耳鸣、耳聋;经络受阻,气血运行不畅,导致上肢疼痛麻木等症状。颈椎病主要与督脉、足太阳经密切相关。

临床表现:

颈肩酸痛可放射至头枕部和上肢,并可伴有一侧肩背部沉重感,上肢无力,手指发麻,肢体皮肤感觉减退,手握物无力,有时不自觉的握物落地等。其严重的典型表现是:下肢无力,行走不稳,两脚麻木,行走时有踏棉花的感觉,甚至出现大小便失控,性功能障碍等,严重者会出现四肢瘫痪。常伴有头颈肩背手臂酸痛,颈脖僵硬,活动受限。有时可伴有头晕,房屋旋转,重者伴有恶心呕吐,卧床不起,少数可有眩晕,猝倒。多发在中老年人,男性发病率高于女性。

当颈椎病累及交感神经时可出现头晕、头痛、视力模糊,两眼发胀、发干、双目张不开、耳鸣、耳堵、平衡失调、心动过速、心慌,胸部有紧束感,有的甚至出现胃肠胀气等症状,也有吞咽困难、发音困难等表现。

多数起病时病情轻且不被人们所重视,能自行恢复,只有当症状继续加重而不能逆转时,影响工作和生活时才引起重视。如果疾病久治不愈,会引起心理伤害,产生失眠、烦躁、发怒、焦虑、忧郁等症状。

诊断:

根据病史、临床症状表现和实验室检查资料可以诊断。

挑络证候:

中医学并无颈椎病的病名,而将其归属于祖国医学之"痹证""眩晕""痿证"等范畴,由于中医诊断分型不清,且因临床表现不同、治疗方法及疗效标准又不统一等较多不确定因素造成了中医辨证各成一家的局面。

治疗:

选穴定位:凡是颈肌紧张、颈椎骨质增生、颈椎间盘突出等颈部病变,均可选取颈部腧穴及阿是穴,如常用穴位颈百劳、肩井、天髎,也根据患者压痛点不同,选取秉风、臑腧、肩髎、大椎、天柱、风池等腧穴及阿是穴。

挑络方法:用挑摆法迅速挑断皮下白色纤维组织,也可根据病情变化行挑血、挑罐疗法以达到舒筋活络、活血化瘀等效果。

转归与愈后:

一般颈椎病患者经过挑络治疗,绝大多数病人颈部不适症状能立即缓解,经多次来诊后,部分患者颈部不适症状能治愈;对于长期肌肉紧张、劳损的患者,给予中药辅助治疗,也获得了良好的效果。

预防与调摄：

1. 平时要养成良好的行为习惯，保持颈部适当运动，合理用枕，选择合适的高度与硬度，保持良好睡眠体位。

2. 长期伏案工作者，应注意经常作颈项部的功能活动，以避免颈项部长时间处于某一低头姿势而发生慢性劳损。

3. 急性发作期应注意休息，以静为主，以动为辅，也可用颈围或颈托固定1~2周。慢性期以活动锻炼为主。

4. 颈椎病病程较长的患者，非手术治疗症状易反复，患者往往有悲观心理和急躁情绪。因此要注意心理调护，树立信心，配合治疗，早日康复。

典型案例：

医案一：郁某某，男，71岁，门诊患者。

主诉：颈椎疼痛10年，加重5天。

患者颈椎疼痛10年，近日疼痛加重，不能仰卧，行动不便，伴有耳鸣，睡觉、饮食尚可。舌质红，苔薄白，脉细数。

挑区及其阳性指数：风池穴（左1.5，右1）、风府穴（1）、肩井穴（左1，右1.5）、肩中俞（左1）、肩外俞（左1）。

体位：坐位。

针具：1 ml注射针头（0.45*16 RWLB）。

操作手法：挑摆法、挑提法、挑血法。

出血：量多，色暗红。

症状自评分：按照自定的挑络症状量表，其症状系数由10减到2。

医案二：齐某某，女，68，门诊患者。

主诉：颈椎病疼痛10年，加重2天。

初诊：患者颈椎疼痛10年，近2天疼痛加重，伴手臂活动不利，心慌，时有头痛、头晕、气短、胸闷，睡眠、饮食尚可。舌红，苔薄白，脉细。

挑区及其阳性指数：肩井穴（左1.5，右1.5）、天宗穴（左1，右1.5）、心俞穴（左1，右1）、肺俞穴（左1.5，右1）、臑俞穴（左1.5，右1.5）。

体位：坐位、俯卧位。

针具：1 ml注射针头（0.45*16 RWLB）、20 ml注射针头（1.2*38 RWLB）。

操作手法：挑摆法、挑提法，肩井穴、天宗穴兼顾挑血法。

出血：量多，色暗红。

症状自评分：按照自定的挑络症状量表，其症状系数由10减到5。

二诊：患者仍有肩痛，继续给予挑络疗法。

挑区及其阳性指数：肩井穴（左1，右1.5）、肩中俞（左1，右1）。

体位：坐位。

针具：1 ml 注射针头（0.45*16 RWLB）。

操作手法：挑摆法、挑提法、挑血法。

出血：量多，色鲜红。

症状自评分：按照自定的挑络症状量表，其症状系数由10减到3。

两周后随访，患者未再出现颈椎疼痛。

医案三：侯某某，女，45岁，门诊患者。

主诉：颈椎病5年，加重2天。

初诊：患者颈椎病5年，近日疼痛加重，活动不便，并伴有手指麻木，大便秘结，饮食欠佳，睡眠尚可。舌红，苔薄白，脉弦。

挑区及其阳性指数：肩中俞（左1，右1.5）、肺俞穴（左1.5，右1.5）、脾俞穴（左2）、胃俞穴（左1）、大肠俞（左1）、膈俞穴（左1.5，右1）。

体位：坐位、俯卧位。

针具：1 ml 注射针头（0.45*16 RWLB）、20 ml 注射针头（1.2*38 RWLB）。

操作手法：挑摆、挑提法，肩中俞、脾俞、胃俞兼挑血法。

出血：量多，色暗红。

症状自评分：按照自定的挑络症状量表，其症状系数由10减到5。

二诊：患者仍有肩痛，继续给予挑络治疗。

挑区及其阳性指数：肩井穴（左1，右1.5）、肩中俞（左1，右1）、肩外俞（左1）。

体位：坐位、俯卧位。

针具：20 ml 注射针头（1.2*38 RWLB）。

操作手法：挑摆、挑提法、挑血法。

出血：量多，色鲜红。

症状自评分：按照自定的挑络症状量表，其症状系数由10减到2。

两周后随访，患者未再出现颈椎疼痛。

医案四：田某某，男，48岁，门诊患者。

主诉：颈椎疼痛3年，加重1周。

患者3年前因过度劳累患有颈椎病，反复发作，近几日疼痛加重，不能转动，饮食、睡眠尚可，二便正常。舌淡，苔黄，脉弦。

挑区及其阳性指数：颈百劳（左2，右2）。

体位：坐位。

针具：1 ml 注射针头（0.45*16 RWLB）。

操作手法：挑摆、挑提、挑血法。

出血：量多，色暗红。

症状自评分：按照自定的挑络症状量表，其症状系数由 10 减到 4。

医案五：赵某某，女，65 岁，门诊患者。

主诉：颈椎疼痛 5 年，加重半个月。

患者 5 年前诊断有颈椎病，反复疼痛，不能摆动，近日疼痛加重，经常感冒，鼻塞，并伴有头晕，头痛，睡眠、饮食尚可，二便正常。舌淡，苔薄，脉弦数。

挑区及其阳性指数：颈百劳（左 2，右 1.5）、肩井穴（左 1，右 1）、风池穴（左 1）。

体位：坐位。

针具：1 ml 注射针头（0.45*16 RWLB）。

操作手法：挑摆、挑提，肩井穴兼挑血法。

出血：量多，色暗红。

症状自评分：按照自定的挑络症状量表，其症状系数由 10 减到 4。

两周后随访，患者未再出现颈椎疼痛。

医案六：郭某某，男，68 岁，门诊患者。

主诉：颈椎疼痛 10 年，加重 1 个月。

初诊：患者 10 年前患有颈椎病，反复发作疼痛，不能摆动，近日疼痛加重，并伴有头晕，上肢麻木，睡眠、饮食尚可，二便正常。舌淡，苔薄白，脉弦数。

挑区及其阳性指数：颈百劳（左 2，右 2）、肩井穴（左 1.5，右 1）、臑俞穴（左 1.5）、肩中俞（左 1，右 1）。

体位：坐位。

针具：1 ml 注射针头（0.45*16 RWLB）。

操作手法：挑摆法、挑提法、挑血法。

出血：量多，色鲜红。

症状自评分：按照自定的挑络症状量表，其症状系数由 10 减到 5。

二诊：患者仍有上肢麻木，继续给予挑络治疗。

挑区及其阳性指数：臑俞穴（左 1）。

针具：1 ml 注射针头（0.45*16 RWLB）。

操作手法：挑摆法、挑提法、挑血法。

出血：量少，色鲜红。

症状自评分：按照自定的挑络症状量表，其症状系数由 10 减到 2。

两周后随访，患者未再出现上肢麻木。

医案七：齐某某，男，65 岁，门诊患者。

主诉：颈椎疼痛 6 年，加重 1 周。

患者 6 年前患有颈椎病，反复疼痛，不能摆动，近日疼痛加重，睡眠欠佳，饮食较差，经常嗝气，胃脘部有撑胀感，二便正常。舌淡，苔薄白，脉弦数。

挑区及其阳性指数：颈百劳（左 1，右 2）、肩井穴（左 1，右 1.5）、脾俞穴（左 1.5）、胃俞穴（左 1）、心俞穴（左 1，右 1）、神堂穴（左 1，右 1.5）。

体位：坐位、俯卧位。

针具：1 ml 注射针头（0.45*16 RWLB）、20 ml 注射针头（1.2*38 RWLB）。

操作手法：挑摆法、挑提法，颈百劳兼顾挑血法。

出血：量多，色鲜红。

症状自评分：按照自定的挑络症状量表，其症状系数由 10 减到 4。

两周后随访，患者未再出现颈椎痛。

医案八：于某，女，48 岁，门诊患者。

主诉：颈椎疼痛多年，加重 1 周。

初诊：患者长期伏案工作，颈项部活动较少，经常出现颈部疼痛症状，近 1 周疼痛反复发作，不能摆动，睡眠、饮食尚可，二便正常。舌淡，苔薄，脉弦数。

挑区及其阳性指数：颈百劳（左 1.5，右 1）、肩井穴（左 1，右 1）、臑俞穴（左 1，右 1.5）、新设穴（左 1，右 1）。

体位：坐位。

针具：1 ml 注射针头（0.45*16 RWLB）。

操作手法：挑摆法、挑提法，颈百劳、肩井穴、臑俞穴兼顾挑血法。

出血：量多，色暗红。

症状自评分：按照自定的挑络症状量表，其症状系数由 10 减到 5。

二诊：一周后患者来诊，颈椎疼痛减轻，近日受风感头晕，舌淡，苔薄白，脉弦。

挑区及其阳性指数：肩中俞（左 1，右 1）、秉风穴（左 1，右 1）、大椎穴（1.5）。

体位：坐位。

针具：1 ml 注射针头（0.45*16 RWLB）、20 ml 注射针头（1.2*38 RWLB）。

操作手法：挑摆法、挑提法，肩中俞、大椎兼挑血法。

出血：量多，色鲜红。

症状自评分：按照自定的挑络症状量表，其症状系数由 10 减到 3。

两周后随诊，患者未再出现颈椎疼痛。

医案九：李某，女，53 岁，门诊患者。

主诉：颈椎疼痛多年，加重 6 天。

初诊：患者颈椎疼痛多年，反复发作，不能摆动，近日疼痛加重，并伴有头晕，左膝关节疼痛，并肿大变形，眠差，饮食尚可，二便正常。舌淡，苔薄白，脉弦数。

挑区及其阳性指数：颈百劳（左 1.5，右 11.5）、肩井穴（左 1，右 1.5）、大椎穴（1）、内膝眼（左 1）、风池穴（左 1，右 1.5）、委中穴（左 1）、委阳穴（左 1）。

体位：坐位。

针具：1 ml 注射针头（0.45*16 RWLB）、20 ml 注射针头（1.2*38 RWLB）。

操作手法：挑摆法、挑提法、挑血法。

出血：量多，色暗红。

症状自评分：按照自定的挑络症状量表，其症状系数由 10 减到 5。

二诊：患者仍有肩痛，继续给予挑络治疗。

挑区及其阳性指数：肩井穴（左 1，右 1）、肩中俞（左 1.5，右 1）。

体位：坐位。

针具：1ml 注射针头（0.45*16RWLB）、20ml 注射针头（1.2*38RWLB）。

操作手法：挑摆法、挑提法、挑血法。

出血：量多，色鲜红。

症状自评分：按照自定的挑络症状量表，其症状系数由 10 减到 2。

医案十：李某，男，41 岁，门诊患者。

主诉：颈椎疼痛 2 年余，加重 2 天。

患者颈椎疼痛 2 余年，反复发作，不能摆动，近日疼痛加重，睡眠、饮食尚可，二便正常。舌质淡，苔薄白，脉弦数。

挑区及其阳性指数：肩井穴（左 1.5，右 1.5）。

体位：坐位。

针具：1 ml 注射针头（0.45*16 RWLB）。

操作手法：挑摆法、挑提法、挑血法。

出血：量多，色鲜红。

症状自评分：按照自定的挑络症状量表，其症状系数由 10 减到 5。

医案十一：邱某某，女，53 岁，门诊患者。

主诉：颈椎病多年，加重 2 天。

患者颈椎疼痛多年，反复发作，不能摆动，近日疼痛加重，伴腰痛，并患有痔疮，睡眠、饮食尚可，二便正常。舌质淡，苔薄白，脉弦数。

挑区及其阳性指数：肩井穴（左 1.5，右 1）、腰阳关（2）、肾俞穴（左 1，右 1）、腰俞穴（1）、阿是穴（腰俞穴左旁开 1.5 寸，1.5）、阿是穴（腰俞穴左旁开 3 寸，1）。

体位：坐位、俯卧位。

针具：1 ml 注射针头（0.45*16 RWLB）、20 ml 注射针头（1.2*38　RWLB）。

操作手法：挑摆法、挑提法，腰阳关、腰俞穴兼顾挑血法，腰俞穴、阿是穴（腰俞穴左旁开 1.5 寸）一针两穴。

出血：量多，色暗红。

症状自评分：按照自定的挑络症状量表，其症状系数由 10 减到 3。

两周后随访，患者未再出现颈椎疼痛、腰痛。

医案十二：张某，男，29 岁，门诊患者。

主诉：后项痛 2 年，加重 2 天。

患者后项部疼痛 2 年，近期反复发作，疼痛加重，伴发麻，不能摆动，睡眠、饮食尚可，二便正常。舌质淡，苔薄白，脉弦数。

挑区及其阳性指数：颈百劳（左 1.5，右 1）、新设穴（左 1，右 1）、风池穴（左 2，右 1）、大椎穴（1）、阿是穴（1.5）。

体位：坐位。

针具：1 ml 注射针头（0.45*16 RWLB）。

操作方法：挑摆法、挑提法、挑血法，大椎穴、阿是穴一针两穴。

出血：量少，色鲜红。

症状自评分：按照自定的挑络症状量表，其症状系数由 10 减到 5。

两周后随访，患者未再出现后项痛。

医案十三：陈某某，女，55 岁，门诊患者。

主诉：颈椎疼痛 3 年，加重 1 周。

患者颈椎疼痛 3 年，近期反复发作，疼痛加重，不能摆动，纳眠差，二便正常。舌质淡，苔薄白，脉弦数。

挑区及其阳性指数：肩井穴（左 1.5，右 1.5）、胃俞穴（左 1，右 1.5）、神道穴（1.5）、心俞穴（左 1，右 1）。

体位：坐位、俯卧位。

针具：1 ml 注射针头（0.45*16 RWLB）、20 ml 注射针头（1.2*38 RWLB）。

操作方法：挑摆法、挑提法，肩井穴兼顾挑血法。

出血：量多，色暗红。

症状自评分：按照自定的挑络症状量表，其症状系数由 10 减到 5。

两周后随访，患者未再出现颈椎疼痛。

医案十四：齐某某，女，55 岁，门诊患者。

主诉：颈椎疼痛多年，加重 1 周。

初诊：患者颈椎疼痛多年，近期反复发作，行动不便，伴右侧上肢麻木、酸胀，纳眠欠佳，经常打嗝、嗳气，两胁肋部胀满疼痛，二便正常。舌质淡，苔薄白，脉弦数。

挑区及其阳性指数：肩井穴（左 1，右 1.5）、颈百劳（左 2，右 2）、大椎（1）、臑俞穴（左 1，右 1）。

体位：坐位。

针具：1 ml 注射针头（0.45*16 RWLB）。

操作方法：挑摆、挑提法，挑血法。

出血：量多，色暗红。

症状自评分：按照自定的挑络症状量表，其症状系数由 10 减到 5。

二诊：患者颈椎疼痛明显减轻，另外患者睡眠、饮食欠佳，两胁肋部胀满走窜疼痛，继续给予挑络治疗。

挑区及其阳性指数：心俞穴（左 1，右 1）、神堂穴（右 1.5）、脾俞穴（左 1，右 1.5）、胃俞穴（左 1，右 1）、肝俞穴（左 1，右 1）、肾俞穴（右 1）。

体位：俯卧位。

针具：20 ml 注射针头（1.2*38 RWLB）。

操作方法：挑摆法、挑提法。

症状自评分：按照自定的挑络症状量表，其症状系数由 10 减到 2。

医案十五：肖某某，男，60 岁，门诊患者。

主诉：颈椎病多年，反复发作，加重 1 周。

患者颈椎疼痛多年，期间反复发作，冷天加重，热敷可缓解，睡眠、饮食尚可，既往有腰椎间盘突出病史，平时劳累后腰痛加重，二便正常。舌淡，苔薄，脉弦数。

挑区及其阳性指数：颈百劳（左 2，右 1.5）、肩井穴（左 1.5，右 1）、新设穴（左 1，右 1）、腰阳关（2）、肾俞（左 1，右 1.5）。

体位：坐位、俯卧位。

针具：1 ml 注射针头（0.45*16 RWLB）、20 ml 注射针头（1.2*38 RWLB）。

操作方法：挑摆法、挑提法、挑血法。

出血：量多，色鲜红。

症状自评分：按照自定的挑络症状量表，其症状系数由 10 减到 2。

医案十六：邵某某，男，36 岁，门诊患者。

主诉：颈椎疼痛多年，加重 5 天。

患者长期伏案工作导致颈椎疼痛不适，今日加重，活动僵硬，伴有肩部酸胀，睡眠、饮食尚可，二便正常。舌淡，苔薄，脉弦。

挑区及其阳性指数：颈百劳（左 1.5，右 1.5）、肩井穴（左 1，右 1）、新设穴（左 1.5，右 1）。

体位：坐位。

操作方法：挑摆法、挑提法、挑血法。

出血：量多，色暗红。

症状自评分：按照自定的挑络症状量表，其症状系数由 10 减到 4。

医案十七：高某，男，26 岁，门诊患者。

主诉：颈椎疼痛 3 年，加重 4 天。

初诊：患者感觉颈部发紧 3 年，近期因学业压力，发紧感加重，伴有头痛，睡眠、饮食尚可，二便正常。舌淡，苔薄，脉弦。

挑区及其阳性指数：颈百劳（左 1.5，右 2）、肩井穴（左 1，右 1.5）、风池穴（左 1.5，右 1）。

体位：坐位。

针具：1 ml 注射针头（0.45*16 RWLB）。

操作方法：挑摆法、挑提法、挑血法。

出血：量多，色鲜红。

疼痛自评表：按照自定的挑络症状量表，其症状系数由 10 减到 4。

二诊：患者颈项部疼痛感明显减轻，近两天患者长时间伏案学习，颈项部疼痛、头痛再次发作，遂来就诊。继续给予挑络治疗。

挑区及其阳性指数：肩井穴（左 1，右 1）、风池穴（左 1）

体位：坐位。

针具：1ml 注射针头（0.45*16RWLB）。

操作方法：挑摆法、挑提法、挑血法。

出血：量多，色鲜红。

症状自评分：按照自定的挑络症状量表，其症状系数由 10 减到 2。

两周后随访，患者未再出现颈椎疼痛。

医案十八：刘某某，女，56 岁，门诊患者。

主诉：颈椎疼痛 10 年，加重 1 周。

患者既往有颈椎病史，反复发作，近期颈项部疼痛加重，偶尔伴有胃部酸胀不适。睡眠可，饮食尚可，二便正常。舌淡，苔薄，脉弦。

挑区及其阳性指数：肩井穴（左 1.5，右 1）、颈百劳（左 1.5，右 1.5）、脾俞穴（左 1，右 1）、胃俞穴（左 1.5，右 1）。

体位：坐位、俯卧位。

针具：1 ml 注射针头（0.45*16 RWLB）、20 ml 注射针头（1.2*38 RWLB）。

操作方法：挑摆法、挑提法，肩井穴兼顾挑血法。

出血：量少，色鲜红。

症状自评分：按照自定的挑络症状量表，其症状系数由 10 减到 5。

两周后随访，患者未再出现颈椎疼痛。

医案十九：陶某某，男，62 岁，门诊患者。

主诉：颈椎疼痛多年，加重 2 天。

初诊：患者颈椎疼痛不适，既往有颈椎骨刺增生病史，经常头晕、头胀，睡眠较差，多梦，时寐时醒，饮食尚可，二便正常。舌淡，苔薄，脉弦。

挑区及其阳性指数：肩井穴（左 1.5，右 1）、大椎穴（1.5）、神道穴（1）、心俞穴（左 1，右 1）、神堂穴（左 1，右 1.5）、肩中俞（左 1，右 1）。

体位：坐位、俯卧位。

针具：1 ml 注射针头（0.45*16 RWLB）、20 ml 注射针头（1.2*38 RWLB）。

操作方法：挑摆法、挑提法，肩井穴、大椎穴兼顾挑血法。

出血：量多，色暗红。

症状自评分：按照自定的挑络症状量表，其症状系数由 10 减到 5。

二诊：患者颈项部疼痛未再发作，睡眠好转，要求继续改善失眠症状。

挑区及其阳性指数：心俞穴（左 1）、神堂穴（左 1，右 1）。

体位：俯卧位。

针具：20ml 注射针头（1.2*38RWLB）。

操作方法：挑摆法、挑提法。

疼痛自评表：按照自定的挑络症状量表，其症状系数由 10 减到 3。

三诊：患者睡眠已改善，近几日患者腰痛，放射至左侧大腿，行走不便，要求挑络治疗。

挑区及其阳性指数：腰阳关（1.5）、环跳穴（左1）、委中穴（左1.5）、委阳穴（左1）。

体位：俯卧位、坐位。

操作方法：挑摆法、挑提法、挑血法。

出血：量多，色暗红。

症状自评分：按照自定的挑络症状量表，其症状系数由10减到0。

两周后随访，患者未再出现腰痛。

医案二十：李某某，男，64岁，门诊患者。

主诉：颈椎病多年，反复发作。

初诊：患者颈椎病多年，疼痛一直反复发作，并伴有左侧上肢麻木，睡眠欠佳，多梦，入睡困难，饮食尚可，二便正常。舌淡，苔薄，脉弦。

挑区及其阳性指数：颈百劳穴（左2，右1.5）、膈俞穴（左1）、肩井穴（左1）、神道穴（1.5）、神堂穴（左1，右1）、心俞穴（左1，右1）。

体位：坐位、俯卧位。

针具：1 ml注射针头（0.45*16 RWLB）、20 ml注射针头（1.2*38 RWLB）。

操作方法：挑摆法、挑提法、挑血法。

出血：量多，色暗红。

症状自评分：按照自定的挑络症状量表，其症状系数由10减到5。

二诊：患者各症状明显减轻，继续给予挑络治疗。

穴选：颈百劳（左1.5）、肩井穴（左1）、神堂穴（左1，右1）。

体位：坐位、俯卧位。

针具：1 ml注射针头（0.45*16 RWLB）、20 ml注射针头（1.2*38 RWLB）。

操作方法：挑摆法、挑提法。

症状自评分：按照自定的挑络症状量表，其症状系数由10减到3。

两周后随访，患者再未出现颈椎疼痛。

第十二节　肩周炎

肩周炎是以肩部长期固定疼痛，活动受限为主症的疾病。由于风寒是本病的重要诱因，故常称为"漏肩风"；因本病多发于50岁左右的成人，故也称"五十肩"；因患肩局部常畏寒怕冷，尤其后期常出现肩关节的粘连，肩部呈现固结状，活动明显受限，故又称"肩凝""冻结肩"等。

西医称之为肩关节周围炎，西医学认为本病是软组织退行性、炎症性病变，与肩部受凉、慢性劳损、外伤等有关。早期单侧肩部酸痛，偶见两侧同时受累。其痛可向颈部和上臂放散，或呈弥散性疼痛。静止痛为本病的特征，表现为日轻夜重，晚间常可痛醒，晨起肩关节稍活动后疼痛可减轻。由于疼痛，肩关节活动明显受限。局部按压出现广泛性压痛。后期病变组织产生粘连，功能障碍加重，而疼痛程度减轻。因此，本病早期以疼痛为主，后期以功能障碍为主。

病因病机：

肩周炎是因体虚、劳损、风寒侵袭使肩部经气不利所致。肩部感受风寒，阻痹气血，或劳作过度、外伤，损及筋脉，气滞血瘀，或年老气血不足，筋骨失养，皆可使肩部脉络气血不利，不通则痛。肩部主要归手三阳经所主，内外因素导致肩部经络阻滞不通或失养，是本病的主要病机。

临床表现：

1. 初期（疼痛期）：主要为肩部持续性疼痛，疼痛的程度和性质有极大地差异。疼痛多局限于肩部的前外侧，常涉及肩胛区及上臂。穿衣或梳头等活动时疼痛加重，尤以夜间为甚。

2. 中后期（粘连期）：肩部疼痛逐渐缓解，各方向活动度均比正常减小，逐渐加重，呈"冻结状态"，严重者盂肱关节活动完全消失，只有肩胛胸壁关节的活动。此期持续时间较长，通常为 2～3 个月。

诊断：

1. 慢性劳损，外伤筋骨，气血不足，复感受风寒湿邪所致。

2. 好发年龄在 50 岁左右，女性多于男性，右肩多于左肩，多为慢性发病。

3. 肩部疼痛，以夜间为甚，常因天气变化及劳累诱发，肩关节活动功能障碍。

4. 肩部肌肉萎缩，肩前、后、外侧均有压痛，外展功能受限明显，出现典型的"扛肩"现象。

挑络证候：

1. 风寒湿痹：肩周重滞疼痛、酸胀不舒，夜间尤其明显，肩关节屈伸不利，苔薄白或白腻，脉弦滑或沉细。

2. 气血两虚：面色无华、气短乏力，肩关节疼痛，劳累痛加重，休息则减轻，舌淡，苔薄白，脉沉细乏力。

3. 肝肾亏损：头晕、目眩、耳鸣、步履无力，肩关节功能障碍明显，举动无力，但疼痛不甚明显，舌偏红，脉细弱。

4. 筋骨损伤：骨折以及上肢其他部位筋骨损伤，长期固定或日久的累积性损伤，使瘀血凝滞，肩部活动障碍，舌暗红，苔薄白，脉沉涩。

治疗：

选穴定位：一般以患肩附近的腧穴及阿是穴为主进行挑络治疗，常用腧穴有肩髃、肩髎、肩贞、肩前等，也要根据患者压痛点不同，选取部分阿是穴。

挑络方法：用挑提、挑摆法迅速挑断皮下白色纤维组织，若肩关节粘连处，进针角度可在 20 度左右行深部挑络疗法，并进行放血治疗以缓解粘连处肌肉的疼痛。

转归与愈后：

一般患者经过挑络治疗，绝大多数病人肩部不适症状能立即缓解，经多次诊治后，部分患者肩部不适症状能治愈；对于肌肉粘连的患者，给予中药辅助治疗，也获得了良好的效果。

预防与调摄：

1. 每天坚持做引体向上锻炼。

2. 睡眠的姿势避免固定一侧侧卧，使一侧肩部受压。

3. 防止肩关节劳损受寒。

典型案例：

医案一：高某某，男，61 岁，门诊患者。

主诉：肩部疼痛 2 年，加重 5 天。

初诊：患者肩部疼痛 2 年，曾于当地医院就诊，诊断为肩周炎，经治疗无效，查体未见异常，近几日受凉后疼痛加剧，不能伸展，活动受限，睡眠、饮食尚可。舌质红，苔薄白，脉弦数。

挑区及其阳性指数：肩井穴（左 2，右 1.5）、天宗穴（左 1，右 1.5）、肩中俞（左 1，右 1）。

体位：坐位。

针具：1 ml 注射针头（0.45*16 RWLB）。

操作方法：挑摆法、挑提法、挑血法。

出血：量少，色鲜红。

症状自评分：按照自定的挑络症状量表，其症状系数由 10 减到 5。

二诊：1 周后患者复诊，肩部疼痛减轻。自述近日爬山后，右侧下肢出现疼痛症状，运动不便，影响日常活动，要求继续给予挑络治疗。

挑区及其阳性指数：肩井穴（左 1）、委中穴（右 1）

体位：坐位。

针具：1 ml 注射针头（0.45*16 RWLB）、20 ml 注射针头（1.2*38 RWLB）。

操作方法：挑摆法、挑提法、挑血法。

出血：量少，色鲜红。

症状自评分：按照自定的挑络症状量表，其症状系数由 10 减到 1。

医案二：明某某，女，45 岁，门诊患者。

主诉：肩痛 3 年，加重 1 周。

初诊：患者 3 年前无明显诱因出现阵发性肩部疼痛，疼痛时轻时重，近日疼痛加重，活动不便，时有胸痛、胸闷、心慌、憋气，纳眠差。舌暗红，苔薄白，脉弦数。

综合症状，考虑以中药、挑络配合治疗。以益气活血，舒筋活络为治疗原则，给予自拟方宁心消痞方加减，补益脾胃，重镇安神，整方如下：

黄芪 30 g	麦冬 15 g	五味子 3 g	川芎 15 g
丹参 20 g	半夏 9 g	陈皮 15 g	焦三仙 30 g[各]
乌贼骨 30 g	木香 15 g	砂仁 6 g	连翘 15 g
生甘草 6 g	丹皮 20 g	栀子 20 g	羌活 20
独活 20 g			

7 剂，日 1 剂，水煎服，分早晚两次温服

挑区及其阳性指数：肩井穴（左 1.5，右 2）、心俞穴（左 1，右 1）、神堂穴（左 2）、脾俞穴（左 1.5，右 1）、胃俞穴（左 1.5）、痞根穴（左 1，右 1）。

体位：坐位、俯卧位。

针具：1 ml 注射针头（0.45*16 RWLB）、20 ml 注射针头（1.2*38 RWLB）。

操作方法：挑摆法、挑提法，肩井穴兼顾挑血法。

出血：量少，色鲜红。

症状自评分：按照自定的挑络症状量表，其症状系数由 10 减到 4。

二诊：两周后，患者再次来诊，上述中药继服 7 剂，继续挑络以巩固治疗。

挑区及其阳性指数：天宗穴（左 1，右 1）、神道穴（1）、心俞穴（左 1）、胃俞穴（左 1）。

体位：坐位、俯卧位。

针具：1 ml 注射针头（0.45*16 RWLB）、20 ml 注射针头（1.2*38 RWLB）。

操作方法：挑摆法、挑提法，天宗穴兼顾挑血法。

出血：量少，色鲜红。

症状自评分：按照自定的挑络症状量表，其症状系数由 10 减到 2。

医案三：刘某某，女，48 岁，门诊患者。

主诉：肩部疼痛 2 年，加重 4 天。

初诊：患者 2 年前无明显诱因出现肩部疼痛，反复发作，近几日疼痛加重，并伴有心悸，饮食、睡眠、二便正常。舌红，苔薄白，脉弦细。

挑区及其阳性指数：肩井穴（左 1.5）、心俞穴（左 1.5，右 1）、神道穴（1）、神堂穴（左 1，右 1）。

体位：坐位、俯卧位。

针具：1 ml 注射针头（0.45*16 RWLB）、20 ml 注射针头（1.2*38 RWLB）。

操作方法：挑摆法、挑提法、挑血法。

出血：量多，色鲜红。

症状自评分：按照自定的挑络症状量表，其症状系数由 10 减到 3。

二诊：一周后，患者再次来诊，述肩部疼痛未再发作，仍有心慌，要求挑络治疗。

挑区及其阳性指数：心俞穴（左 1，右 1）。

体位：俯卧位。

针具：20 ml 注射针头（1.2*38 RWLB）。

操作方法：挑摆法、挑提法。

症状自评分：按照自定的挑络症状量表，其症状系数由 10 减到 3。

医案四：郑某某，女，55 岁，住院患者。

主诉：左肩疼痛 10 余年，加重半月。

患者肩部疼痛 10 余年，经常发作，数次治疗无效，近半月疼痛加重，并伴有手臂麻木，不能抬起，活动不利，特来我院治疗。饮食、睡眠尚可。舌淡，苔薄，脉弦细。

挑区及其阳性指数：颈百劳（左 2）、肩井穴（左 1.5）、肩中俞（左 1）、臑俞穴（左 1.5）。

体位：坐位。

针具：1ml 注射针头（0.45*16 RWLB）。

操作方法：挑摆法、挑提法、挑血法。

出血：量多，色鲜红。

症状自评分：按照自定的挑络症状量表，其症状系数由 10 减到 3。

医案五：陈某某，男，75 岁，住院患者。

主诉：患者右肩部疼痛半年，加重 5 天。

患者半年前因过度劳累，以致肩部疼痛，近 5 日肩部疼痛次数增加，伴右上肢肘部压痛，特来我院就诊，睡眠较差，饮食尚可，二便正常。舌红，苔薄白，脉弦细。

挑区及其阳性指数：肩井穴（右1.5）、臑俞穴（右1）、曲池穴（右1）、手三里穴（右1.5）、神道穴（2）、神堂穴（左1，右1）、心俞穴（左1，右1）。

体位：坐位、俯卧位。

针具：1ml注射针头（0.45*16RWLB）、20ml注射针头（1.2*38RWLB）。

操作方法：挑摆法、挑提法、挑血法。

出血：量多，色暗红。

症状自评分：按照自定的挑络症状量表，其症状系数由10减到3。

患者此后复诊三次，按上次方法，挑络治疗，患者肩部疼痛明显好转，睡眠质量也明显改善。

医案六：陈某某，男，57岁，门诊患者。

主诉：患者左肩疼痛2年，加重2天。

患者2年前诊断有椎间盘突出，导致颈椎疼痛，反复发作，最近2日疼痛剧烈，不能摆动，睡眠、饮食尚可，二便正常。舌暗红，少苔，脉弦。

挑区及其阳性指数：肩贞穴（左1）、肩井穴（左1）、肩中俞（左1，右1.5）。

体位：坐位。

针具：1ml注射针头（0.45*16 RWLB）。

操作方法：挑摆、挑提法、挑血法。

出血：量多，色暗红。

症状自评分：按照自定的挑络症状量表，其症状系数由10减到5。

医案七：吴某某，男，27岁，门诊患者。

主诉：患者左肩疼痛1年，加重2天并伴有手指麻木、腰痛。

初诊：患者1年前诊断为肩周炎，肩痛反复发作，并患有腰椎间盘突出的病史，最近2日反复发作，疼痛难忍，并伴有手指麻、腰痛，手上有鸡爪纹，失眠，小便黄，大便干结，舌暗红，苔黄腻，脉滑数。

挑区及其阳性指数：肩贞穴（左1.5）、神堂穴（左1.5，右1）、神道穴（2）、肾俞穴（左1，右1）、大肠俞（右1.5）、腰俞穴（1）、心俞穴（左1，右1）。

体位：坐位、俯卧位。

针具：1ml注射针头（0.45*16 RWLB）、20ml注射针头（1.2*38 RWLB）。

操作方法：挑摆法、挑提法、挑血法。

出血：量多，色暗红。

症状自评分：按照自定的挑络症状量表，其症状系数由10减到3。

二诊：患者肩疼、颈项部疼痛明显好转，便干症状缓解，要求继续巩固治疗。

挑区及其阳性指数：肩井穴（左 1）、神道穴（2）、大肠俞（左 1，右 1）。

体位：坐位、俯卧位。

针具：1 ml 注射针头（0.45*16 RWLB）、20 ml 注射针头（1.2*38 RWLB）。

操作方法：挑摆法、挑提法、挑血法。

出血：量多，色鲜红。

症状自评分：按照自定的挑络症状量表，其症状系数由 10 减到 3。

两周后随访，患者未再出现肩痛。

医案八：王某某，男，47 岁，门诊患者。

主诉：患者左肩疼痛 1 年，加重伴有上肢麻木 3 天。

患者 1 年前诊断有肩周炎，肩部疼痛反复发作，近 3 天疼痛剧烈，不能摆动，并伴有上肢麻木，饮食、睡眠尚可，二便正常。舌淡，苔黄，脉弦。

挑区及其阳性指数：肩贞穴（左 1.5，右 1.5）、臑俞穴（左 1.5）、天髎穴（左 1）、臂臑穴（左 2）。

体位：坐位。

针具：1 ml 注射针头（0.45*16 RWLB）。

操作方法：挑摆法、挑提法、挑血法。

出血：量多，色鲜红。

症状自评分：按照自定的挑络症状量表，其症状系数由 10 减到 3.5。

医案九：巩某某，女，28 岁，门诊患者。

主诉：患者肩部疼痛 3 天。

初诊：患者近 3 日过度劳累导致肩部疼痛，反复发作，活动不利，脾胃较差，饮食欠佳，睡眠尚可，二便正常。舌淡，苔黄，脉细数。

挑区及其阳性指数：颈百劳（左 2，右 2）、肩井穴（左 1.5，右 1）、脾俞穴（左 1.5，右 1.5）、胃俞穴（左 1，右 1）。

体位：坐位、俯卧位。

针具：1 ml 注射针头（0.45*16 RWLB）、20 ml 注射针头（1.2*38 RWLB）。

操作方法：挑摆、挑提法，颈百劳、肩井穴兼顾挑血法。

出血：量多，色鲜红。

症状自评分：按照自定的挑络症状量表，其症状系数由 10 减到 5.5。

二诊：两周后患者再次来诊，自述近几日因受凉，肩颈部疼痛再次发作，要求给予挑络治疗。

挑区及其阳性指数：颈百劳（左 1）、胃俞穴（左 1，右 1）。

体位：坐位、俯卧位。

针具：1 ml 注射针头（0.45*16 RWLB）、20 ml 注射针头（1.2*38 RWLB）。

操作手法：挑摆法、挑提法、挑血法。

出血：量少，色鲜红。

症状自评分：按照自定的挑络症状量表，其症状系数由 10 减到 4。

医案十：朱某某，女，58 岁，门诊患者。

主诉：患者左侧肩部疼痛 1 年，加重半个月。

初诊：患者 1 年前无明显诱因出现左肩部疼痛，反复发作，近日疼痛加重，活动不利，并伴有左上肢麻木，睡眠、饮食尚可，二便正常。舌淡，苔薄，脉弦数。

挑区及其阳性指数：肩井穴（左 1.5）、臂臑穴（左 1）、臑俞穴（左 1.5）。

体位：坐位。

针具：1 ml 注射针头（0.45*16 RWLB）。

操作方法：挑摆法、挑提法。

症状自评分：按照自定的挑络症状量表，其症状系数由 10 减到 3。

二诊：一周后患者复诊，继续上述挑络治疗。

两周后随访，疼痛未再发作。

医案十一：王某某，女，64 岁，门诊患者。

主诉：患者肩部疼痛 3 年，加重 10 天。

患者 3 年前无明显诱因出现肩部疼痛，反复发作，近日疼痛加剧，并伴有心悸、心慌的症状，睡眠质量差，饮食尚可，二便正常。舌淡，苔薄，脉弦数。

挑区及其阳性指数：肩井穴（左 1.5，右 1）、心俞穴（左 1.5，右 1）、神道穴（1.5）、神堂穴（左 1.5，右 1.5）。

体位：坐位、俯卧位。

针具：1 ml 注射针头（0.45*16 RWLB）、20 ml 注射针头（1.2*38 RWLB）。

操作方法：挑摆法、挑提法，肩井穴兼顾挑血法。

出血：量多，色鲜红。

症状自评分：按照自定的挑络症状量表，其症状系数由 10 减到 3.5。

医案十二：房某某，女，63 岁，门诊患者。

主诉：患者肩部疼痛 5 年，加重 1 周并伴有双上肢麻木。

初诊：患者 5 年前无明显诱因出现肩部疼痛伴上肢麻木，反复发作，数次治疗无效，近几日疼痛加重，伴有肢体麻木，活动不利，睡眠、饮食尚可，二便正常。舌红，苔薄白，脉细。

挑区及其阳性指数：肩井穴（左1.5，右1）、肩髎穴（左1，右1.5）、天宗穴（左1，右1）、手五里（左2）、臑俞穴（左1，右1）。

体位：坐位。

针具：1 ml注射针头（0.45*16 RWLB）。

操作方法：挑摆法、挑提法、挑血法。

出血：量多，色鲜红。

症状自评分：按照自定的挑络症状量表，其症状系数由10减到5。

二诊：一周后患者复诊，自述症状较前减轻，要求继续挑络以巩固治疗。

挑区及其阳性指数：颈百劳（左1）、肩井（左1，右1）、手五里（左1）。

体位：坐位。

针具：1ml注射针头（0.45*16RWLB）。

操作方法：挑摆法、挑提法、挑血法。

出血：量多，色鲜红。

症状自评分：按照自定的挑络症状量表，其症状系数由10减到2。

医案十三：岳某某，女，47岁，门诊患者。

主诉：患者左肩疼痛3年，加重伴有上肢麻木3天。

患者3年前患有肩周炎，肩部疼痛反复发作，近3天疼痛剧烈，不能摆动，并伴有上肢麻木，饮食、睡眠尚可，二便正常。舌淡，苔黄，脉弦。

挑区及其阳性指数：肩贞穴（左1.5）、颈百劳（左2，右1.5）。

体位：坐位。

针具：1 ml注射针头（0.45*16 RWLB）。

操作方法：挑摆法、挑提法、挑血法。

出血：量少，色鲜红。

症状自评分：按照自定的挑络症状量表，其症状系数由10减到4。

医案十四：田某某，女，55岁，门诊患者。

主诉：患者左肩背疼痛5年，近日逐渐加重。

患者肩部疼痛5年因过度劳累导致肩部疼痛，经常发作，近几日疼痛加重，并伴有手臂麻木，活动不利，饮食、睡眠尚可，二便正常。舌淡，苔白，脉弦细。

挑区及其阳性指数：肩井穴（左2）、颈百劳穴（左1.5）、臑俞穴（左1.5）。

体位：坐位。

针具：1 ml注射针头（0.45*16 RWLB）。

操作方法：挑摆法、挑提法、挑血法。

出血：量多，色暗红。

症状自评分：按照自定的挑络症状量表，其症状系数由 10 减到 5。

医案十五：谢某某，女，27 岁，门诊患者。

主诉：失眠多年，近日加重。

患者长期失眠，入睡困难，平时偶有腰痛、胃胀，身体易过敏，近几日伴有左侧上肢麻木，二便正常。舌尖红，苔薄，脉弦细。

综合症状，考虑以中药及挑络治疗，中药以宁心安眠方加减，宁心安神，活血通络；挑络以舒经活络，保证局部经络畅通无阻。整方如下：

黄芪 30 g	麦冬 15 g	五味子 3 g	川芎 15 g
丹参 20 g	山栀 20 g	柴胡 9 g	炒枣仁 30 g
茯神 30 g	石菖蒲 15 g	远志 15 g	紫石英 30 g
木香 9 g	生甘草 6 g		

7 剂，日 1 剂，水煎服，分早晚两次温服

挑区及其阳性指数：肩井穴（左 1.5）、腰阳关（2）、肾俞穴（左 1，右 1）、膈俞穴（左 1.5）。

体位：坐位、俯卧位。

针具：1 ml 注射针头（0.45*16 RWLB）。

操作方法：挑摆法、挑提法、挑血法。

出血：量多，色暗红。

症状自评分：按照自定的挑络症状量表，其症状系数由 10 减到 5。

医案十六：滕某某，男，33 岁，门诊患者。

主诉：左侧上肢麻木 2 年，加重 1 周。

患者左侧上肢麻木、酸胀 2 年，近 1 周加重，纳眠可，二便正常。舌淡，苔薄，脉弦细。

挑区及其阳性指数：阿是穴（左肘外侧下三寸 1.5）、手五里（左 1）、膈俞穴（左 2）。

体位：坐位。

针具：1 ml 注射针头（0.45*16 RWLB）。

操作方法：挑摆法、挑提法。

疼痛自评表：按照自定的挑络症状量表，其症状系数由 10 减到 5。

医案十七：姜某某，女，27 岁，门诊患者。

主诉：左肩关节疼痛 6 天。

初诊：患者左肩关节疼痛，遇寒更甚，纳眠可，二便正常。舌淡，苔薄黄，

脉弦细。

挑区及其阳性指数：肩井穴（左1，右1）。

体位：坐位。

针具：1 ml 注射针头（0.45*16 RWLB）。

操作方法：挑摆法、挑提法、挑血法。

出血：量多，色鲜红。

二诊：患者左肩仍有疼痛，继续给予上次挑络治疗。

症状自评分：按照自定的挑络症状量表，其症状系数由 10 减到 5。

医案十八：刘某某，男，67 岁，门诊患者。

主诉：肩部疼痛 10 余年，加重 5 天。

患者肩周炎病史 10 余年，反复发作，发作时疼痛难忍，近 5 日因受凉发作加重，纳眠可，二便正常。舌淡，苔薄，脉弦。

挑区及其阳性指数：臑俞穴（左 1.5，右 2）、肩中俞（左 1.5，右 1.5）。

体位：坐位。

针具：1ml 注射针头（0.45*16RWLB）。

操作方法：挑摆法、挑提法、挑血法。

出血：量多，色鲜红。

症状自评分：按照自定的挑络症状量表，其症状系数由 10 减到 2。

医案十九：张某，男，41 岁，门诊患者。

主诉：左肩疼痛 5 年，加重半月。

患者感 5 年前左肩疼痛，晨起较甚，活动后略有缓解，纳眠可，二便正常。舌淡，苔薄，脉弦。

挑区及其阳性指数：肩井穴（左 1.5，右 1.5）。

体位：坐位。

针具：1 ml 注射针头（0.45*16 RWLB）。

操作方法：挑摆法、挑提法。

症状自评分：按照自定的挑络症状量表，其症状系数由 10 减到 2。

医案二十：张某某，女，40 岁，门诊患者。

主诉：上肢麻木多年，近日加重。

患者左上肢麻木，放射至无名手指，曾做颅脑 CT 未见异常，近期麻木较明显，纳眠可，二便正常。舌淡，苔薄，脉弦。

挑区及其阳性指数：手三里（左 1）、臂臑穴（左 1.5）、臑俞穴（左 1）。

体位：坐位。

针具：1 ml 注射针头（0.45*16 RWLB）。

操作方法：挑摆法、挑提法。

症状自评分：按照自定的挑络症状量表，其症状系数由 10 减到 2.5。

第十三节　乳癖

乳癖是指妇女乳房部常见的慢性良性肿块，以乳房肿块和胀痛为主症，常见于中青年妇女。

乳癖可见于西医的乳腺小叶增生、乳房囊性增生、乳房纤维瘤等疾病。西医学认为乳腺增生症与卵巢功能失调有关，如黄体素分泌减少、雌激素的分泌相对增高等。

病因病机：

本病多与情志内伤、忧思恼怒有关。足阳明胃经经过乳房，足厥阴肝经至乳下，足太阴脾经行乳外，若情志内伤，忧思恼怒则肝脾郁结，气血逆乱，气不行津，津液凝聚成痰；复因肝木克土，致脾不能运湿，胃不能降浊，则痰浊内生；气滞痰浊阻于乳络则为肿块疼痛。八脉隶于肝肾，冲脉隶于阳明，若肝郁化火，耗损肝肾之阴，则冲任失调。《圣济总录》云："冲任二经，上为乳汁，下为月水。"所以本病多与月经周期有关。本病的基本病机为气滞痰凝、冲任失调，病在胃、肝、脾三经。

临床表现：

乳房疼痛和肿块为本病主要的临床特征。疼痛常为胀痛，也有刺痛或灼痛，疼痛可向患侧腋窝或肩背放射。疼痛常于月经前数日出现或加重，经潮一行，疼痛锐减或消失，形成与月经有关的周期性疼痛。但有的患者乳房持续疼痛，仅有几天的缓解期；有的患者乳房疼痛无规律；还有约 10% 的患者没有疼痛，无任何感觉。

乳房肿块位于一侧或双侧乳房内，单个或多个，好发于乳房外上象限，约占 70%。肿块形状有片块、结节、条索状、颗粒状等，以片块状为多见。肿块大小不等，一般直径多在 2 cm 以内，边界不甚清楚，质地软韧，推之活动，与皮肤及深部组织无粘连，常有触痛。肿块也常随月经周期而变化，月经前肿块增大，变硬；月经来潮后肿块渐小，变软。

诊断：

1.临床表现乳房内出现肿块和乳房胀痛为主症，但也有乳房肿块，疼痛不明显者。乳房内肿块，有些是在无意中触及，但大多是由于乳房胀痛或体检或就诊时所发现。肿块常为多发性，或呈串珠状、结节状，肿块与皮肉不相关，推之能活动，经前、恼怒时肿块可增大，经后缩小。可发生在一侧乳房，也可在双侧乳房，任何象限均可出现，以外上象限为多。本病发展缓慢，亦有少数可同时有乳衄出现。

2.检查：主要为乳房的局部扪诊。检查肿块的部位、形状、大小、质地、活动度、压痛等，有时也要检查腋窝淋巴结，必要时进行活体组织检查。

挑络证候：

本病的发生，首先是与肝气郁结有关，因为乳房乳头属于肝胃两经。而肝气郁结，又是女性的最为常见的病机，肝气郁结，脉络不畅，见于乳房者，自然使乳房的脉络失畅，积久致乳房囊性增生，但一般常夹痰浊，气郁痰凝致乳癖。但是肝郁者，又必与肾虚、脾弱有关，因此就形成本病而言，以肝气郁结夹有痰浊为主证型，肾虚脾弱为兼证型。

1.肝气郁结：肝藏血而主疏泄，喜条达，恶抑郁。乳头乳房是肝胃两经所居之处，若素性忧郁，多愁善感，情怀不畅，或恼怒郁闷，日久不得解脱，肝气郁结，阻于胃，肝气滞，脉络不畅，乳络瘀阻，经前期阳长至重，重阳动肝致气郁化火，故致乳房胀痛，久而结为症癖。

2.气郁痰凝：肝脾失调，脾为生痰之源，胃为聚痰之器，脾胃素虚，常可由饮食不节，或劳倦思虑过度伤脾，或者由肝郁气滞，克伐脾胃，导致脾胃亏虚，水湿内停，湿聚成痰。朱丹溪谓："痰之为物，随气升降，无处不到。"故痰湿随肝气郁滞而凝结于乳房，故成乳癖。

治疗：

选穴定位：可在乳房近部取穴，也可根据经络走行取穴。如膻中、乳根、屋翳、人迎、期门、足三里等及压痛部位明显的阿是穴。

挑络方法：在挑胸腹部穴位时，因皮肤较乱，皮下脂肪较少，在挑提过程中，不可用力过猛，以防划破皮肤。如乳根处，要轻挑轻提，迅速挑断皮下白色纤维组织。

转归与愈后：

经过治疗后，大部分患者觉效果明显，在月经前后期未再出现乳房胀痛症状。

预防与调摄：

1.调情志，保持心情舒畅。

2.及时治疗月经不调。

3.3个月复查1次，特别是未排除乳癌可能的病人，应进行多次短期随诊，并做耐心细致的解释工作。

典型案例：

医案一：李某某，女，28 岁，门诊患者。

主诉：乳腺胀痛多年，近日加重。

患者乳腺结节病史多年，月经前后偶有胀痛，伴有胃部不适，不思饮食，经常呃逆，睡眠尚可，二便调。舌质红，苔薄白，脉弦。

挑区及其阳性指数：乳根穴（左 1，右 1）、中脘穴（1.5）、脾俞穴（左 1.5）、胃俞穴（左 1.5，右 1.5）。

体位：俯卧位、仰卧位。

针具：1 ml 注射针头（0.45*16 RWLB）、20 ml 注射针头（1.2*38 RWLB）、针灸针。

操作方法：挑摆法、挑提法、挑血法，针灸乳根穴、中脘穴。

出血：量少，色鲜红。

症状自评分：按照自定的挑络症状量表，其症状系数由 10 减到 5。

二诊：患者呃逆症状减轻，次数减少，乳腺胀痛症状减轻。患者要求继续挑络治疗。

挑区及其阳性指数：中脘穴（1）、脾俞穴（左 1，右 1）、胃俞穴（左 1，右 1.5）。

体位：仰卧位、俯卧位。

针具：20 ml 注射针头（1.2*38 RWLB）、针灸针。

操作方法：挑摆法、挑提法，针灸中脘穴。

症状自评分：按照自定的疼痛量表，其症状系数由 10 见到 4。

两周后随访，患者诸症明显改善。

医案二：刘某某，女，40 岁，门诊患者。

主诉：乳腺胀痛多年，加重 5 天。

初诊：患者乳腺结节病史多年，患病期间，患者曾贴服膏药治疗，效果欠佳，近日加重，伴右侧膝关节疼痛，不能下蹲，近期天气变化频繁，膝盖疼痛加重，睡觉、饮食尚可，二便调。舌质淡，苔薄白，脉弦。

挑区及其阳性指数：乳根穴（左 1.5，右 1）、环跳穴（右 1.5）、委中穴（右 1）、内外膝眼（右 1.5）。

体位：仰卧位、坐位。

针具：1 ml 注射针头（0.45*16 RWLB）、20 ml 注射针头（1.2*38 RWLB）。

操作方法：挑摆法、挑提法、挑血法。

出血：量多，色暗红。

症状自评分：按照自定的挑络症状量表，其症状系数由 10 减到 4。

二诊：一周后再次来诊，乳腺症状有缓解，腿痛症状明显好转，继续给予上次挑络治疗。

症状自评分：按照自定的挑络症状量表，其症状系数由 10 减到 3。

医案三：蒋某某，女，35 岁，门诊患者。

主诉：乳腺疼痛 1 年，近日加重。

初诊：患者查体时发现乳腺结节 1 年，伴有经前期乳房胀痛，睡觉、饮食尚可，二便调。舌质淡，苔薄白，脉弦。

挑区及其阳性指数：乳根穴（左 2，右 1）。

体位：坐位。

针具：1 ml 注射针头（0.45*16 RWLB）。

操作方法：挑摆法、挑提法。

二诊：一周后患者复诊，自述乳房胀痛感减轻，近几日睡眠欠佳，要求继续挑络治疗。

挑区及其阳性指数：乳根穴（左 1，右 1）、神道（1.5）、心俞（左 1，右 1）。

体位：坐位、俯卧位。

针具：1 ml 注射针头（0.45*16 RWLB）。

操作方法：挑摆法、挑提法。

症状自评分：按照自定的挑络症状量表，其症状系数由 10 减到 4。

第十四节　骨刺

骨刺，不是一个医学上确当的名词，因为它既非完全由骨构成，也不尖锐如刺。医学上的正确名称应该是骨疣。骨刺是关节因种种原因造成软骨的磨损、破坏，并促成骨头本身的修补、硬化与增生，是一种自然的老化现象，一般长骨刺就表示此人的脊椎进入老化阶段。然而骨刺并非老人家的专利，由于工作形态改变，许多人必须久坐、久站，若是加上姿势不正确，很容易年纪轻轻就使脊椎提早发生退化现象，从而诱发骨刺的发生。

骨疣是脊椎退化过程中所伴随的一种现象，随着年龄的增长，人体的脊椎构造也会跟着退化，当骨头与软组织接壤的地方因长期承受压力、拉力损伤，造成脊椎与脊椎间的软骨渐渐失去水分与弹性，致使骨骼出现退化性改变，这种骨骼退化性改变就会导致骨质增生，而形成骨疣。另外，反复活动或不适当的运动，也常会使关节部位的骨骼及软组织过度磨损，而长出骨刺。

病因病机：

骨刺属中医的"痹证"范畴，亦称"骨痹"。中医认为本病与外伤、劳损、瘀血阻络、感受风寒湿邪、痰湿内阻、肝肾亏虚、骨质增生等病因有关。

临床表现：

骨疣不见得一定会产生症状，要看是否有压迫到神经根或是脊椎，如果没有的话就不会让人产生不适的症状。相反，如果骨刺刚好压迫到附近的神经根或是压迫到脊椎，就可能会有身体僵硬不能灵活弯身、疼痛、红肿、麻痹、关节变形、肌肉无力等症状。

诊断：

X 线片即可明确诊断。

挑络证候：

骨刺多发于中年以上。一般认为是由于中年以后体质虚弱及退行性变，再加上长期站立或行走等，造成肌肉的过度牵拉而撕脱、出血形成血肿，血肿机化，形成刺状或唇样的骨质增生，骨刺对软组织产生机械性的刺激和外伤后，导致软组织损伤、出血、肿胀。

1. 颈椎骨刺：颈项部有强硬的感觉、活动受限、颈部活动有弹响声，疼痛常向肩部和上肢放射，手和手指有麻木、触电样感觉，可因颈部活动而加重。不同的病变累及不同部位，就出现不同的症状，晚期可导致瘫痪。颈椎骨质增生严重者还会引起颈椎病性高血压、心脑血管疾病、胃炎、心绞痛、吞咽困难等。

2. 腰椎骨刺：好发部位，以腰三、腰四最为常见。临床上常出现腰椎及腰部软组织酸痛、胀痛、僵硬与疲乏感，甚至弯腰受限。如邻近的神经根受压，可引起相应的症状，出现局部疼痛、发僵、后根神经痛、麻木等。如压迫坐骨神经可引起坐骨神经炎，出现患肢剧烈麻痛、灼痛、抽痛、串痛，或疼痛向整个下肢放射。

3. 膝关节骨质增生：初期，起病缓慢者膝关节疼痛不严重，有可持续性隐痛，气温降低时疼痛加重，与气候变化有关，晨起后开始活动，长时间行走，剧烈运动或久坐起立开始走时膝关节疼痛僵硬，稍活动后好转，上、下楼困难，下楼时膝关节发软，易摔倒。蹲起时疼痛、僵硬，严重时，关节酸痛胀痛，跛行走，合并风湿病者关节红肿、畸形，功能受限，伸屈活动有弹响声，部分患者可见关节积液，局部有明显肿胀、压缩现象。

4. 足跟骨刺：其症状是足根压痛，脚底疼痛，早晨重，下午轻，起床下地第一步痛不可忍，时轻时重，走路时脚跟不敢用，有石硌、针刺的感觉，活动开后症状减轻。跟骨部位长骨刺，多见于中老年人。

治疗：

选穴定位：根据部位的不同，可选取骨疣附近的穴位及阿是穴，对于骨刺的治疗，较常用的是阿是穴，在颈椎骨刺，可选取大椎、天柱、新设等压痛明显的穴位及阿是穴；腰椎骨刺可选取腰部附近的腰俞、肾俞、腰阳关等压痛明显的部位及阿是穴；膝关节骨质增生可选取内外膝眼、血海、膝阳关、阳陵泉等压痛明显的穴位及阿是穴；足跟骨刺可选取丘墟、昆仑、申脉等压痛明显的穴位及阿是穴。

挑络方法：常用挑提法、挑摆法，挑后给予放血处理，效果更佳。

转归与愈后：

对单纯的骨刺患者，能立刻减轻患者的疼痛症状，但长久效果欠佳。

预防与调摄：

把握运动强度，注意防寒；急性期要注意休息，合理膳食。不可强刺激患处。

典型案例：

医案一：蒋某，男，62 岁，门诊患者。

主诉：右侧脚后跟底部疼痛 1 周。

患者右侧脚后跟底部疼痛 1 周，疼痛剧烈，针刺样，不敢行走，来院拍片后发现跟骨骨刺，在院给予治疗后，效果不明显，饮食、睡眠尚可，二便调。舌质淡，苔薄白，脉弦。

挑区及其阳性指数：阿是穴（右足后跟底部压痛明显处 1.5）。

体位：坐位。

针具：20 ml 注射针头（1.2*38RWLB）。

操作方法：挑血法。

出血：量多，色鲜红。

挑络完毕后，患者立刻感觉疼痛减轻，可下地行走。

症状自评分：按照自定的挑络症状量表，其症状系数由 10 减到 2。

医案二：魏某，女，65 岁，门诊患者。

主诉：腰痛多年，加重 5 天。

患者腰痛多年，近期拍了腰片，显示有腰椎间盘突出并伴有骨质增生，疼痛难以忍受，经其他药物、膏药治疗未见好转，睡觉、饮食尚可，二便调。舌质淡，苔薄白，脉弦。

挑区及其阳性指数：腰阳关（2）、大肠俞（左1，右1）。

体位：俯卧位。

针具：20 ml 注射针头（1.2*38 RWLB）。

操作方法：挑摆法、挑提法、挑血法。

出血：量多，色暗红。

症状自评分：按照自定的挑络症状量表，其症状系数由10减到5。

第十五节　腿痛

腿痛，又称坐骨神经痛，是指多种病因所致的沿坐骨神经通路（腰、臀、大腿后侧、小腿后外侧及足外侧）以疼痛为主要症状的综合征，是各种原因引起的坐骨神经受压等而出现的炎性病变。本病属于中医学痹证中的周痹范畴。通常分为神经根性坐骨神经痛和干性坐骨神经痛两种，临床上以根性坐骨神经痛多见，中医称"腰腿痛"。在《灵枢·经脉》中记载足太阳膀胱经的病候时有"腰似折，髀不可以曲，腘如结，踹如裂"，形象地描述了本病的临床表现。

病因病机：

该病病因甚多，常见为肝肾两虚，起居失调，卫气不固，腠理空虚，或劳累之后，汗出当风，涉水冒寒，久卧湿地等，致风寒湿邪乘虚而入，痹阻经络而发病。

临床表现：

以腰或臀、大腿后侧、小腿后外侧及足外侧的放射性、电击样、烧灼样疼痛为主症，主要属于足太阳、足少阳经脉和经筋病证。

诊断：

根据疼痛的部位及放射方向，加剧疼痛的因素，减痛姿势，牵引痛及压痛点等诊断不难。应注意有无受寒或感染史，以及骶髂关节、髋关节、盆腔和臀部的病变，必要时除行腰骶椎X线摄片外，还可行骶髂关节X线摄片，肛门指检，妇科检查以及盆腔脏器B超等检查以明确病因。

挑络证候：

1.风寒湿证：腰腿冷痛，上下走窜，屈伸不便，遇阴雨寒冷气候加重或伴下肢肿胀。苔薄白或白腻，脉浮紧或沉。

2.风湿热证：腰腿疼痛，痛处有热感，雨季或暑天疼痛加重，伴烦热口渴、小便短赤。舌苔黄腻，脉濡数。

3. 气滞血瘀证：有腰部内挫伤史，腰腿刺痛，痛处拒按，按之刺痛放散，夜间痛甚，不能俯仰，转侧不利。舌紫暗或有瘀斑，脉滞涩。

4. 肝肾亏虚证：腰腿隐痛，喜按喜揉，遇劳加重，卧则减轻。反复发作，下肢萎软，恶风畏寒，神疲乏力，而色无华。舌淡，苔少，脉沉细。

治疗：

选穴定位：可取环跳、殷门、委中、承山、阳陵泉、绝骨等压痛明显的穴位，也可取神经点的骶丛点、坐骨神经点、腓总神经点。

挑络方法：常用挑提法、挑拉法和挑摆法。劳伤积瘀者，挑后加拔罐；虚寒久痹者，加挑灸法，用针头迅速挑断皮下白色纤维组织。

转归与愈后：

对一般的坐骨神经痛立马见效，但是如果有椎间盘突出、腰骶椎错位的患者，可暂时缓解，长久效果欠佳，应去除病因，再行挑络法。

预防与调摄：

1. 适宜的环境：良好的环境有助于身心愉悦，促使患者快速康复。而且在受到寒冷、潮湿环境刺激后，患者可能会出现更为剧烈的疼痛。因此坐骨神经痛患者居住的地方要保持适宜的温度，定时通风，避免阴暗潮湿的刺激，湿度在 60% 左右最佳。

2. 合理膳食：患者要注意控制饮食，避免因过高的体重给腰部带来巨大压力，加重患者病情。忌吃生冷油腻食物，饮食以易消化清淡为主，可通过杂粮新鲜蔬果补充维生素与纤维素；可食用松子、白果等含有丰富的神经代谢营养物质的坚果。

3. 正确用药：当坐骨神经痛患者因为疼痛难忍而使用止痛药时，最好是在饭后服用。若用药后出现黑便、恶心、胃出血等不良反应后，及时停药咨询医师。

4. 劳逸结合：生活中要注意劳逸结合，运动后及时换洗，保护腰部和发病部位受凉受风；避免弯腰或搬重物，不做重体力劳动。

典型案例：

医案一：刘某某，男，35 岁，门诊患者。

主诉：腿痛 4 年，近日加重。

初诊：患者腿痛 4 年，患病期间，患者曾贴服膏药治疗，效果欠佳，近日因劳累加天气变化疼痛加剧，行走不便，睡眠、饮食尚可，二便调。舌质红，苔薄白，脉弦数。

挑区及其阳性指数：委中穴（左 1.5，右 1）。

体位：俯卧位。

针具：20 ml 注射针头（1.2*38 RWLB）。

操作方法：挑摆法、挑提法。

症状自评分：按照自定的挑络症状量表，其症状系数由 10 减到 3.5。

二诊：一周后来诊，要求继续挑络治疗。

挑区及其阳性指数：委阳穴（左 2，右 1）。

体位：俯卧位。

针具：20 ml 注射针头（1.2*38 RWLB）。

操作方法：挑摆法、挑提法。

治疗后，患者腿痛已明显缓解，两周后随访未述不适。

症状自评分：按照自定的挑络疼痛表，其症状系数由 10 减到 2。

医案二：王某某，女，51 岁，门诊患者。

主诉：腿痛半年，近日加重。

初诊：患者腿痛半年，近日疼痛加重，行动不便，睡眠、饮食尚可。舌质红，苔薄白，脉弦。

挑区及其阳性指数：委中穴（左 1.5）、内膝眼（左 1，右 1）、外膝眼（左 1，右 1.5）。

体位：坐位、俯卧位。

针具：1 ml 注射针头（0.45*16 RWLB）、20 ml 注射针头（1.2*38 RWLB）。

操作方法：挑摆法、挑提法。

症状自评分：按照自定的挑络症状量表，其症状系数由 10 减到 4。

二诊：患者腿痛明显减轻，自述左侧下肢放射性疼痛，尤其是在做弯腰等腰部活动时，要求继续进行挑络治疗。

挑区及其阳性指数：腰阳关（1.5）、肾俞穴（左 1，右 1）、脾俞穴（左 1.5）、殷门穴（左 1）。

体位：俯卧位。

针具：20 ml 注射针头（1.2*38 RWLB）。

操作方法：挑摆法、挑提法、挑血法。

出血：量多，色鲜红。

症状自评分：按照自定的挑络症状量表，其症状系数由 10 减到 3。

两周后随访，患者腿痛未再复发。

医案三：王某某，女 47 岁，门诊患者。

主诉：左腿疼痛多年，加重 5 天。

初诊：患者多年前无明显诱因出现左腿部疼痛，近日疼痛加重，活动时加剧，并伴有左侧手指麻木，饮食、睡眠尚可。舌红，苔薄白，脉细。

挑区及其阳性指数：腰阳关（1.5）、肾俞穴（左1，右2）、委中穴（左1）、曲池穴（左1.5）、臑俞穴（左1）。

体位：俯卧位、坐位。

针具：1 ml 注射针头（0.45*16 RWLB）、20 ml 注射针头（1.2*38 RWLB）。

操作方法：挑摆法、挑提法、挑血法。

出血：量多，色暗红。

症状自评分：按照自定的挑络症状量表，其症状系数由10减到5。

二诊：一周后，患者腿部仍有疼痛，并伴有腿胀的感觉，继续以挑络治疗，兼放血，以疏经通络、活血祛瘀为治疗原则。

挑区及其阳性指数：阳陵泉（左1.5）。

体位：坐位。

针具：20 ml 注射针头（1.2*38 RWLB）。

操作手法：挑摆法、挑提法、挑血法。

出血：量多，色鲜红。

症状自评分：按照自定的挑络症状量表，其症状系数由10减到3。

医案四：朱某某，女，57岁，门诊患者。

主诉：左腿痛1年，加重半个月。

患者1年前因过度劳累导致左腿疼痛，反复发作，并伴有腰椎间盘突出症，近几日疼痛加重，饮食、睡觉、二便正常。舌红，苔薄白，脉弦细。

挑区及其阳性指数：腰俞穴（2）、肾俞穴（左1，右1）、腰阳关（2）、委中穴（左1）。

体位：俯卧位。

针具：20 ml 注射针头（1.2*38 RWLB）。

操作方法：挑摆法、挑提法、挑血法。

出血：量多，色暗红。

症状自评分：按照自定的挑络症状量表，其症状系数由10减到3。

医案五：朱某某，女，45岁，门诊患者。

主诉：右腿麻木1年，加重3天。

初诊：患者1年前无明显诱因出现右腿麻木，近3日右腿麻木加重，走路不便，并伴有椎间管狭窄，特来我院治疗。观其病症，患者睡眠、饮食纳差，双下肢水肿。舌淡，苔白，脉弦。

挑区及其阳性指数：委中穴（右1.5）、委阳穴（右1）、肾俞穴（左1，右

1）、脾俞穴（右1.5）、胃俞穴（右1）、环跳穴（右2）。

体位：俯卧位。

针具：20 ml注射针头（1.2*38 RWLB）。

操作方法：挑摆法、挑提法、挑血法。

出血：量多，色鲜红。

症状自评分：按照自定的挑络症状量表，其症状系数由10减到5。

二诊：术后患者麻木减轻，继续给予挑络治疗。

挑区及其阳性指数：委中穴（右1）、委阳穴（右1）、环跳穴（右1.5）。

体位：俯卧位。

针具：20 ml注射针头（1.2*38 RWLB）。

操作方法：挑摆法、挑提法、挑血法。

出血：量多，色鲜红。

症状自评分：按照自定的挑络症状量表，其症状系数由10减到2。

医案六：李某某，女，45岁，门诊患者。

主诉：右腿部胀痛、麻木2天，加重1天。

患者腿部胀痛、麻木，并伴有静脉曲张，口干，小便黄，大便干结，饮食尚可。舌暗红，苔黄，脉数。

挑区及其阳性指数：腰俞穴（1.5）、大肠俞（左1.5，右1）、秩边穴（右1）、环跳穴（右1.5）。

体位：俯卧位、坐位。

针具：20 ml注射针头（1.2*38 RWLB）。

操作方法：挑摆法、挑提法、挑血法。

出血：量多，色暗红。

症状自评分：按照自定的挑络症状量表，其症状系数由10减到2。

一周后随诊，患者腿痛好转，大便正常。

医案七：刘某某，男，63岁，门诊患者。

主诉：右腿疼痛6年，近日加重。

患者右腿疼6年，近日疼痛加剧，行走不便，睡觉、饮食尚可，二便正常。舌质红，苔薄白，脉弦数。

挑区及其阳性指数：委中穴（右1.5）、委阳穴（右2）、血海穴（右1）。

体位：俯卧位。

针具：20 ml注射针头（1.2*38 RWLB）。

操作方法：挑摆法、挑提法、挑血法。

出血：量多，色鲜红。

症状自评分：按照自定的挑络症状量表，其症状系数由 10 减到 5。

第十六节　阑尾炎

阑尾炎是因多种因素而形成的炎性改变，为外科常见病，以青年最为多见，以转移性右下腹疼痛为主症，阑尾腔梗阻和细菌感染是本病的主要发病原因。阑尾炎相当于中医学的肠痈。按疼痛部位的不同，可分为大肠痈与小肠痈。痛处接近天枢穴者为大肠痈，接近关元穴者为小肠痈。

病因病机：

多因暴饮暴食，或恣食生冷不洁之物，致肠胃痞塞；或过食油腻辛辣，湿热内蕴肠间；或暴食后急迫奔走或腹部用力过度，肠络受损，瘀阻不通。以上原因皆可引起肠腑局部气血凝滞，郁而化热，积热不散，腐肉成痈。本病病位在大肠，病机不外气滞、血瘀、湿阻、热腐，基本病机为肠腑气蕴，热盛肉腐。

临床表现：

1. 腹痛：典型之腹痛始于上腹及脐周走窜不定之隐痛，约 24 小时后转至右下腹天枢穴附近，疼痛转为固定部位的持续胀痛。

2. 胃肠道症状：伴有恶心、呕吐、食欲减退、便结、便燥等。

3. 全身症状：可伴恶寒、发热、头痛、乏力等症。

4. 舌象、脉象：气滞血瘀阶段舌苔薄白，脉弦或弦紧；瘀滞化热苔黄脉数；热甚化火，苔黑焦燥，脉洪数；热邪伤阴则苔少或无苔，舌面如镜，舌质红绛，脉细数。

5. 腹部征象：右下腹疼痛是最重要体征。

6. 经穴触诊：约 70% 患者，右侧或双侧阑尾穴（足三里与上巨虚之间）有压痛点。

诊断：

根据临床相关症状体征及实验室检查不难诊断鉴别。

挑络证候：

1. 初期（瘀滞证）：腹痛多起于脐周或上腹部，数小时后腹痛转移并固定在右下腹部，疼痛呈持续性、进行性加重。约 70%~80% 的病人有转移性右下腹痛的特点，但也有一部分病例发病开始即出现右下腹痛。右下腹压痛是本病常见的重要体征，压痛点通常在麦氏点。两侧足三里、上巨虚穴附近（阑尾穴）可有压痛点。一般可伴有轻度发热，恶心纳减，舌苔白腻，脉弦滑或弦紧等。

2.酿脓期（湿热证）：若病情发展，渐致化脓，则腹痛加剧，右下腹明显压痛、反跳痛，局限性腹皮挛急，或右下腹可触及包块，壮热不退，恶心呕吐，纳呆，口渴，便秘或腹泻。舌红，苔黄腻，脉弦数或滑数。

3.溃脓期（热毒证）：腹痛扩展至全腹，腹皮挛急，全腹压痛、反跳痛，恶心呕吐，大便秘结或似痢不爽，壮热自汗，口干唇燥。舌质红或绛，苔黄，脉洪数或细数等。

治疗：

选穴定位：可选取背部大肠俞，因"肺与大肠相表里"，亦可选取肺俞穴等背部压痛明显的穴位及阿是穴。

挑络方法：可用挑筋、挑提、挑摆法，迅速挑断皮下白色纤维组织。

转归与愈后：

对于肠痈初期保守治疗的患者，给予挑络疗法后，可缓解疼痛，但长久效果较差，仍需西医辅助治疗。

预防与调摄：

1.避免饮食不节和食后剧烈运动，养成良好的排便习惯。

2.初期可根据食欲及病情给予清淡饮食。

3.卧床休息或半坐卧位。

典型案例：

医案一：张某某，女，24岁，门诊患者。

主诉：右下腹疼痛2天。

初诊：患者既往有阑尾炎病史5年，曾给予输液治疗后好转未发病，昨日患者饮食偏辣后右下腹疼痛再次发作，疼痛不止，睡觉、饮食尚可。舌淡，苔薄白，脉弦。

挑区及其阳性指数：大横穴（右1）、腹结穴（右1.5）、大肠俞（右1）。

体位：俯卧位。

针具：20 ml注射针头（1.2*38 RWLB）。

操作方法：挑摆法、挑提法。

二诊：一周后再次来诊，继续给予挑络治疗。

挑区及其阳性指数：胃仓穴（左1，右1）、痞根穴（左1，右1）、胃俞穴（左1）、肓门穴（左1.5，右1）。

体位：俯卧位。

针具: 20 ml 注射针头（1.2*38 RWLB）。

操作方法: 挑摆法、挑提法。

症状自评分: 按照自定的挑络症状量表, 其症状系数由 10 减到 5。

1 周后随访, 患者疼痛未再发作。

第十七节　痔疮

肛门内外出现的小肉状突出物称痔, 又称痔核, 因痔核常出现肿痛、瘙痒、流水、出血等症, 所以统称为痔疮。痔疮为成年人多发病, 故有"十人九痔"之说。

西医学认为, 痔疮是直肠下端黏膜下和肛管皮下的静脉丛由于各种原因扩大曲张而形成的静脉团块。本病分为内痔、外痔及混合痔。发于肛门齿线以上者为内痔, 齿线以下者为外痔, 齿线上下均有者为混合痔。

病因病机:

本病多与久坐久立、负重远行、饮食不节、妊娠多产、泻痢日久、长期便秘等有关, 以上因素均可导致湿热下注, 使肛部筋脉横解, 而发为痔疮。病久可致脾气下陷。从经脉循行看, 督脉过肛门, 足太阳的经别入于肛中, 所以本病主要与膀胱经、督脉有关。

临床表现:

1. 主要表现为便血, 便血的性质可为无痛, 间歇性, 便后鲜血, 便时滴血或手纸上带血, 便秘、饮酒或进食刺激性食物后加重。

2. 单纯性内痔无疼痛仅有坠胀感, 可出血, 发展至脱垂, 合并血栓形成, 出现嵌顿、感染时才出现疼痛。

3. 内痔分为 4 度。Ⅰ度排便时出血, 便后出血可自行停止, 痔不脱出肛门; Ⅱ度常有便血, 排便时脱出肛门, 排便后自动还纳; Ⅲ度痔脱出后需手辅助还纳; Ⅳ度痔长期在肛门外, 不能还纳。其中, Ⅱ度以上的内痔多形成混合痔, 表现为内痔和外痔的症状同时存在, 可出现疼痛不适、瘙痒, 其中瘙痒常由于痔脱出时有黏性分泌物流出。后Ⅲ度多成混合痔。

4. 外痔平时无特殊症状, 发生血栓及炎症时可有肿胀、疼痛。

诊断:

根据上述临床表现结合直肠指诊、肛门视诊、肛门镜检查不难诊断, 但是要与以下疾病相鉴别。

1. 直肠癌

主要症状为大便习惯改变，可有直肠刺激症状，指诊可及菜花样肿物，结肠镜及活检病理可定性。

2. 直肠息肉

儿童多见，多为低位带蒂息肉，呈圆形、实性，活动度好。

3. 直肠脱垂

黏膜呈环形，表面光滑，括约肌松弛。

挑络证候：

1. 风伤肠络：便血色鲜红，滴血或射血，或有肛门瘙痒，口燥咽干。舌质红，苔薄白或薄黄，脉浮数。

2. 湿热下注：便血色鲜红，量较多，肛内肿物外脱，可自行回缩，或脱出物渗出液较多，黏膜糜烂，或伴大便黏滞不爽，肛门灼热，潮湿不适。舌质红，苔黄腻，脉濡数或滑数。

3. 气滞血瘀：肛缘肿胀，隐见紫瘀，内痔脱出，表面紫暗糜烂，疼痛剧烈，肛管紧缩，便秘溲黄。舌质紫暗或有瘀斑，苔白或黄，脉弦或涩。

4. 脾虚气陷：痔核脱出，不易复位，肛门下坠感，便血色淡，伴气短懒言，纳呆便溏，神疲乏力，面色无华。舌质淡，苔薄白，脉细弱或芤。

5. 阴虚肠燥：便血色鲜红，量少，大便干结难解，形体瘦弱或伴口咽干燥，潮热盗汗。舌质红，苔薄，脉细数。

治疗：

选穴定位：可在腰骶部寻找皮肤异点（微红色或粉白色，稍隆起如针冒大小）；未能找到皮肤异点时，可在秩边、腰眼、气海俞、大肠俞或上髎、中髎、下髎、承山、二白穴挑治，或取长强旁开一寸处。

挑络方法：可用挑筋、挑提法，迅速挑断皮下白色纤维组织。

转归与愈后：

对单纯性痔疮炎症期效果较好，对于无感觉的痔疮挑络效果较差，也可配合中药汤剂治疗，一般可挑 2～4 次，病发后可再如前法进行挑治。

预防与调摄：

体育锻炼；预防便秘，养成定时排便的习惯；保持肛门周围清洁；注意下身保暖；避免久坐久立；注意孕产期保健；常做提肛运动；自我按摩；及时用药。

典型案例：

医案一：张某某，女，52 岁，门诊患者。

主诉：肛周疼痛半个月。

患者痔疮病史多年，大便难解，曾经手术切除，后因饮食习惯，再次出现肛周疼痛症状，有时便血，血色鲜红，睡觉、饮食尚可。舌淡，苔薄白，脉弦。

挑区及其阳性指数：腰俞穴（1.5）、下髎穴（左 1，右 1）、白环俞（左 2，右 1）、秩边穴（左 1.5，右 1）、阿是穴（左 1，右 1）。

体位：俯卧位、坐位。

针具：20 ml 注射针头（1.2*38 RWLB）。

操作方法：挑摆法、挑提法、挑血法。

出血：量多，色鲜红。

症状自评分：按照自定的挑络症状量表，其症状系数由 10 减到 5。

1 月后随访，患者疼痛未再发作。

医案二：李某某，男，67 岁，门诊患者。

主诉：肛周疼痛 1 周，伴有大便难解、便血。

患者痔疮多年，一直未手术切除，近 1 周肛周疼痛，伴有大便难解、便血，有时痔核脱出，睡觉、饮食尚可。舌淡，苔薄白，脉弦。

挑区及其阳性指数：秩边穴（左 2，右 1）、长强穴（2）。

体位：俯卧位。

针具：20 ml 注射针头（1.2*38 RWLB）。

操作方法：挑摆法、挑提法、挑血法。

出血：量多，色鲜红。

症状自评分：按照自定的挑络症状量表，其症状系数由 10 减到 3。

1 月后随访，患者疼痛未再发作。

医案三：陈某某，男，50 岁，门诊患者。

主诉：大便难解，伴有便血。

初诊：患者痔疮病史 10 余年，近期因饮食偏辛辣，痔疮发作，大便难解，伴有便血，色鲜红，平时走路时肛门疼痛，睡觉、饮食尚可。舌淡，苔薄白，脉弦。

挑区及其阳性指数：腰俞穴（2）、下髎穴（左 1，右 1）、白环俞（左 1，右 1.5）、秩边穴（左 1，右 1）、阿是穴（秩边旁开 2 寸左 2，右 2）。

体位：俯卧位。

针具：20 ml 注射针头（1.2*38 RWLB）。

操作方法：挑摆法、挑提法。

症状自评分：按照自定的挑络症状量表，其症状系数由 10 减到 7。

二诊：一周后给予再次挑络治疗，与上次穴位相同。

1 月后随访，患者疼痛未再发作。

医案四：王某某，女，67 岁，门诊患者。

主诉：肛门疼痛，伴有大便出血。

初诊：患者有痔疮病史 10 年，期间反复发作，以肛门疼痛为主，偶有大便出血发作，因病程较长，一直未治疗，近日痔疾再次发作，疼痛难忍，睡觉、饮食尚可。舌淡，苔薄白，脉弦。

挑区及其阳性指数：长强穴（2）、承山穴（左 1.5，右 2）。

体位：俯卧位。

针具：20 ml 注射针头（1.2*38 RWLB）。

操作方法：挑摆法、挑提法。

二诊：一周后，患者来诊，再次给予上述穴位挑络治疗。

症状自评分：按照自定的挑络症状量表，其症状系数由 10 减到 4。

1 个月后随访，患者痔疾好转，未再疼痛。

医案五：姜某某，女，66 岁，门诊患者。

主诉：大便带血多年，加重 1 周。

初诊：患者痔疾多年，一直未系统治疗，期间反复发作，大便时常带血，血色鲜红，但无疼痛等其他症状，近 1 周大便带血加重，睡觉、饮食尚可。舌淡，苔薄白，脉弦。

挑区及其阳性指数：白环俞（左 1，右 2）、秩边穴（左 1，右 1）、长强穴（2）。

体位：俯卧位。

针具：20 ml 注射针头（1.2*38 RWLB）。

操作方法：挑摆法、挑提法、挑血法。

出血：量多，色鲜红。

症状自评分：按照自定的挑络症状量表，其症状系数由 10 减到 3。

二诊：一周后来诊，继续给予挑络治疗。

挑区及其阳性指数：秩边穴（左 1，右 1）、白环俞（左 1，右 1）。

体位：俯卧位。

针具：20 ml 注射针头（1.2*38 RWLB）。

操作方法：挑摆法、挑提法、挑血法。

出血：量多，色鲜红。

症状自评分：按照自定的挑络症状量表，其症状系数由 10 减到 5。

1 个月后随访，患者大便带血次数减少。

医案六：孙某，女，53 岁，门诊患者。

主诉：肛门疼痛 5 天，伴有大便难解。

患者痔疮病史 4 年，期间一直有肛门坠胀感，曾于医院检查，有痔核脱出，后手术治疗好转，近 5 日患者感肛门疼痛，大便难解，伴有鲜血，大便时有疼痛感，睡觉、饮食尚可。舌淡，苔薄白，脉弦。

挑区及其阳性指数：腰俞穴（1.5）、下髎穴（左 1，右 1）、白环俞（左 1，右 1.5）、秩边穴（左 1，右 1）、阿是穴（1.5）。

体位：俯卧位。

针具：20 ml 注射针头（1.2*38 RWLB）。

操作方法：挑摆法、挑提法、挑血法。

出血：量多，色暗红。

症状自评分：按照自定的挑络症状量表，其症状系数由 10 减到 5。

医案七：唐某某，女，65 岁，门诊患者。

主诉：肛门周边疼痛，伴有大便难解。

初诊：患者痔疮病史 10 余年，近期发作次数频繁，肛门周边疼痛，伴有大便难解，带血，色鲜红，不能行走，睡觉、饮食尚可。舌淡，苔薄白，脉弦。

挑区及其阳性指数：秩边穴（左 1.5，右 1.5）、下髎穴（左 2）、长强穴（2）。

体位：俯卧位。

针具：20 ml 注射针头（1.2*38 RWLB）。

操作方法：挑摆法、挑提法、挑血法。

出血：量多，色鲜红。

症状自评分：按照自定的挑络症状量表，其症状系数由 10 减到 5。

二诊：一周后再次来诊，继续给予挑络治疗。

挑区及其阳性指数：腰俞穴（2）、承山穴（左 1，右 1）。

体位：俯卧位。

针具：20 ml 注射针头（1.2*38 RWLB）。

操作方法：挑摆法、挑提法、挑血法。

出血：量多，色鲜红。

症状自评分：按照自定的挑络症状量表，其症状系数由 10 减到 3。

1 个月后随访，患者自述症状明显减轻。

第十八节　湿疹

湿疹，是一种常见的易复发的变态反应性皮肤病，好发于头面、四肢屈侧及会阴等部位，常呈泛发或对称性分布。其多与皮炎作为同义词代指一种皮肤炎症。湿疹是多因性疾病，一般认为与变态反应密切相关，部分与内分泌功能紊乱，植物神经功能紊乱有关，遗传因素亦为本病因素之一。其病因复杂给本病治疗带来了一定的困难。

病因病机：

很多研究证实环境因素是湿疹患病率增加的重要原因之一，环境包括群体环境与个体环境，人类的群体环境致病因素是指室外大范围的空气，水，土壤，放射源，大面积的致敏花粉植被，大面积的气传致敏菌源等，个体小环境是指个体的生活环境，由于人们的生活约 2/3 的时间在室内，因此，个体小环境对湿疹的影响更加密切，环境因素的影响主要是指日益增多和复杂的环境性变应原，如人造织物、人造食品、化学涂料、感染因素、饮食因素、药物和遗传等因素。

临床表现：

1. 皮肤出现片状、条状或不定形状红肿，有渗出时可有痂皮覆盖，当皮肤有损伤时可有糜烂或溃疡出现，局部有痛痒感。

2. 当皮肤被大量炎性渗出物覆盖及慢性皮炎时，可见有皮肤被毛脱落，皮肤增厚，有皱裂。

3. 患真菌性皮炎时，患部脱毛，局部有白色粉末状结痂，痂下及周围有红色突起。

4. 患寄生虫性皮炎时，头部、背部、腹部可见有发红的疹状小结，表面有黄色痂皮，并有脱毛现象和剧痒感。

诊断：

发疹呈多形性，易有渗出液，瘙痒剧烈，对称发作及慢性期的浸润，肥厚等特征，诊断不难。急性湿疹需与接触性皮炎相鉴别，慢性湿疹需与神经性皮炎相鉴别。手足湿疹易与手足癣相混淆，后者常单侧起病，进展缓慢，初起可有小疱和干燥脱屑，当蔓延至手、足背，出现边缘清楚的损害时有很大诊断价值，真菌检查阳性时可以确诊。

挑络证候：

按病程不同分为急性、亚急性和慢性三种。

1. 急性湿疹：发病急，常呈对称分布，以头面、四肢和外阴部好发，在病程发展中，红斑、丘疹、水疱、脓疱、糜烂、结痂等各型皮疹可循序出现，但常有 2～3 种皮疹同时并存或在某一阶段以某型皮疹为主，常因剧烈瘙痒而经常搔抓，使病情加重。

2. 亚急性湿疹：急性湿疹炎症，症状减轻后，皮疹以丘疹、鳞屑、结痂为主，但搔抓后仍出现糜烂。

3. 慢性湿疹：多因急性、亚急性湿疹反复发作演变而成，亦可开始即呈现慢性炎症，患处皮肤浸润增厚，变成暗红色及色素沉着。持久不愈时，皮损纹变粗大，表现干燥而易发生皲裂，常见于小腿、手、足、肘窝、外阴、肛门等处。

治疗：

选穴定位：湿疹常表现为"脾虚夹湿"，故在寻找压痛点时可在脾俞、胃俞及胃经、脾经走行部位上寻找。

挑络方法：可用挑筋、挑提、挑摆法，迅速挑断皮下白色纤维组织。

转归与愈后：

湿疹与个人体质有关，一般挑几次后，可暂时缓解湿疹的瘙痒或疼痛，需配合药物调理，效果较好。

预防与调摄：

1. 要搞好个人卫生，经常洗澡，同时水温不宜过高，以 30 ℃至 40 ℃为宜。

2. 要勤换衣服及床单，凉席、被褥等贴身物品要经常清洗曝晒。

3. 居室内要保持空气流通、环境整洁，避免潮湿。

4. 要合理饮食，保证充足的睡眠，适当地做些运动以增强体质，外出旅游最好穿上长裤，以防下肢被虫咬伤。

典型案例：

医案一：彭某某，女，48 岁，门诊患者。

主诉：皮肤瘙痒 5 年，加重 2 天。

皮肤瘙痒并伴有肩部疼痛，头重，脚沉，眠差。舌红，苔黄，脉细。

综合症状，考虑以中药、挑络综合治疗，以祛风除痒为治疗原则，给予自拟方宁心养颜方加减，整方如下：

黄芪 30 g	麦冬 15 g	五味子 3 g	川芎 15 g
丹参 20 g	生地 30 g	赤芍 15 g	白及 15 g
白芷 15 g	白附子 12 g	珍珠粉 3 g ^(冲服)	木香 9 g
金银花 20 g	地骨皮 20 g	防风 20 g	焦三仙 30 g ^(各)

生甘草 6 g

7 剂，日 1 剂，水煎服，分早晚两次温服

挑区及其阳性指数：风门穴（左 2，右 1）。

体位：俯卧位。

针具：20 ml 注射针头（1.2*38 RWLB）。

操作方法：挑摆法、挑提法兼顾挑血法。

出血：量少，色鲜红。

按：黄芪、麦冬、五味子益气养阴，川芎、丹参、赤芍、木香行气活血祛瘀，生地、白及、金银花、地骨皮、珍珠粉清热凉血，白芷、防风、白附子祛风止痒，焦三仙补益脾胃，甘草调和诸药。同时，风门穴与肺相通，可固护体表，防止外邪入侵，以达到祛风止痒功效。

症状自评分：按照自定的挑络症状量表，其症状系数由 10 减到 5。

参考文献

[1] 周仲英，金实，李明富等．中医内科学 [M]．北京：中国中医药出版社，
2004．

[2] 葛均波，徐永健．内科学 [M]．北京：人民卫生出版社，2013．

[3] 吴以岭．络病学 [M]．北京：中国科学技术出版社，2004．

[4] 梁庆临，黎文献．针挑疗法 [M]．广东：广东科技出版社，2010．

[5] 王华，杜元灏．针灸学 [M]．北京：中国中医药出版社，2012．

[6] 李曰庆，何清湖．中医外科学 [M]．北京：中国中医药出版社，2012．

后　记

写这篇后记的时候外面正下着雨，这让我想起了 2015 年的 5 月 9 号，那天是周六，也是一个雨天，我们一行 8 人冒着瓢泼大雨赶往河北景县的一个小山村，去拜访当地一位姓陈的老中医。说起这次河北之行的缘由，也是机缘巧合。那是在五一之前，我们的一位老病号打电话来说河北景县有个老中医，专门做挑刺，前几天她有几个朋友去过，都说挺神奇，就想让老师陪着一块去看看。于是老师就带着我们几个学生一块去长长见识。老师出差或是出诊，一般会带上几个学生，好让我们开阔开阔视野。

陈老中医的诊所很好找，从高速路口下来，左拐，再右拐，七八分钟就到了。陈老已经八十多岁了，声音洪亮，精神矍铄，很是热情。我们的那个病号是来治腰疼的，老人从腰阳关这个穴位找到了反应点，消毒之后开始用三棱针挑刺，治疗持续了有四五分钟的时间，效果还不错。期间我们向他请教各种问题他也都一一作答，他说他有两个儿子和四个女儿，只有小女儿在跟他学挑刺，他很希望这种疗法能流传下去。

回到济南后，我们也试着开展这项疗法，很快就发现了问题：三棱针的针头特别钝，刺破皮肤的时候患者的痛苦比较大，有时还要进针好几次，有些患者根本忍受不了；如果进行麻醉，那操作起来就比较麻烦。于是老师就开始寻找合适的针具，在进行了多次尝试，并请教了多位有经验的针灸师、护士之后，最终确定了合适的针具，在临床上广泛应用起来，并且取得了良好的疗效。但是老师并没有止步于此，而是进行了更深层次的探索、总结，最终形成了一整套的挑络疗法理论体系。

今天，我们把这些经验整理成书，希望能给大家带来一些收获，如果你有更好的意见和建议，也希望能跟我们联系，大家共同探讨，使挑络疗法能发挥更大的作用。

左瑶瑶

2018 年 9 月